全国高等教育药学类规划教材

药学专业实验

唐 赟 主编

U0201063

化学工业出版社

·北京·

内 容 简 介

《药学专业实验》依据教育部高等学校药学类专业教学指导委员会制定的《药学类专业教学质量国家标准》编写而成，全书将现代创新药物发现理念融入药学专业实验中，创建"药物设计→药物合成→药物分析→药理测试"的全新药学专业实验体系，以期更好地培养创新型药学人才。全书主要内容包括：绪论、药物设计实验（第一章）、药物化学实验（第二章）、天然药物化学实验（第三章）、药物分析实验（第四章）、药理学实验（第五章）、生药学实验（第六章）以及药剂学实验（第七章）。除绪论外，每章开篇都有药学专业各学科"实验须知"，以便学生树立实验室准则与安全意识；每章具体内容则包括"实验基础知识"和"具体实验内容"两部分，其中实验项目的设置不仅体现学科的交叉与融合，而且按照"基础型→综合型→设计型"不断升级，以期在实验教学中不断提高学生实验操作能力，训练学生科研思维能力。

《药学专业实验》不仅可作为药学及相关专业的本科生实验教材，而且可供药学及相关专业的研究生参考使用。

图书在版编目（CIP）数据

药学专业实验/唐赟主编. —北京：化学工业出版
社，2020.8（2024.8重印）
全国高等教育药学类规划教材
ISBN 978-7-122-37103-4

Ⅰ.①药… Ⅱ.①唐… Ⅲ.①药物学-实验-高等学校-教材 Ⅳ.①R9-33

中国版本图书馆 CIP 数据核字（2020）第 091970 号

责任编辑：褚红喜 宋林青 　　　　　文字编辑：朱 允 陈小滔
责任校对：边 涛 　　　　　　　　　装帧设计：关 飞

出版发行：化学工业出版社（北京市东城区青年湖南街 13 号 邮政编码 100011）
印 　 装：北京科印技术咨询服务有限公司数码印刷分部
787mm×1092mm 1/16 印张 19½ 字数 493 千字 2024 年 8 月北京第 1 版第 4 次印刷

购书咨询：010-64518888 　　　　　　售后服务：010-64518899
网　　址：http://www.cip.com.cn
凡购买本书，如有缺损质量问题，本社销售中心负责调换。

定　　价：48.00 元

《药学专业实验》编写组

主　　编：唐　赟

编写人员：

药物设计实验	唐　赟、刘桂霞、李卫华、程家高、吴曾睿
药物化学实验	谢贺新、邓卫平
天然药物化学实验	马　磊、马小思、刘朝阳、徐仲玉
药物分析实验	景秋芳
药理学实验	梁　欣、王春丽、徐　缓、陈晓蓓、刘建文
生药学实验	马小思、徐仲玉、马　磊
药剂学实验	高　峰、陈彦佐、贺牧野

药学是从事新药研究与开发的基础性学科，具有很强的实践性，因此药学专业学生不但需要学习药学基础理论知识，而且需要掌握多种药学基本实验技能。药学专业实验课程正是药学专业学生获得感性认识、培养动手能力、积累科学研究实践经验的重要途径，为此我们组织多年执教在教学一线的老师编写了本教材，以满足药学专业实验课程的教学需要。

《药学专业实验》的主要特色有两方面：一是独创药物设计实验，至今仍是国内同类教材中唯一具有药物设计实验的教材；二是将现代创新药物发现理念融入药学专业实验中，创建"药物设计→药物合成→药物分析→药理测试"的全新药学专业实验体系，使学生通过实验熟悉新药研发流程，毕业以后更容易融入新药创制研发团队。其中许多实验都是从各参编老师的科研成果衍生出来的，更加突出体现药学多学科间相互交叉渗透、相互融合的特点，着重于综合实验能力的培养。

本教材是华东理工大学药学院药学专业建设立项成果，是药学专业学生进行专业实验时使用的教科书。经过近十年的使用与反馈，尤其是从 2016 级起，参照教育部高等学校药学类专业教学指导委员会制定的《药学类专业教学质量国家标准》，对我院"药学专业培养方案"做了较大幅度的修订，更加强调对学生专业实验技能的培养。不但是已开设实验的课时有所增加，还新增了一些实验课程，使得专业实验总学时由原来的 128 学时倍增到 272 学时。且新增实验内容也以讲义的形式，在近两年的教学实践中得到了不断补充和完善。

本教材共包括七章（除绪论外）内容，分别为药物设计实验、药物化学实验、天然药物化学实验、药物分析实验、药理学实验、生药学实验以及药剂学实验。每章开篇都有药学专业各学科"实验须知"，以便学生树立实验室准则与安全意识；每章具体内容则包括"实验基础知识"和"具体实验内容"两部分，其中实验项目的设置不仅体现学科的交叉与融合，而且按照"基础型→综合型→设计型"不断升级，以期在实验教学中不断提高学生实验操作能力，训练学生科研思维能力。

感谢各位参编老师这两年来的辛勤付出，也感谢化学工业出版社对本书出版的大力支持！希望本教材的出版能为我国药学专业人才培养、为新药研发事业的发展贡献一份力量。由于时间和精力有限，书稿中难免有疏漏之处，恳请广大读者提出宝贵建议。

唐赟

华东理工大学·上海

2019 年 12 月

目 录

第二章　药物化学实验 93

第三章　天然药物化学实验 124

第四章　药物分析实验 145

第五章　药理学实验　　　　　　　　　　　　　　　　　　　185

绪　论

　　实现中华民族伟大复兴是中国人的使命，而建设创新型国家则是走向复兴的必由之路。开展创新药物研究，满足我国人民对健康生活的迫切需求，是建设创新型国家的重要组成部分。

　　药学是开展创新药物研究的基础性学科。培养具有创新精神、能够开展创新药物研究的药学专门人才是药学教育工作者所肩负的责任！如何达成目标值得认真思考，而与时俱进地更新教材内容是手段之一。

一、加强药学专业实验教学的必要性

　　药学属于医学门类，是化学、生物学和基础医学交叉而形成的一级学科。药学专业旨在培养具有药学基础知识、基本理论和基本技能，能够在药物研发、生产、检验、流通、使用和管理等领域，从事药物发现和评价、药物剂型设计与制备、药品质量标准研究和质量控制、药品管理以及药学服务等方面工作的高素质专门人才，涵盖范围很广。其中，创新药物研究能力已是药学人才培养的重中之重。

　　目前我国共有约250所高校开设药学本科专业，规模虽然巨大，但旨在培养具有创新药物研究能力的药学专门人才的尚不多见。近十几年来，在国家"新药创制"科技重大专项的支持下，我国新药研发事业进入了快速发展的通道。各种从事药物研发的企事业单位不断出现，新药研发成果也如雨后春笋般层出不穷，使得我们国家的新药研发从仿制为主，转变到仿制和原创结合，并且正在走向自主原创为主。但要达成自主原创这个目标，亟须培养更多具有自主原创精神的药学专门人才。

　　创新药物研究，不但需要具有较好的药学基础理论知识，更需要具有较强的药学实践动手能力。按照教育部高等学校药学类专业教学指导委员会的专业标准，药学专业学生除了需要学习化学、生物学和基础医学方面的专业基础课程外，还需要学习药学类专业核心课程，如药物化学、药理学、药物分析学、药剂学等。这些专业核心课程不仅包括理论课程，更包括实验课程。

　　因此，开展药学专业实验课程教学，一方面可以加深学生对相应理论课程的理解，另一方面可以增强学生的实践动手能力。此外，为面向制药行业及相关领域培养具有扎实专业基础知识和专业实践技能的研究型人才，我们将现代创新药物研究的基本思想融入药学专业实验课程中，在国内首创"药物设计→药物合成→药物分析→药理测试"的全新药学专业实验体系。

二、本书的主要内容

　　本书编写的目的是培养学生的创新药物发现思维和能力，突出对相关实验技能的培养，而非针对药品生产和流通、营销和使用等方面能力的培养。因此实验模块的编排主要围绕创新药物研发而进行（图 0-1）。

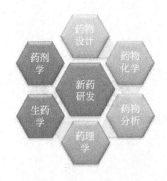

图 0-1　各实验模块与新药研发的关系

按模块划分，本书主要包括七部分，分别为药物设计实验、药物化学实验、天然药物化学实验、药物分析实验、药理学实验、生药学实验以及药剂学实验。

(1) 药物设计实验

创新药物研究的第一步，是梳理文献知识，充分利用已有实验数据，构建预测模型，并进行药物分子设计。因此，药物设计是创新药物研究的基础，是需要优先发展的方向。尤其是现在已进入大数据和人工智能时代，更需要掌握一些药物设计知识。目前从事新药研发的企事业单位，都纷纷开始进行药物设计研究，亟须具有一定药物设计技能的专门人才。已有不少高校的药学专业开设了"药物设计学"理论课程，但同时能开设"药物设计实验"课程的尚不多。为了鼓励更多学校能开设药物设计实验，我们将药物设计实验放在首位，并且占了全书近三分之一的篇幅，成为本教材的特色性章节。考虑到药物设计实验与其他瓶瓶罐罐里的实验截然不同，许多同学缺乏感性认识，本教材的实验步骤都表述得比较详细，虽篇幅较大，但便于学生理解。为了让各兄弟院校以最小的成本开设药物设计实验，我们在药物设计实验中尽量使用免费开源的软件。不得不使用商业软件的地方，也是使用 Schrödinger、Discovery Studio 或者 SYBYL 等在国内具有较多用户的软件模块。

药物设计实验内容包括 Linux 系统基本操作、药物小分子模拟、生物大分子模拟、药物-靶标相互作用模拟、机器学习建模、定量构效关系分析、药效团模拟、分子对接、虚拟筛选等。

(2) 药物化学实验与天然药物化学实验

药物化学是创新药物研究的核心，是获取化合物样品的主要手段，包括采用化学合成手段得到所需要的化合物，或者采用提取、分离方法从天然产物中获取化合物。因此，接下来的第二章和第三章分别为合成药物化学实验和天然药物化学实验。

药物化学实验内容主要包括常见药物的合成，涉及常量、半微量操作，无水无氧操作，以及反应产物在物理方法（结晶、熔点、薄层色谱、NMR 等）上的鉴定分析等。

天然药物化学实验主要包括几种常见中药材的有效化学成分的提取、分离和鉴定等。

(3) 药物分析实验

在药物合成和天然产物提取分离过程中，都要用到药物分析方法；在药物筛选和药理活性测试中，也需要用到药物分析方法。因此，第四章为药物分析实验。

药物分析实验主要包括采用经典容量法、光谱法、色谱法等常规药检方法进行原料药与制剂的定性定量分析等内容。

（4）药理学实验

对化合物样品进行生物活性测试及作用机制评价，是创新药物研究的关键，也是药理学实验的主要内容。药物之所以区别于普通化合物，就在于它具有明确的生理活性，即疗效，还具有足够的安全性，这些都需要通过药理学实验获得。因此，第五章为药理学实验。

药理学实验包括分子水平测试和细胞水平测试，涉及蛋白质复制、表达、纯化等基本分子生物学操作以建立分子模型，采用显微镜进行细胞培养和分离操作以建立细胞模型；分子水平结合亲和力测定；细胞水平抑制活性测定等；也包括活体动物水平的药理实验。

（5）生药学实验与药剂学实验

后面两章是按照教育部高等学校药学类专业教学指导委员会制定的《药学专业教学质量标准》而编写的，希望通过生药学实验增加对药材的认识，通过药剂学实验了解各类药物剂型的制备方法。

生药学实验主要包括常见中药材的性状鉴别和显微鉴别，例如对根、茎、叶、皮类生药，花、果实、种子类生药，藻、菌类生药，动物及矿物类生药等进行鉴别。

药剂学实验主要包括常见剂型的制备，如片剂、软膏剂、混悬剂、乳剂、胶囊剂、冻干粉针剂、脂质体等的制备。

三、本书的主要特色

本书的主要特色有以下两点：

一是独创药物设计实验，至今仍是国内同类教材中唯一具有药物设计实验的教材。这些实验都是根据笔者多年来的科研经验，由易到难、由浅入深，逐步积累而开设出来的。

二是将现代创新药物发现理念融入药学专业实验中。从实验技能培养到具体实验设置，都体现了这一点。学生通过药学专业实验可以熟悉新药研发流程，毕业以后更容易融入相关企事业单位的新药创制研发团队。

四、实验结果的整理与实验报告的书写

实验结果的整理与实验报告的书写是药学专业实验必不可少的。规范的书写实验报告有助于培养学生严谨的科研态度与工作作风。实验报告的格式和要求如下：

一般情况：年级、班级、组别、成员、主要操作者、执笔人、地点、时间、天气、室温。

实验名称：＿＿＿＿＿＿＿＿＿＿＿＿＿＿

实验目的：＿＿＿＿＿＿＿＿＿＿＿＿＿＿

实验原理：＿＿＿＿＿＿＿＿＿＿＿＿＿＿

实验方法：＿＿＿＿＿＿＿＿＿＿＿＿＿＿

实验结果：记录应该真实、详尽；要对实验的原始资料进行适当的整理加工，必要时应该进行统计学分析。图示法要根据数据绘图，要有题目、序号；表格法要有题目、序号；文字描述法要注意层次，文字要精练规范。

讨论：这是运用所掌握的理论知识和分析推理能力，对实验中出现的实验现象和实验结果进行科学解释的过程。讨论要有依据，实事求是，符合逻辑；非预期结果要分析其产生的可能原因；要有明确的目的性，不必面面俱到。

结论：在讨论的基础上从实验结果归纳出科学性、概括性的判断，即对实验所能验证的概念、原则或理论的简要总结。结论和实验目的应该是相互呼应的，未能充分验证的内容不能写入结论。

参考文献：参考文献的著录是一种良好的习惯，不仅尊重他人劳动，而且体现自我劳动。

第一章

药物设计实验

药物设计实验须知

药物设计实验室是上机实习的场所，所有进入实验室上机的学生均有责任和义务营造良好的学习氛围，服从教师的安排，并遵守实验室的规章制度。具体内容如下：

① 按时进行实验，未经许可不得迟到或拖延，无故迟到 20 min 以上者授课教师有权取消本次上机资格。

② 实验前应预习实验内容，了解实验目的、实验原理和实验要求；实验时要按规定进行操作，如果出现故障或损坏，应该及时报告和登记，并按相关规定处理。

③ 学生进入实验室，必须保持肃静。在指定的机器上机，未经许可，不得随意串机或使用多台机器，不得随意开机、关机。授课教师许可后，方可开始使用机器，并正确登录自己的账号。

④ 上机操作内容必须是本次实验课程内容，不得进行与课程内容无关操作，如上网浏览新闻、看视频、玩电子游戏、网上聊天等。

⑤ 自觉遵守《中华人民共和国计算机信息系统安全保护条例》和《中华人民共和国计算机信息网络国际联网管理暂行规定》，严禁浏览、下载或传播不健康甚至淫秽信息。

⑥ 不得随便拆装计算机上的任何接口；不得触碰电源电缆，以免发生故障；不得擅自拷贝、添加、删除计算机内程序；不得修改机内配置。因操作不当而造成的机器损坏或软件破坏必须照价赔偿。

⑦ 严禁携带食品、饮料等入室；禁止吸烟；禁止乱扔果皮、纸屑；严禁接打手机、语音聊天；自觉维护室内卫生，共同维护清洁、安静的上机环境。

⑧ 上机结束，请退出自己的账号，同时放好鼠标和键盘，椅子摆放整齐，并认真翔实填写"上机实习使用记录本"。

第一节　药物设计实验基础

创新药物研究的第一步是采用计算化学工具进行分子模拟和药物分子设计，为下一步的药物分子合成提供理论依据和指导。但药物设计学不仅是一门理论性学科，而且具有很强的实践性。因此如何培养学生的药物设计实践技能非常具有挑战性。

药物设计实验课程开设的目的，就是希望配合药物设计学理论课程的学习，训练学生的实践动手能力，同时巩固课堂所学知识，让学生最终能自己动手开展简单的药物设计研究。如何让学生在规定学时内对药物设计基本技能有所了解和掌握，实验课程内容的设置就显得尤为重要。药物设计的基本技能既包括对化学小分子的结构和性质的处理，比如小分子结构绘制、构象搜索、能量最小化、量子化学计算与结构优化、药效团构建与数据库检索、定量构效关系分析、药代动力学性质与毒性预测等；也包括对生物大分子的序列、结构和功能的处理，如蛋白质序列分析、二级结构预测、三级结构预测、分子动力学模拟、点突变分析等；还包括化学小分子与生物大分子相互作用的处理，如分子正向对接、反向对接、基于对接的虚拟筛选等。这些基本技能除了涉及分子结构处理外，还涉及大量的化学、生物学和药学信息处理。因此，在大数据和人工智能的时代，药物设计基本技能还应包括数据挖掘、数据库构建、应用机器学习方法建模等方面。

通过对国内外相关实验内容进行调研，并结合作者从事药物设计研究近三十年的心得体会，确定了各个具体实验，分为基础型实验、综合型实验和设计型实验三种类型。基础型实验主要是对药物设计中的一种基本技能进行操作训练，综合型实验则要用到两种或多种基本技能，而设计型实验则让学生根据指定的实验目的及所学过的基本技能，自己设计实验内容和方法步骤，并进行操作，得到结果。这样安排使实验具有由浅入深、由简到繁的逐步提高的过程。这些实验循序渐进，可满足药物设计实验训练的需要，其中设计型实验可作为考核内容。

与药物化学等后续实验相比，药物设计实验是一种特殊的实验，需要在计算机上完成，而不是在瓶瓶罐罐里完成。因此要进行药物设计研究，除了需要掌握药物设计的基本原理和方法之外，还需要具备一定的计算机操作系统、信息处理和分子模拟知识作为基础。

一、基本实验条件

药物设计实验与其他"湿"的实验（如药物化学等）不同，它是一种"干"的实验，需要在计算机房，并具有一定的软硬件设施才能进行。因此药物设计实验室与一般实验室相比，具有一定的特殊性。此处首先介绍药物设计实验室需具备的一般软硬件设施。

以华东理工大学药学院药物设计实验室为例，2005年8月开始筹建实验室，通过教育部修购基金、校新专业建设经费及课题组的科研经费，购置了一台服务器及10台个人电脑（PC机），构成服务器/客户机（Server/Client）集群系统，同时购买了Schrödinger分子模拟与设计软件一套，到2006年6月初步建成了本科药物设计实验室。后来陆续增添了8台PC机，共18台PC机，这样两人一组，可供一个36人的班级开设药物设计实验课程。2013年起，在奉贤校区实验七楼建立了新的本科药物设计实验室，使用一台服务器连接

35 台 PC 机，可供 35 人同时实验。

药物设计系统通常由计算机硬件和软件两部分组成，由于互联网络的飞速发展，网络资源在药物设计中也起着越来越重要的作用。下面对这些实验条件进行简单介绍。

1. 常用药物设计硬件

由于药物设计通常涉及大量的分子计算和信息处理，因而具有超级计算功能的大型计算机是必备工具。这些大型计算机通常采用服务器/客户机模式进行运行，主要承担计算量巨大的任务，如量子化学计算、分子动力学模拟、高通量虚拟筛选等。根据构建方式的不同，主要分为超级计算机（supercomputer）和高性能计算集群（high-performance computing cluster，HPCC）系统两种（图 1-1）。

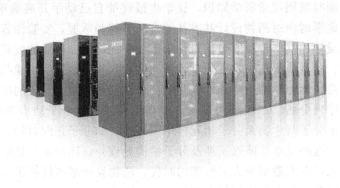

(A)

(B)   (C)

图 1-1　常见硬件示意图
(A) 超级计算机；(B) HPCC；(C) 移动互联设备

超级计算机，如 Cray Jaguar、IBM Blue Gene、我国的"天河二号"等，通常是一台计算机含有成千上万个 CPU，因而价格昂贵，一般放置在各地的超级计算中心，供用户租用，例如上海超级计算中心的"魔方-2"超级计算机。这些超级计算机可用于各种用途的计算，包括药物设计。

各科研机构和实验室能够购买的通常是 HPCC。HPCC 通常含有多个节点，每个节点都可以是独立的计算机，用户可根据自己的需要和经费多少决定购买节点的数量，还可以随时添加新节点。其中一个为管理节点，行使服务器的功能，用于用户登录和账户管理，其他的大部分为计算节点，还包括储存节点。节点之间通常采用千兆网线（Gbit Cables）和交换机（Switch）、集线器（Hubs）进行连接，以尽量减少线路对数据传输的阻碍。除专门设计的机架式 HPCC 外，用户也可自己将多台 PC 机并联起来，以组装成 HPCC，价格相对低廉。HPCC 的操作系统通常采用 Linux 系统，如 Red Hat Enterprise Linux 系统。

大型计算机除本身需要有大容量硬盘外，还可以连接大容量储存设备，以储存海量的信息。为了维护计算机系统的电源稳定及不受突然停电的损坏，通常还要连接不间断电源设备（UPS）。为了加强观看分子三维结构的效果，可以配备立体眼镜。当然，如需要将分子模拟的结果进行打印，还需要配备彩色打印机，预期 3D 打印机也将会在药物设计中发挥重要作用。

近年来，随着计算机科学技术的飞速发展，以及移动互联设备的普及，开展计算机辅助药物设计的硬件成本已越来越低，以前还有专门的图形工作站（Graphics Workstation）用于分子结构模拟分析，如 SGI 公司的 Indigo 系列，现在都已被淘汰，一般的笔记本电脑、平板电脑甚至智能手机都能进行分子图形显示和简单的药物设计。云计算和云盘的出现，更减少了人们对大型硬件的依赖。这些新事物的出现，将更有利于药物设计的发展及普及。

2. 常用药物设计软件

通常的软件支持除系统软件（如 HPCC 上的 Linux 操作系统）外，还需要相关的应用软件，如 Schrödinger 公司的 Maestro 分子模拟和药物设计软件包等。根据功能的不同，常用药物设计软件可以分为如下类型：

① 量子化学计算：如 Gaussian、GAMESS、Jaguar、MOPAC 等。
② 分子力学和分子动力学计算：如 CHARMM、AMBER、GROMOS、GROMACS 等。
③ 分子对接和打分评价：如 DOCK、Autodock、GOLD、Glide、FlexX 等。
④ 药效基团模建：如 Catalyst、DISCO、Phase 等。
⑤ 同源蛋白模建：如 Modeller、Composer 等。
⑥ 分子图形显示、分析：如 PyMol、DS Visualizer、RasTop 等。
⑦ 小分子二维结构绘制：如 InDraw、KingDraw、ChemSketch 等。
⑧ 二维到三维结构转换：如 CONCORD、CORINA 等。

一些商业软件公司将上述功能模块集成，形成了一些药物设计软件包，比较著名的有：

① BIOVIA 公司的 Discovery Studio 软件包（https://www.3dsbiovia.com/）；
② Schrödinger 公司的 Maestro 软件包（https://www.schrodinger.com/）；
③ Chemical Computing Group 的 MOE 软件包（https://www.chemcomp.com/）；
④ OpenEye 公司的 OpenEye 软件包（https://www.eyesopen.com/），其中部分模块对学术用户免费。

近几年来，也有许多免费的药物设计软件包出现，使得开展药物设计的门槛越来越低。例如 TeachOpenCADD（https://github.com/volkamerlab/TeachOpenCADD），由德国柏林夏洛蒂医科大学的 Volkamer 课题组开发，可下载安装。美国爱达荷州立大学 Xu 实验室发展的 szCADD（http://dxulab.pharmacy.isu.edu/curry/ezCADD/main.html），则是一个在线的药物设计系统。而本书所选实验尽量采用免费软件和工具进行。

3. 常用网络资源

随着互联网络的迅速发展，网络资源对分子模拟和药物设计的作用日益重要。通过网络，可以迅速进行相关文献检索、免费下载分子模拟软件等，尤其是可以迅速获得基因序列、蛋白质序列、序列比较分析、蛋白质三维结构等生物学信息，以及小分子数据库、网络在线检索小分子、小分子性质在线预测等化学信息。

互联网上的有关资源一般都是免费使用的（表1-1），大体上可以分为以下几种类型：①数据库，从小分子到大分子，从基因序列到蛋白质结构，网络数据库资源应有尽有。②在线服务网站，除免费软件下载外，越来越多的网站提供在线服务功能，即 Web Server，直接在网页上进行相关操作即可得到结果。③免费软件，通过网络可以免费下载许多用于数据分析、信息处理、分子模拟、药物设计的程序和软件。④综合位点及专业 BBS 论坛，可获得许多信息，甚至在线与同行进行交流讨论，获得帮助。

表 1-1 常用网络资源列表

资源类型、名称	网站地址
数据库	
蛋白质序列库 PIR	https://proteininformationresource.org/
基因序列库 GenBank	https://www.ncbi.nlm.nih.gov/genbank/
京都基因大全 KEGG	https://www.genome.jp/kegg/
蛋白质结构数据库 PDB	https://www.rcsb.org/
核酸结构数据库 NDB	http://ndbserver.rutgers.edu/
NIH 小分子数据库 PubChem	https://pubchem.ncbi.nlm.nih.gov/
商用化合物数据库 ZINC	http://zinc.docking.org/
药物数据库 DrugBank	https://www.drugbank.ca/
在线服务	
蛋白质序列检索 UniProtKB	https://www.uniprot.org/
同源模板检索 BLAST	https://blast.ncbi.nlm.nih.gov/Blast.cgi
多重序列比对 MSA	https://www.ebi.ac.uk/Tools/msa/
蛋白质结构预测 PredictProtein	https://www.predictprotein.org/
同源模建 SWISS-MODEL	https://swissmodel.expasy.org/
蛋白质结构分析 Prosa	https://prosa.services.came.sbg.ac.at/prosa.php
药代动力学及毒性检索与预测 admetSAR	http://lmmd.ecust.edu.cn/admetsar2/
小分子 LogP 值计算	http://www.vcclab.org/lab/alogps/start.html
分子描述符计算 E-Dragon	http://www.vcclab.org/lab/edragon/start.html
免费软件	
格式转换软件 Babel	http://openbabel.org/wiki/Main_Page
同源模建软件 Modeller	https://salilab.org/modeller/
分子显示软件 PyMol	https://pymol.org/2/
分子显示软件 VMD	http://www.ks.uiuc.edu/Research/vmd/
分子动力学软件 Gromacs	http://www.gromacs.org/
分子动力学软件 Amber	http://ambermd.org/
分子对接软件 DOCK	http://dock.compbio.ucsf.edu/
分子对接软件 AutoDock	http://autodock.scripps.edu/
量子化学软件 GAMESS	https://www.msg.chem.iastate.edu/gamess/
综合位点及专业 BBS 论坛	
计算化学 CCL	http://www.ccl.net/
虚拟计算化学实验室 VCCLab	http://www.vcclab.org/
QSAR Toolbox	https://qsartoolbox.org/
CHARMM 论坛	https://www.charmm.org/ubbthreads/ubbthreads.php?Cat=0

二、计算机操作系统与基本命令

1. 计算机操作系统

常见的计算机操作系统有 Windows、Unix/Linux、Mac OS 等。Windows 是大家都很熟悉的操作系统。虽然目前已经有一些运行在 Windows 系统下的分子结构绘制、分子图形操作与显示等药物设计相关软件，但总体来说，Unix/Linux 系统更适合于需要较多计算资源的并行计算，如量子力学计算、分子动力学模拟、虚拟筛选等。因此，Unix/Linux 系统在药物设计中更常使用。

Unix 系统通常具有以下特点：

(1) 支持多用户

Unix 系统可以允许许多用户通过不同的终端，同时在运行 Unix 系统的主机（或者服务器）上进行操作，主机通过局域网或串行口与终端设备相连。所谓终端，实际上就是没有（或只有很少）自身处理能力，由键盘和显示器组成的供用户进行输入/输出操作的功能特化的简单计算机。用户可通过终端向主机发出指令，运行相应的程序，而输出的结果则可以在此终端的显示器上显示，一台主机往往可以带动数个至上千个终端。如果用户的 PC 已经连入 Internet，在理论上使用 Telnet 可以与全世界任何一台 Unix 主机相连。

(2) 支持多任务

通俗地说，Unix 系统具有支持同时运行多个程序的能力。例如，用户可以一边书写一封信件，同时又让主机运行一个大规模的统计程序。在支持多用户的系统中，这种能力是必需的，它使主机提供的计算能力和其他资源得到了最大限度的利用。Unix 是典型的多任务系统。

(3) 支持多平台

无论是否公布源代码，现代 Unix 及其应用软件一般都用 C 语言编写。对于不同的硬件平台，只需要拥有该平台的 C 编译器，即可完全（或只需极少的修改）将 Unix 操作系统和应用软件移植到相应的平台上，从而可大大减少在软件开发上的重复劳动，又增加了可维护性。

Linux 是一种可以运行在 PC 机上的 Unix 操作系统，最早由芬兰赫尔辛基大学学生 Linus Torvalds 在 1991 年发布，因而以他的名字命名。尽管 Linux 的源代码是在 GNU General Public License 的保护下对每个人都是完全免费的，但这并不意味着该操作系统是免费的。因为 Linux 源代码只能使用命令行进行操作，只有少数专家才能熟练运用，而大多数人无法使用，因此不同厂商采用类似于 Windows 系统的界面，对 Linux 系统进行包装，使熟悉 Windows 系统的用户易于掌握。不同厂商的包装，使得 Linux 具有不同的版本，厂商对包装及服务收取一定的费用。常见的版本有 Red Hat、CentOS、Ubuntu 等，如华东理工大学药学院实验室计算机集群上安置的就是 CentOS Linux 系统。国产的操作系统有红旗 Linux 和中标麒麟等。Linux 有着广泛的用途，包括网络、软件开发、用户平台等，因此被认为是一种高性能、低开支、可替换其他昂贵操作系统的系统。

Linux 系统采用树型结构来组织目录和文件（图 1-2）。也就是说，整个文件系统有一个"根"（Root，根目录），然后在根上分枝（Directory，子目录，即文件夹），任何一个分枝上都可以再分枝，枝上也可以长出"叶子"（File，单个文件）。

在图 1-2 中，/home 为用户登录和工作目录，各用户账号一般设在这个目录下。/tmp 为临时文件目录，/var 为系统默认日志存放目录，/etc 主要存放系统配置文件，/dev 为设备文件目录，/bin 为可执行程序即操作命令所在的目录。

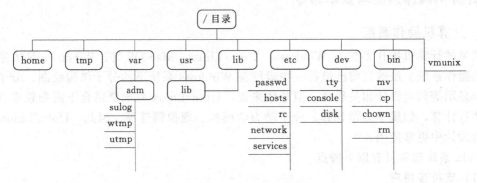

图 1-2　Unix/Linux 文件结构

2. 常用 Linux 操作命令

(1) login（登录系统）

从终端进入 Linux 系统主机，首先需要采用 login 登录用户账号，输入用户名（如用户名为 usrp）后，然后输入密码。

login：usrp✓

password：＊＊＊＊＊＊✓

即进入系统操作台。

(2) logout 或 exit（退出系统或注销账号）

这是用户退出或注销账号的命令，也可键入组合键＜Ctrl＞＋D 进行注销。

(3) date（查询日期时间）

用户在系统提示符下可以通过一些命令来获得主机的一些简单信息。例如：要观察主机的时间设置，可用命令：date✓。

系统显示：Thu Apr 6 15：14：07 EDT 2006

(4) ls（文件及子目录名称列表，list）

使用 ls 命令可列出当前目录下的文件子目录清单。如要列出文件详细信息，则用 ls -l 等；如果要显示其他目录中的文件及子目录名称列表，可以使用 ls ＜路径＞，＜路径＞是用相对法或绝对法书写的到要观察的目录的路径。

使用 ls -l 命令可以列出当前目录下每个文件或者目录的权限，例如：

［root@node1～］# ls -l

total 64

drwxr -xr -x 2 root root 　　4096 May 23 20：21 bin

-rw-r--r-- 1 root root 　6 8495 May 23 20：21 install. log

……

当前目录下每一个文件或者目录行的第一个字段即为权限，由 10 个字符组成，包含一个用户权限、一个同组权限、其他用户权限。第一个字符表示文件类型，d 表示目录，-表示文件；接下来三个字符为一组，依次表示用户自己、同组用户、其他用户对该目录或者文件的权限，r 表示可读，w 表示可写，x 表示可执行，对应位置的-表示不可读/写/执行。

(5) pwd（显示当前目录，present work directory）

使用 pwd 命令显示当前目录的位置。

(6) cd（变更目录层次，change directory）

当前目录可用命令 cd 改变，用法是：

cd ＜路径＞↙

用 cd .. 可返回上一级目录（父目录）。用 cd 用户可立即返回自己的主目录。

(7) mv（改变文件、目录名称，搬移文件、目录；move）

mv 除了可以改变文件的名称外，还可以改变目录的名称，用户可先用 cd 命令进入要改变的文件或目录所存在的上级目录处，然后使用：

mv ＜原文件或子目录名称＞＜新名称＞

(8) rm（删除文件，remove）

使用命令 rm，如果要删除非当前目录下的文件，须加上路径指引。用法如下：

rm ＜带路径指引的文件名称＞↙

(9) cp（复制文件，copy）

cp 可以跨目录复制文件，用法如下：

cp ＜带路径指引的源文件名称＞＜带路径指引的目标文件名称＞↙

与 mv 命令用法类似，如果省略路径指引，则表示文件位于当前目录，如果省略目标文件名称，则表示进行复制后名称仍保持不变。

(10) mkdir（创建新的子目录，make directory）

使用的命令是 mkdir，用法是：

mkdir ［＜路径＞/］＜新目录名称＞↙

＜路径＞指出新目录所在的位置，如果路径被省略，则表示在当前目录下创建新的子目录。如当前目录为/a，输入 mkdir b，则在/a 目录下产生一个新的子目录 b。

(11) rmdir（删除目录，remove directory）

删除目录的命令是 rmdir，用法为：

rmdir ＜带路径指引的目录名称＞↙

如果省略路径指引，那就表示要删除的子目录位于当前目录下。此命令只能删除空目录，如果用它去删除一个非空（即其内包含文件或子目录）目录，要用 rm -r，用法是：

rm -r ＜目录树的起点目录＞↙。

(12) cat（显示一个文本文件的内容）

显示一个文本文件的内容，可以用命令 cat，用法为：

cat ＜文本文件内容＞↙

(13) more（一屏一屏显示文本文件的内容）

使用 cat 命令显示文本文件内容时，如文本内容较多，屏幕会快速上翻而只能看到最后一屏的内容。如要看到中间的文本内容，则可使用 more 来代替 cat 命令。用法为：

more ＜文本文件名称＞↙

使用 more 命令将一次显示一屏文本，按空格键就可以看到下一屏，按 b 可以返回（Back）上一屏。

(14) man（查看各个命令的使用手册，manual）

当遇到一个操作命令不知道有什么用途，或者不知道参数如何设置时，可以使用 man 命令查看该命令的使用手册，用法为：

man ＜命令名＞↙

(15) tail 与 head（显示文本文件末尾几行或者开始几行内容）

cat 命令将整个文本内容输出，但有时我们只是关心文本中某些部分的内容，此时可以使用 tail 和 head 命令实现部分输出。

tail 命令可以将文本文件的最后部分输出，用法为：

tail ［＜数目＞］＜文件名称＞↙

＜数目＞表示要输出的行数，默认值为 10。例如：

tail -20 abc↙

表示将文件 abc 的最后 20 行内容在屏幕上显示。

head 命令将文本文件的开头部分输出，用法同上：

head ［＜数目＞］＜文件名称＞↙

（16） sdiff（文本文件比较）

sdiff 命令可以比较两个文件并以并排的格式显示差别。用法为：

sdiff ＜文件一名称＞＜文件二名称＞↙

如果两个文件行相同，那么 sdiff 命令就会显示两个文件的每一行，其间有一系列的空格；如果行只存在于文件一中，那么在空白字段里就会显示"＜"（小于号），如果行只存在于文件二中，那么就显示"＞"（大于号）；如果两行不同就显示"｜"（竖线）。

3. vi 文本编辑程序

vi 是 Unix 系统中使用得最普遍的全屏幕文本编辑器。在系统提示符下输入：

vi ＜文本文件名称＞↙

vi 有两种工作状态：命令状态和修改状态（插入或者修改统称修改状态）。刚进入 vi 界面时，用户一般处于命令状态，此时用户不能直接对文件进行信息输入，但可对文件进行编辑操作；当切换到修改状态时，用户则可进行文本输入或修改操作。

（1） 光标移动

光标移动的基本命令包括（注意：要区分大小写）：

←↑→↓：左、上、右、下移动光标。

h、k、l、j：左、上、右、下移动光标。

0：将光标移动到行的起始处。

$：将光标移动到行的末尾处。

H：将光标移到当前窗口（而非全文）的第一行起始处。

M：将光标移到当前窗口的居中一行起始处。

L：将光标移到当前窗口的最后一行起始处。

（2） 删除与恢复

① 删除命令：

x：删除光标所在处字符。

dd：删除光标所在的行。

D：删除光标所在之处开始直到该行末尾的全部字符。

② 恢复（Undo）命令：

u：恢复刚被删除的文本。

U：恢复光标所在行在此次编辑中的全部改变。

（3） 替换

r：替代光标所在处的字符，用户在按 r 后紧接着按要修正的字符。

R：进入替代状态，用户可以连续替换多个字符，直至按＜Esc＞键退出替换状态为止。

（4）进入插入编辑方式的常用命令

在 vi 中，从命令状态转入插入状态，可以使用以下几条命令：

a：从光标所在之处的后面插入新的字符，插入时，插入处后面的字符会随着新增字符往后移动。

A：从光标所在行的最后处开始加入新的字符。

i：从光标所在之处的前面插入新的字符，插入时，插入处后面的字符会随着新增字符往后移动。

I：从光标所在行的第一个非空字符前面开始加入新的字符。

o：在光标所在行的下面新增一个空行，并进入插入状态。

O：在光标所在行的上面新增一个空行，并进入插入状态。

（5）保存与退出

:q：退出 vi。

:q!：舍弃当前对编辑内容所作的修改，强行退出 vi。

:w［<文件名称>］：将正在编辑的内容以<文件名称>为名存盘（相当于 Save as…），如果没有指定<文件名称>，则使用原有的文件名称（相当于 Save…）。

:wq：存盘退出。

三、分子模拟基本知识

分子模拟是针对分子而进行的一种模型操作，即根据分子图形学原理，采用理论计算方法，如量子力学、分子力学、分子动力学等，在计算机上模拟或模仿分子行为的一门技术。分子模拟操作的对象是分子，包括化学小分子和生物大分子。由于分子模拟技术能形象、直观地把看不见、摸不着的分子可视化并进行操作，如移动、放大、缩小，或按任意方向进行转动，用人机交互方式精确"测量"分子中任意两个原子之间的距离，两个或三个相邻价键所形成的键角和二面角等，操作极为方便，储存也很容易，因而给分子科学的研究提供了极大的方便，大大加速了分子科学的向前发展。

分子模拟主要有两种形式，即静态模拟（molecular modeling）和动态模拟（molecular simulation）。静态模拟只考虑分子中各原子的 xyz 三维坐标，即分子在某一时间点上的构象；而动态模拟除 xyz 三维坐标外，还加入了时间 t 作为第四维，因而可以考察分子在某一时间段内的构象变化情况。就像拍照和录像一样，静态模拟就好比拍了一张照片，而动态模拟则好比拍了一段录像。

1. 分子结构的表示

计算机分子模型有多种表示形式，主要有棒状（stick）模型、球棒（ball-and-stick）模型、空间填充（space-filling）模型等，如图 1-3 所示。而其中最常见的为分子棒状模型。分子棒状模型可反映出分子中原子的类型和连接性，其原子类型由不同的颜色表示，比如图 1-3 中采用红色来表示氧原子、绿色表示碳、白色表示氢等；连接性由代表键的线或棒表示。在棒状模型中，原子一般不明显示出，键交叉处或端点位置即为原子。由于棒状模型非常简单，因而可快速实时转动或放大缩小，常用于分子的结构分析，进行参数检测，或为产生分子的高级模型选取合适的角度与尺寸。使用三维图形系统，通过自由旋转，可从各个角度观察这个分子，从而得到一个清晰的三维结构印象。

但是，对大分子如蛋白质来说，如采用分子棒状模型来显示每一个键，将使得图形很复杂而难以给出有用的信息［图 1-4(A)］。避免杂乱的一个方法为使用 α-碳图［图 1-4(B)］，每一个氨基酸均只显示出其α-碳原子的位置,各α-碳原子之间以虚拟键连接,这样就很容易看出蛋白质分子的整个形状和碳链走向。避免杂乱的另一个方法是在分子棒状模型中,再使用醒目的飘带状图来表示蛋白质的结构;或者只使用飘带状图表示蛋白质结构特征[图1-4(C)]。

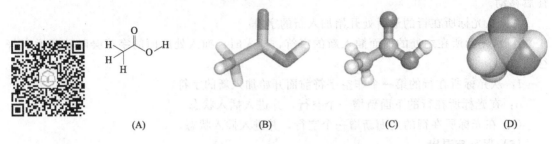

（A）　　　　　（B）　　　　　（C）　　　　　（D）

图 1-3　分子结构模型示意图（以乙酸为例）

（A）乙酸分子结构式；（B）棒状模型；（C）球棒模型；（D）空间填充模型

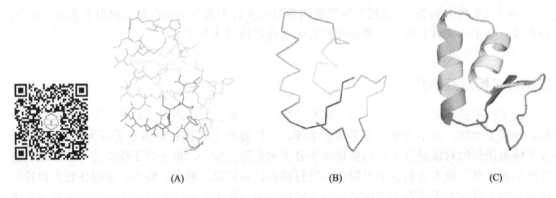

（A）　　　　　（B）　　　　　（C）

图 1-4　大分子蛋白质结构模型示意图（以 PDB 代码 1CRN 为例）

（A）分子棒状模型；（B）α-碳图；（C）飘带状图,其中蓝色端为
蛋白链的 N 末端,红色端表示 C 末端

可以对原子或子结构的名称、序号进行标记,也可以隐去不需要的原子或子结构,只显示需要的原子或子结构,如蛋白质的活性位点等。实际应用时更常采用混合显示（图1-5）,

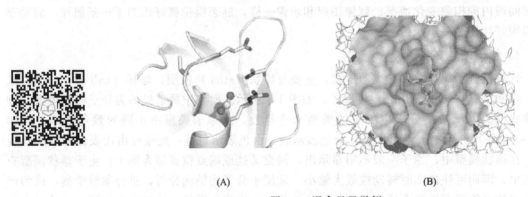

（A）　　　　　　　　　　　　（B）

图 1-5　混合显示举例

（A）酶的整体结构隐蔽原子,用飘带状图显示,酶催化位点三联体用棒状图显示,
底物小分子用球棒模型显示,浅黄色虚线表示原子间距离；（B）蛋白质表面配体
结合口袋周围用溶剂可及表面显示,小分子配体用棒状显示

如在药物-受体相互作用模拟中，受体大分子可用棒状模型，药物小分子则可用球棒模型或空间填充模型。所有这些显示操作，均以便于观察、分析为目的。

2. 分子表面的表示

分子表面的基本定义是由 Lee 和 Richards 给出的。分子表面可分为范德华表面（van der Waals surface）、溶剂可及表面（solvent accessible surface）及其他分析表面（图 1-6）。范德华表面与溶剂可及表面不同，如果把分子想象为由相应原子范德华半径为半径的球所组成，则所有这些球的叠加将产生很像分子空间填充模型的分子范德华表面（和体积）；而溶剂可及表面是分子表面中溶剂可接近的部分，对小分子而言，这两种表面实际上没有区别，但在蛋白质中，分子中有大量区域"在分子内部"，而不属于溶剂可及表面。在两个或三个原子结合的地方，范德华表面和溶剂可及表面也有一些小差别，原子间缝隙是溶剂不可及的，由跨越探针球面与原子球面接触点的小点表示。

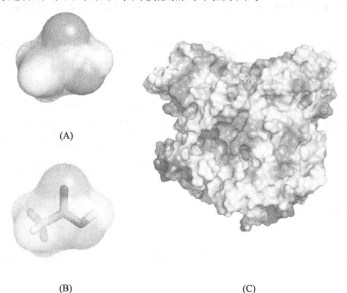

图 1-6　分子表面示例

（A）乙酸的范德华表面或者溶剂可及表面（颜色为原子类型）；（B）半透明的乙酸表面（内部为乙酸的棒状模型）；（C）乙酰胆碱酯酶溶剂可及表面（颜色为分子静电势，蓝色为正电势、红色为负电势），上半部中间为底物结合口袋，露出的绿色棒状模型为底物

Connolly 发表了用于计算范德华表面和溶剂可及表面的算法和程序。溶剂可及表面采用探针球来表示溶剂分子（即半径为 1.4 Å 的水），探针球从分子外部围绕构成分子的原子球滚动，当探针球恰接触一个原子球时，即产生记录该原子的溶剂可及性的点，这些点即构成 Connolly 点表面。对分子的内表面而言，由于外部原子阻止溶剂探针的进入，故不产生溶剂可及表面。

一旦点表面产生，即可用分子模拟系统进行显示，这些表面可很好地表示出分子的形状和体积，不允许非键合原子之间进行重叠。表面对于观察分子间相互作用或对接很有用处，如果把用于计算溶剂可及表面的探针球面看作为一个小分子，那么表面可作为潜在分子间接触限制的表示，这对实现最大表面接触是重要的。

3. 分子性质的表示

在分子模拟中，对分子而言，除了需显示其结构和表面外，其性质的显示也是很重要的。尤其是在药物-受体相互作用模拟中，要充分考虑分子性质的互补性。通常采用彩色显示来表示分子性质，分子性质有静电性、疏水性及通过量子化学计算而得的电子分布等。分子性质的显示可帮助理解生物分子之间的相互作用。

常用于彩色码表面的一个有用的性质是分子静电势能［图 1-6(C)］。如果分派给分子中每一个原子一组点电荷，并假设探针球面带有一个单位的正电荷，那么，由于探针电荷同分子中点电荷的相互作用，可方便地计算出库仑静电势能。如能量为负（吸引探针电荷），则将表面点标上红色；如能量为零（中性），则将点标上绿色；如能量为正，则将点标上蓝色。中间色也可用来表示轻微的正或负能值。

对分子进行量子力学计算的结果之一电子密度，也能进行表示。该量在围绕分子空间中的每一点都有一特殊值，如果把等值的点集合起来，即得到等电子密度图。电子密度图显示了电子密度一给定值能与外面多远地方的另一个分子相互作用。

此外，还能显示分子的 HOMO 轨道和 LUMO 轨道，比如用红色表示成键轨道，蓝色表示反键轨道。

对 CoMFA 的研究结果也可用图形进行显示，比如用红、蓝色分别表示提高配体活性所需的正、负电性区，用绿、黄色分别表示空间需要基团及不需要基团的区域，等等。这些性质的显示，有助于进行化合物的结构改进工作。

目前，分子模拟已成为药物分子设计中的基本工具。借助于分子模拟技术，人们能方便地阐释分子的真实结构和构象，对分子进行构象分析、量子化学、分子力学和分子动力学计算，模拟生物大分子体系，模拟小分子-大分子之间、大分子-大分子之间的相互作用，进行构象搜寻、结构搜寻、分子设计，等等。可以这么说，没有分子模拟技术就没有计算机辅助药物设计。

4. 分子模拟中常用概念

（1）常用长度单位

常用的长度单位有：埃（$1\ \text{Å}=10^{-10}\ \text{m}$）、纳米（$1\ \text{nm}=10^{-9}\ \text{m}$）。键长一般在埃级别。

（2）常用时间单位

常用的时间单位有：微秒（$1\ \mu\text{s}=10^{-6}\ \text{s}$）、纳秒（$1\ \text{ns}=10^{-9}\ \text{s}$）、皮秒（$1\ \text{ps}=10^{-12}\ \text{s}$）、飞秒（$1\ \text{fs}=10^{-15}\ \text{s}$）。蛋白质的运动一般在微秒级别，而分子动力学模拟的步长一般在飞秒级别。

（3）分子文件格式

小分子坐标文件通常采用 mol、sdf 或 mol2 格式，大分子坐标文件通常采用 pdb 格式。后面的实验中就要用到这些文件格式。

这些不同格式文件之间可以相互转换。一个能广泛进行文件格式转换的免费程序是 Open Babel（http://openbabel.org/），它可以对超过 110 种化学信息文件格式进行读写和转换。此外，Internet 上也有文件格式转换的在线服务，比如美国国家卫生研究院（NIH）的化学信息学工具和用户服务网页（https://cactus.nci.nih.gov/translate/）含有多种在线文件转换工具，支持几乎所有的分子结构文件的转换，使用十分方便。

（4）常见坐标系统

① 笛卡尔坐标（Cartesian coordinates）：即通常所说的直角坐标，以原点为参照中心，分子中每一个原子都具有 x、y、z 三个坐标值；原点选得不一样，每个原子的坐标就不一样，分子相对原点作平移或旋转操作后，原子坐标也将不一样。常用分子文件格式如 sdf、mol2 和 pdb 都采用笛卡尔坐标。

② 内坐标（internal coordinates）：只考虑分子中原子之间的相对位置，即指定一个原子为起点，用原子之间的距离（键长）、角度（键角）和二面角来表征分子的构型。内坐标通常表示为 Z 矩阵（Z-matrix，图 1-7）形式，在量子化学计算等方面有广泛的应用。

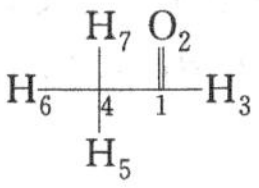

原子	相连的原子编号	键长/Å	形成键角的原子编号	键角/°	形成二面角的原子编号	二面角/°
C1	0	0	0	0	0	0
O2	1	1.20	0	0	0	0
H3	1	1.10	2	120.0	0	0
C4	1	1.50	2	120.0	3	180.0
H5	4	1.10	1	110.0	2	0.0
H6	4	1.10	1	110.0	2	120.0
H7	4	1.10	1	110.0	2	−120.0

图 1-7 Z 矩阵示意图（以乙醛为代表）

③ 坐标变换：如果对分子进行操作，如对分子进行旋转、平移和放大缩小等，就会碰到分子坐标变换问题，即分子被操作前后的坐标变化。此外，还有直角坐标与内坐标之间转换的问题。这些都是计算机图形学需要解决的问题，我们不需要理解其中的细节，但要明白这些操作中分子的坐标可能有变化。

四、分子模拟基本技能

1. 小分子模拟

小分子模拟始于结构建立。每一个分子模拟软件包都提供有建立准确三维有机分子模型的模块，如 SYBYL 软件包中的 Sketch 模块。这些模块建立模型的方法一般都是先用鼠标在屏幕上画出分子的二维结构，再使用相应的软件转化为三维结构。其中关键之处是手性位置的构型不要弄错；若是链状结构，可通过手性转换功能调整其构型；若是环状结构，有时还需要手工操作来进行手性转换。最简单有效的方法之一是利用典型的有机碎片库和剑桥 X 射线晶体结构库，只要把已有碎片进行组合，再作适当调整，就可得到具有预期立体化学特征的分子起始构象。在分子建造过程中，有几种基本操作：成键、断键、稠环、删除原子、增加原子、加氢、手性中心转换等。这些都需要使用分子力学对结构作进一步优化。

刚建立起来的结构，一般比较粗糙，能量较高，构型也不稳定，因此需要进行结构优化。一般采用分子力学方法优化，可得到一个较稳定的低能构型。许多软件包都提供有最小化器（Minimizer），采用 Powell、共轭梯度（CG）、最陡下降（StpDesc）等方法。优化时还可加入电荷，如 Gasteiger-Hückel 电荷，也可不考虑电荷。优化好之后，一个结构就算建立起来了，然后给结构命名，并储存起来。

如果建造的模型中有几个键可自由旋转，则可产生不同的构象。其中一些构象是不稳定的，这就需要对大多数可能构象作一个系统研究，以得到其稳定的构象。更直接的方法是采用量子化学计算来进行结构优化，一般能得到较稳定的构象。

若想对单个分子进行深入的研究，则可进行量子化学计算。在某种程度上，量子化学可被看作是仅有的能产生分子最低能量构象的方法。更重要的是，同分子力学相比，量子化学能提供分子的电子结构信息。事实上，用于分子力学和分子动力学计算的力场参数也常用量子化学来计算。量化计算有半经验计算软件包 MOPAC，其中有 AM1、PM3、MNDO 等方法，这能满足一般研究的需要。对计算结果如 HOMO 轨道、LUMO 轨道的分布，电子云密度的分布等，可进行图示，一目了然，还能显示电子性质。量化计算还有非经验计算，如

Gaussian 系列软件包，一般分子模拟软件包都有与之相连的接口。

2. 大分子模拟

生物大分子一般都很庞大且结构复杂，为了便于解释、操作和理解其结构与功能，需要使用分子图形学来进行模拟。同小分子模拟相比，大分子模拟要复杂得多。

生物大分子实验测定结构的来源主要是 PDB 蛋白质数据库。截至 2019 年 1 月 25 日，PDB 库中已含有 148268 个生物大分子结构，包括蛋白质、核酸、蛋白质-核酸复合物及其与小分子的复合物等，其中来源于人体的大分子结构有 42668 个。其中 85％以上为 X 射线结晶学测定的结构，少量为 NMR 和电镜等测定的结构。

目前大多数软件系统均提供有有效的方法来进行高分子碎片的建造，多肽、核酸或糖类很容易以任意的或用户定义的三维构象形式生成，也提供有蛋白质同源蛋白模拟的工具。

大分子的复杂性和大尺寸，需要复杂的图形学软件和硬件来提供选择性显示和操作的实时、交互响应。一个大分子模拟系统应能同时处理含几千个原子和几千个分子表面点的几个分子，其中每个分子都能单独进行三维操作。

3. 药物-受体相互作用模拟

对药物设计而言，必须牢记作为药物的分子通常并不是单独发生作用的，而是通过与受体结合才发生药理效应。在受体结构已知的情况下，可采用交互式图形学来模拟药物-受体分子间相互作用。

药物-受体相互作用有两种模式：传统的观点是锁-钥（lock and key）模式，即二者是完全互补的刚性结合；现代的观点是诱导契合（induced fit）模式，即二者之间是柔性结合。药物-受体结合的主要相互作用包括静电相互作用、氢键相互作用、范德华力相互作用及疏水相互作用（图 1-8），其中疏水相互作用通常是结合的主要驱动力。尽管在分析药物-受体复合物时常常要考虑氢键和静电相互作用，但它们通常不是结合的驱动力，它们主要是提供结合的专一性，并稍增加一点结合的自由能。基于疏水势或静电势的彩色表示，对分子表面进行相互作用显示，可进行药物-受体对接（docking）模拟。由于对移动的靶标难以处理，故通常假设结合位点开始是完全刚性的，同时，配体的构象是可相应调节的。近年来开发的一些系统运行都很迅速，可对分子对接时的能量进行实时计算，然后反馈这些信息以避免立体碰撞或高能构象的出现，如有高能接触可用彩色矢量显示表示出来。

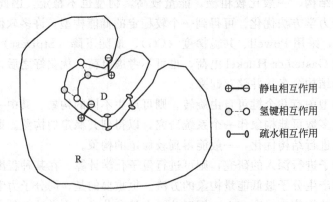

○—⊕ 静电相互作用

○--○ 氢键相互作用

●—○ 疏水相互作用

图 1-8 药物-受体相互作用模型

D 表示药物；R 表示受体。二者之间不但要几何形状互补，
而且要化学性质互补，才能形成专一的相互作用

对含有许多自由度的体系，常规能量优化方法易陷入局部极小而给出一个假的结果，采用分子动力学模拟可跳出局部极小而给出一个更低能量的结构。

所有方法中存在的一个主要问题是缺乏对溶液中两分子结合的自由能准确计算的能力，在模拟配体-受体相互作用中一个重要的进步就是自由能微扰方法的应用。它利用热力学循环性质，用相对容易计算的等价的非物理过程（药物在溶液中和在结合位点处换为其类似物），来模拟难以计算的物理过程（药物从溶液到受体结合位点的转运，与其类似物转运作比较）。

计算机辅助分子模拟系统的最终目的是要进行药物设计。而药物设计的宗旨是要使所设计的药物同时具有高效性、专一性、代谢稳定性、生物可利用性及低毒性，这一点在药物设计时必须始终记住。但是在一个简单分子中，要集中所有这些条件不是一件容易的事情，如在得到一个有效化合物时却为该化合物的迅速降解而感到灰心，或者在努力改善分子的转运性能时分子却失去了活性等。因此必须不断地改进分子的结构，直到得到一个在所有必要条件中最佳的折中结构。

五、数据分析及可视化工具

众所周知，实验会产生数据。实验数据的收集比较容易，难点在于数据分析，也就是如何从大量数据中快速获得所需要的信息。现在已有大量数据分析工具可以使用，从开源免费工具到商业收费工具都有。有些工具是命令行形式，需要编写脚本程序去运用；有些具有简单图形界面，甚至是分子模拟软件包的一部分。尤其是可视化工具，能比较形象直观地表达结果，发掘数据之间的关联性。下面简单介绍一些常用工具。

1. Python 脚本语言

Python（https://www.python.org/）是一种开源的、跨平台的脚本语言，由于其语法相对简单，容易学习、使用，因而发展迅速，已被广泛应用于各相关研究领域。

Python 是荷兰人吉多·范罗苏姆（Guido van Rossum）于 1989 年设计出来的，1991年推出第一个公开发行的版本。其源代码遵循 GPL（GNU General Public License）协议，因而吸引许多活跃用户开发了各种不同的库（Library），以满足不同领域的需要。目前最新版本为 2020 年 2 月 24 日推出的 3.8.2 版。

Python 在数据分析中广受青睐，主要是因为其含有众多核心库，比如 pandas、NumPy、SciPy、scikit-learn、matplotlib 等。pandas（http://pandas.pydata.org/）是 Python 内提供高性能数据框架的库。NumPy（http://www.numpy.org/）加入了对大型多维的数组和矩阵的支持，并提供一个高水平的数学函数库。SciPy（http://www.scipy.org/）提供了优化、线性代数、整合、统计、插入等模块。scikit-learn（http://scikit-learn.org/stable/）是一个开源的机器学习库，提供各种分类、回归和聚类算法，包括支持向量机、随机森林等。matplotlib（http://matplotlib.org/）提供出版质量的 2D 画图和有限的 3D画图。

Python 对化学信息学有很好的支持，cinfony 就是一个通过公共的应用程序接口（API）提供接入各种不同化学信息学工具箱的 Python 库，尤其是 Open Babel、RDKit、CDK、Indigo、JChem、OPSIN 以及化学信息学在线服务。还有一些工具箱提供自己的 Python 接口，比如免费的工具箱 Cactvs（http://www.xemistry.com/）现在能从 Python 进入，商业的化学信息学软件包如 OpenEye（http://www.eyesopen.com/toolkits/）和 ChemAxon（http://www.chemaxon.com/webservices/python/）也提供有 Python 进入。

2. 桌面分析工具

有许多具有图形界面的桌面分析工具，可用于数据分析。这些分析工具有免费的，也有商用的；此处简单介绍一个免费工具。DataWarrior（http://www.openmolecules.org/datawarrior/）为免费开源的化学信息学工具，可用于数据可视化和分析。目前最新版本为 2020 年 2 月推出的 5.2.1 版本，界面参见图 1-9。

DataWarrior 能输入文本分隔文件和 sdf 格式的化学结构文件，输入的文件随后可以表单形式表示出来，并添加计算一些物理化学性质（图 1-9 中左上图），以及其他性质如"类药性"和"配体效率"。然后可以有效方式对化合物结构-活性数据进行搜索、分类和分析，支持子结构搜索和相似性搜索，以及有限的聚类分析。最后可对相关数据进行 2D 和 3D 画图。

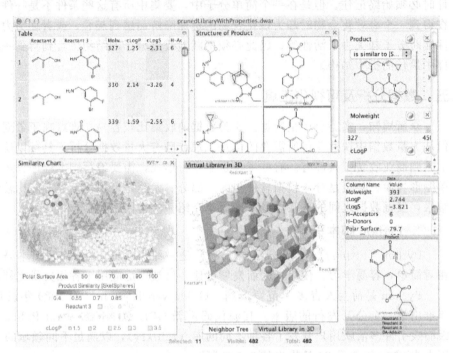

图 1-9　DataWarrior 界面示意图

3. 工作流

工作流（workflow）指工作流程的计算模型，即将工作流程中的工作如何前后组织在一起的逻辑和规则，在计算机中以恰当的模型进行表示并实施计算，是一种新型的数据处理方式。KNIME（https://www.knime.com/）是一个开源的企业级分析平台，专为数据科学家而设计。KNIME 的可视化界面包含从提取到呈现数据的所有节点，并强调统计模型。

KNIME 的基本工作流程如下（图 1-10）：先读取要分析的数据，然后对其中的一些数据进行转换，接着分析出其中的规律，最后部署到平台。KNIME 数据分析平台的最新版本是 4.1。

其中每个节点为一个任务，比如文件读写、数据转换、训练模型、产生可视化等。节点以彩色盒子表示，盒子上部为任务名称，左端为数据输入口，右端为数据输出口，一个节点可有多于一个输入或多于一个输出。下部信号灯为节点工作状态：红灯表示未配置好，黄灯表示配置好，绿灯表示已执行，红×表示错误。工作流工作时，每个节点下面的状态是不断变化的。节点之间还可根据需要插入新的节点。

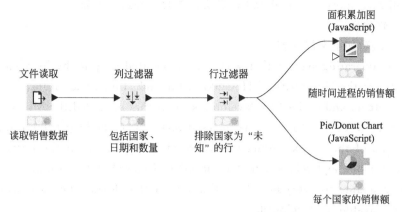

图 1-10　KNIME 的基本工作流程示意图

第二节　药物设计实验

本部分实验共 16 个，其中前 9 个为基础型实验，接下来 6 个为综合型实验，最后一个为设计型实验。除了实验 1-5 分子动力学模拟建议为 8 学时外，其余每个实验建议学时为 4 学时。任课教师可根据自己的实验设备和条件，选取合适的实验进行。

实验 1-1　Linux 系统基本操作

一、实验目的

1. 熟悉 Linux 操作系统的基本命令。

2. 通过实验，能自己登录账号，查看账号内文件，对文本文件进行 vi 编辑，为使用分子模拟软件打下基础。

二、实验原理

大部分药物设计软件都是基于 Unix/Linux 系统开发的，因此，在开始药物设计实验之前，首先必须熟悉 Unix/Linux 操作系统及基本命令。具体命令参见第一节中"计算机操作系统与基本命令"。

三、实验步骤

（1）预习基本实验技能，了解实验室基本情况、实验注意事项及安全须知，知道 Unix/Linux 系统及基本命令名称及功能。

（2）根据预习内容，试着登录 Linux 系统，并执行一些基本命令操作（自己想一想该输入什么命令，怎么实现该操作）：

① 登录系统、退出系统；

② 查看文件目录；

③ 分别用 cat、more、head 和 tail 查看文件内容，并进行比较；

④ 两个文件比较；

⑤ 采用 vi 编辑如下文件内容：

Linux is an operating system that was initially created as a hobby by a young student，Linus Torvalds，at the University of Helsinki in Finland. Linus had an interest in Minix，a small UNIX system，and decided to develop a system that exceeded the Minix standards.

He began his work in 1991 when he released version 0.02 and worked steadily until 1994 when version 1.0 of the Linux Kernel was released. The kernel，at the heart of all Linux systems，is developed and released under the GNU General Public License and its source code is freely available to everyone. It is this kernel that forms the base around which a Linux operating system is developed.

There are now literally hundreds of companies and organizations and an equal number of individuals that have released their own versions of operating systems based on the Linux kernel. More information on the kernel can be found at our sister site，LinuxHQ and at the official Linux Kernel Archives. The current full-featured version is 2.6（released December 2003）and development continues.

Apart from the fact that it's freely distributed，Linux's functionality，adaptability and robustness，has made it the main alternative for proprietary Unix and Microsoft operating systems. IBM，Hewlett-Packard and other giants of the computing world have embraced Linux and support its ongoing development.

Well into its second decade of existence，Linux has been adopted worldwide primarily as a server platform. Its use as a home and office desktop operating system is also on the rise. The operating system can also be incorporated directly into microchips in a process called "embedding" and is increasingly being used this way in appliances and devices.

四、注意事项

1. Linux 系统中，用户必须先登录进入自己的目录，才能进行操作。

2. 在多窗口界面进行操作，如操作过程中某一窗口对某一命令没有反应甚至出现死机现象，不能直接重新启动机器，而应该采用 Ctrl＋Z 命令终止该进程。

3. vi 编辑注意插入状态与修改状态的切换。

五、思考题

1. 通过上机实践，试指出 Linux 操作系统与 Windows 系统的异同点。Linux 操作系统有何优越性？

2. 试比较不同命令 cat、more、head 和 tail 查看同一文件的相同点和不同点。

实验 1-2 蛋白质结构显示和分析

一、实验目的

1. 掌握蛋白质结构显示的方法。

2. 通过不同的显示方式，了解蛋白质的结构组成、一级结构和二级结构元素，从而对蛋白质结构产生直观、系统的认识。

3. 初步学习分析蛋白质的结构特征，显示蛋白质残基间的相互作用（包括氢键作用、两个原子间的距离、三个原子间的角度、四个原子间的二面角）和蛋白质表面。

二、实验原理

蛋白质结构显示和分析主要采用分子模拟技术，具体原理参见本章第一节中"三、分子模拟基本知识"。

三、实验材料

电鳐乙酰胆碱酯酶晶体结构（PDB 代码：1EA5）。

Schrödinger 分子模拟与设计软件包（以 Linux 平台下的 Schrödinger 2016 为例）。

四、实验步骤

1. 准备工作

在 Linux 命令行下，使用 mkdir 命令创建一个新目录，作为本次实验的工作目录，并使用 cd 命令进入到其中。然后，输入如下命令，将指导教师预先下载好的蛋白质晶体结构文件拷贝到当前目录下。

cp /home/applic/1ea5.pdb .

使用上次实验中学习的 more 命令或文本编辑器 vi，查看这一 pdb 文件的内容，并尝试从中找到蛋白质名称、蛋白质序列等信息。

在 Linux 命令行下，输入 maestro，运行分子模拟与设计软件包 Schrödinger 的主程序 Maestro。程序加载完成后，屏幕上将出现 Maestro 的主窗口，包括一个默认背景色为黑色的工作区，以及菜单栏、工具栏、状态栏等组成部分。

请检查工具栏上的 Project、Edit、Representation、Measurements 四个按钮是否已经处于按下状态。如果没有，请手动单击按下它们，以保证本次实验所需的各个工具栏都处于打开状态。此时的界面大致如图 1-11 所示。

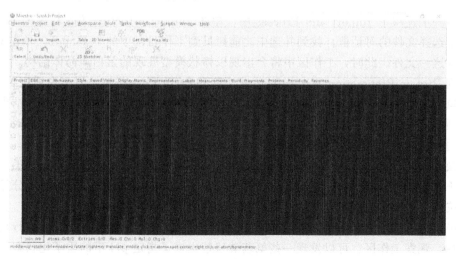

图 1-11　Maestro 的主界面示意图

2. 准备蛋白质

单击工具栏上的 Prep Wiz 按钮，弹出标题为 Protein Preparation Wizard（PPW）的对话框，用于准备蛋白质，其外观如图 1-12 所示。

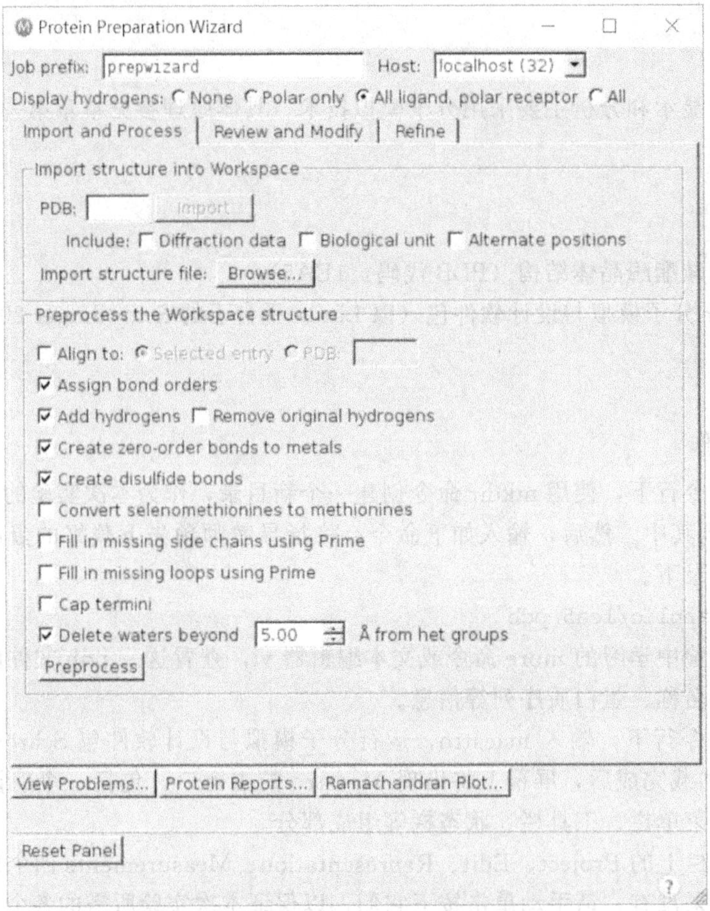

图 1-12　PPW 对话框

在第一个选项卡 Import and Process 中，单击 Import structure file 右侧的 Browse 按钮，弹出选择文件的对话框。找到并选中之前拷贝到工作目录中的 1ea5.pdb，单击 Open 按钮，导入这一文件。此时，工作区中将会出现以棒状模型展现的蛋白质晶体结构。

回到 Protein Preparation Wizard 对话框，单击 Preprocess 按钮，对蛋白质进行预处理，包括加氢、删除水分子等步骤（即 Preprocess 按钮上方勾选的各个条目）。处理结束时，会弹出对话框，告知遇到的一些问题。这里可以直接单击 OK 按钮，表示了解。此时，工作区中的蛋白质结构上将出现新增加的氢原子。

切换到第二个选项卡 Review and Modify，单击不同的肽链、水分子或杂原子（即对话框中的 HET）编号，视角将自动移动到相应位置。这里，可以选中不需要的水分子，单击 Delete 按钮，删除它们。还可以通过类似的方式，删除不需要的杂原子。

切换第三个选项卡 Refine，单击 Optimize 按钮，对蛋白质结构中的氢键进行优化。优化完成后，观察工作区，可以发现一些氨基酸残基生成了指定 pH 下的质子化状态。

所有蛋白质准备工作完成后，可以关闭 Protein Preparation Wizard 对话框。

3. 练习基本操作

回到 Maestro 的工作区，按住鼠标右键移动，可以平移蛋白质分子。按住鼠标中键移动，可以旋转蛋白质分子。滚动鼠标滚轮，可以缩放蛋白质分子。

单击工具栏中 Select 按钮旁的▼，弹出下拉菜单，之后：

选择菜单中的 Atoms，再单击某个原子，可以选中该原子；

选择菜单中的 Residues，再单击某个残基，可以选中该残基；

选择菜单中的 Molecules，再单击某个分子，可以选中这一分子。

4. 尝试不同的显示方式

单击工具栏中图标为棒状模型、球棒模型或空间填充模型的按钮（即 中的一个），然后选中工作区中的某些原子或残基，可以将它们以相应的方式展现出来。

与此类似，还可以使用工具栏中图标为 的按钮，进行颜色调整。

单击工具栏中图标为 的按钮旁的▼，弹出下拉菜单，之后，选择菜单中的 Show Ribbons for All Residues，可以为整个蛋白质生成飘带状结构；选择菜单中的 Undisplay Atoms，可以隐藏飘带之外的各个原子，效果大致如图 1-13 所示。选择菜单中的 Display Atoms，又可以恢复这些原子的显示。

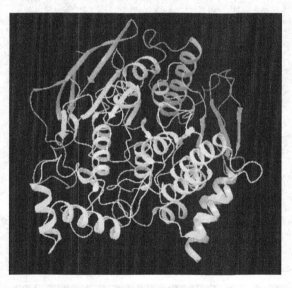

图 1-13　蛋白质的飘带状显示

5. 显示和隐藏氢键

单击工具栏中 HBonds 按钮旁的▼，选择 All，可以显示出蛋白质中的所有氢键。之后，单击工具栏中 HBonds 按钮旁的▼，选择 Display，使其不再被勾选，又可以隐藏所有氢键。

6. 测量距离和角度

单击工具栏中 Measure 按钮旁的▼，选择 Distance，然后在工作区中依次单击两个原子，可以显示二者之间的距离。

单击工具栏中 Measure 按钮旁的▼，选择 Angle，然后在工作区中依次单击三个原子，可以显示三者之间形成的角度大小。

单击 Measure 按钮旁的▼，选择 Dihedral，然后在工作区中依次单击四个原子，可以测量四者之间形成的二面角。

7. 生成蛋白质表面

单击菜单栏中的 Workspace→Surface→van der Waals，弹出用于生成范德华表面的面板。选择工作区中的某个蛋白质结构，再单击面板中的 Create Surface 按钮，可以为其生成范德华表面。

生成完成后，可以看到这一表面是由一系列球体组成。每个球体的半径，即是相应原子的范德华半径。

单击菜单栏中的 Workspace→Surface→Manage Surfaces。在弹出的对话框中，可以看到之前生成的表面的面积等参数。选中其中的某一条目，单击对话框中的 Delete 按钮，可以删除这一表面。

请用类似的方式，尝试生成其他类型的表面，并比较它们形状、颜色和面积等。例如，使用 Workspace→Surface→Possion-Boltzmann Electrostatic，可以为蛋白质生成静电势表面（其中蓝色表示正电，红色表示负电），如图 1-14 所示。

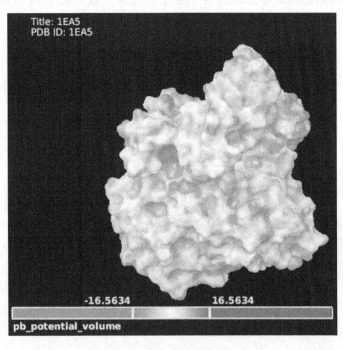

图 1-14　蛋白质表面的静电势表示

五、思考题

1. 维持蛋白质 α-螺旋和 β-折叠两种二级结构的主要作用力是什么？
2. 经计算生成的蛋白质的几种类型表面各有何意义，区别是什么？

实验 1-3 蛋白质序列比对分析

一、实验目的

1. 采用软件 ClustalX 对三条 P450 序列进行双序列比对。
2. 掌握序列比对的操作过程。
3. 了解序列比对相关知识。

二、实验原理

蛋白质的序列比对（sequence alignment），是将目标序列同已知参考蛋白质序列进行比较分析，是生物信息学及分子生物学强有力的研究手段。它不仅可以用来确定序列保守区域，同时也为两个或更多序列的残基之间的相互关系提供了一个非常明确的图谱。不同家族的蛋白质往往具有功能和结构上相同的一些区域，如果两个序列具有足够的相似性，则认为两者具有同源性。蛋白质序列比对分为双序列比对（pairwise sequence alignment）和多重序列比对（multiple sequences alignment）。

三、实验材料

本实验所采用的软件为免费软件 ClustalX 2.1，选用的蛋白质序列为大鼠 P450 2B1 和兔 P450 2B4、2C5 的序列。

四、实验步骤

1. 搜寻目标序列大鼠 P450 2B1

序列比对的第一步是要得到目标序列。登录网站：https://www.uniprot.org/uniprot/，在 UniProtKB 空格内输入 P450 2B1，然后点击 Search。

查到一条序列：CP2B1_RAT（P00176），点击进入（图 1-15）。

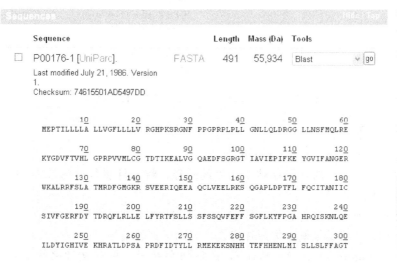

图 1-15 从 UniProtKB 中获得的蛋白质一级序列

点击进入 Fasta 格式，选中所有内容，复制，保存为 2B1. seq。同样操作，搜寻 P450 2B4 的序列，保存为 2B4. seq。搜寻 P450 2C5 的序列，保存为 2C5. seq。

2. 打开 ClustalX 2.1 软件

先进行两两序列之间的比对，再进行三个序列之间的比对。

在 Linux 窗口的命令行下，键入 clustalx，打开 ClustalX 2.1 软件。通过以下操作，先读入 2B1 和 2B4 的序列。

File→Load sequence，选择 2B1. seq。

File→Append sequence，选择 2B4. seq。

选择序列比对参数：

Alignment→Alignment Parameters→Multiple Parameters

将 Protein Weight Matrix 选为 BLOSUM series，其他参数保持默认值，点击 OK 退出，见图 1-16。

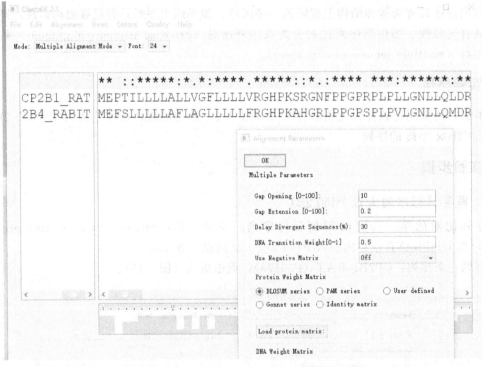

图 1-16　在 ClustalX 2.1 中的两个序列比对结果

3. 双序列比对

Alignment→Do complete alignment

在出现的对话框中，选好保存结果文件的路径，将文件名修改为 2B1_2B4. dnd 和 2B1_2B4. aln，点击 OK。

生成的 2B1_2B4. aln 文件就是 2B1 和 2B4 序列比对后的文件。

通过如下操作，将结果输出为图片格式，以利于查看结果。

File→write alignment as PostScript，选好保存路径，保存文件名为 2B1_2B4. ps，见图 1-17。

```
**  ::*****:*.:****.******::*.**** ***:******:** ***.**:.:***********:**.****:***
MEPTILLLLALLVGFLLLLVRGHPKSRGNFPPGPRPLPLLGNLLQLDRGGLLNSFMQLREKYGDVFTVHLGPRPVVMLCG    80
MEFSLLLLLAFLAGLLLLLFRGHPKAHGRLPPGPSPLPVLGNLLQMDRKGLLRSFLRLREKYGDVFTVYLGSRPVVVLCG    80

**:*:****.*** ******:*** ****:******:.:********** *:***:********:**:********
TDTIKEALVGQAEDFSGRGTIAVIEPIFKEYGVIFANGERWKALRRFSLATMRDFGMGKRSVEERIQEEAQCLVEELRKS  160
TDAIREALVDQAEAFSGRGKIAVVDPIFQGYGVIFANGERWRALRRFSLATMRDFGMGKRSVEERIQEEARCLVEELRKS  160

:** ** *:**:.**::**** ***:.* *.*.****:*.:***::*.*::*:******:** **:**:*:***
QGAPLDPTFLFQCITANIICSIVFGERFDYTDRQFLRLLELFYRTFSLLSSFSSQVFEFFSGFLKYFPGAHRQISKNLQE  240
KGALLDNTLLFHSITSNIICSIVFGKRFDYKDPVFLRLLDLFFQSFSLISSFSSQVFELPGFLKHFPGTHRQIYRNLQE   240

*  :*:** *********.**** :.   **:*  *.**:::**::*****.****:**:*:.******:*****:****
ILDYIGHIVEKHRATLDPSAPRDFIDTYLLRMEKEKSNHHTEFHHENLMISLLSLFFAGTETSSTTLRYGFLLMLKYPHV  320
INTFIGQSVEKHRATLDPSNPRDFIDVYLLRMEKDKSDPSSEFHHQNLILTVLSLFFAGTETTSTTLRYGFLLMLKYPHV  320

*:*:***** ****** *:*:*::**:*******. .::**.::**.::**:.****:.****.*.********:*****:
AEKVQKEIDQVIGSHRLPTLDDRSKMPYTDAVIHEIQRFSDLVPIGVPHRVTKDTMFRGYLLPKNTEVYPILSSALHDPQ  400
TERVQKEIEQVIGSHRPPALDDRAKMPYTDAVIHEIQRLGDLIPFGVPHTVTKDTQFRGYVIPKNTEVFPVLSSALHDPR  400
```

图 1-17   保存为图片格式的序列比对结果

4. 多重序列比对

根据以上同样的操作步骤，在 2B1 和 2C5 两者之间，以及 2B1、2B4 和 2C5 三者之间进行序列比对操作。将结果保存为 2B1_2C5.aln 和 2B1_2C5.ps，以及 2B1_2B4_2C5.aln 和 2B1_2B4_2C5.ps。

五、思考题

蛋白质序列比对的目的是什么？图 1-17 中，"＊""："""."分别表示什么？

实验 1-4   蛋白质同源模建

一、实验目的

1. 通过模建火球菌属磷酸甘油酸激酶的结构，熟悉蛋白质三维结构同源模建的方法。
2. 掌握使用 Schrödinger 软件包的 Prime 模块进行蛋白质三维结构同源模建的操作流程。

二、实验原理

蛋白质的一级结构决定高级结构，是所有进行蛋白质结构预测的理论基础。目前常用的预测方法有：从头（*ab initio*）预测法、穿针引线（threading）法、同源模建（homology modeling）法。其中，同源模建法是一个比较成熟的方法，也是蛋白质结构预测应用最为广泛的方法，其原理基于蛋白质三级结构的保守性超过蛋白质序列的理论。蛋白质序列的同源性决定了其三维结构的同源性，一个未知结构的蛋白质分子（目标蛋白）的三维结构可以通过与其序列同源性较高且结构已知的蛋白质（参考结构）进行预测。同源模建方法一般包含以下步骤：

① 数据库搜寻及模板选择；
② 序列比对获得结构信息；
③ 骨架（framework）的构建，loop 区及侧链的模拟；
④ 能量最小化（energy minimization）；
⑤ 结构的合理性评估。

三、实验材料

火球菌属磷酸甘油酸激酶的序列及其同源蛋白结构。

常用于同源模建的软件及 Web Server 较多，这里利用 Schrödinger 软件的 Prime 模块来学习如何进行蛋白质三维结构同源模建工作。

四、实验步骤

1. 实验准备

在进行同源模建以前，首先要按照实验 1-3 的方法，查找自己要模建的蛋白质序列（本实验为火球菌属磷酸甘油酸激酶的序列），了解该蛋白质所在家族的整体结构信息，并将未知序列与已知序列比对完毕。

2. 序列导入

打开 Maestro，点击主菜单中的 Project 按钮，选择 Change Directory 修改保存路径，这样整个模建工作都会保存在该路径下。

Prime 可以识别多种序列格式，如 FASTA、EMBL、GENBANK 以及 PIR 等。序列超过 1000 个残基的蛋白质比较大，一般包含多个结构域，在处理时可以将每个结构域看成独立的一部分。点击 Maestro 菜单 Applications→Prime→Homology Modeling→Structure Prediction，打开 "Structure Prediction" 面板。在 Import Sequence 面板下点击 File，将序列文件 Primetutorial1. fasta 读入 Prime-SP 窗口。点击 Next 进入下一步寻找同源蛋白，见图 1-18。

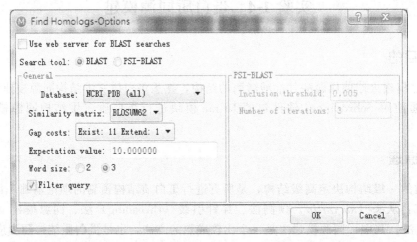

图 1-18　Prime 搜寻同源序列的默认参数设置

3. 搜寻同源序列

如果已知未知蛋白质的同源蛋白，可点击 Import 将其导入 Prime。如果不知道同源蛋白，可以点击 Search 进行搜索。Prime 中采用 BLAST 或 PSI-BLAST 的方法进行模板搜索。点击 Options 设置选用的方法、数据库及其他参数。在这里选用默认参数。点击 Blast Homology Search 进行搜索，此过程约需 1 min。搜索过程中，Prime-SP 面板中 Find Homologys 右侧图标开始转动，点击进入 Job Options，可以跟踪运算过程。点击 Close 关闭跟踪。

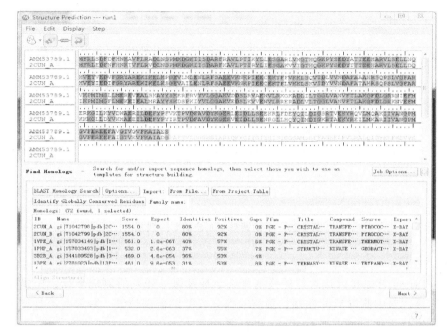

图 1-19 　搜索同源序列结束后的 Prime-SP 面板

搜索结束后 Prime-SP 面板如图 1-19，出现以 Homologs 打头的表格。ID 为蛋白质的 PDB 代码及链名；Name 为 BLAST 中的序列名称；Score 为 BLAST 打分；Expect 为 BLAST 期望值；Identities 为序列间残基的等同度；Positives 表示残基在相似矩阵中的正匹配度；等等。这里选择打分最高的序列为模板，点击 2CUN_A（或 2CUN_B），其分辨率为 2.1 Å。Sequence 窗口显示查询序列与模板序列的 BLAST 比对情况，点击 Prime-SP 面板的 按钮可以选择序列中残基的显示颜色。Maestro 窗口显示模板蛋白 2CUN 的三维结构。若对当前显示满意，点击 Maestro 工具栏保存显示按钮 ，保存当前显示。以方便以后通过点击恢复显示按钮 ，恢复到当前显示。

4. 序列比对结果的校订

确保模板 2CUN_A 已被选择，点击 Prime-SP 面板"Find Homologys"右侧的 Next 按钮，进入"Edit Alignment"。在搜寻同源蛋白时，BLAST 的比对仅仅基于序列的信息，有时会在 α-螺旋或 β-折叠中间插入缺口，因此比对结果有进一步改进的余地。也可以先用其他程序如 Cluster W 将序列比对好，然后点击 Alignments 表格最右侧的 Import 按钮，将其导入 Prime。

在校订比对结果前，首先保存 BLAST 的比对结果。点击 Prime-SP 面板菜单 File→Rename，在对话框中输入 Blast_Alignment，点击 OK。保存的比对结果随时可以被打开。

这里直接选用 BLAST 的结果进行模建。可以手动调整残基序列位置，改善比对结果，在 Maestro 窗口会自动显示出调整后的结构。模板标尺 134-135 位的残基位于 α-螺旋中，将位于 121-122 位的 Glu108-Phe109 两个残基移至 Gap 右侧的 134-135 位。点击 ，左键选中 121 位的 E，将 E121-F122 一起移至 134-135 位，如图 1-20 所示。点击 Next 进入构建结构阶段。

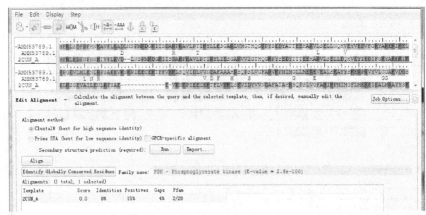

图 1-20　手动调整 121 位的 Lys 残基

5. 构建结构

在模建过程中，Prime 首先拷贝比对好的残基骨架坐标及保守残基的侧链坐标；构建比对过程中的插入并连接比对中删除后的残基；预测非保守残基的侧链位置；对那些不是直接从模板拷贝来的原子进行优化。可点击 Options 进行选择。

选中"Include ligand and cofactors"栏的"2CUN_A 3PG：503"。点击 Build Model，开始结构模建，此过程大约需要 5 min。模建完成后，Maestro 窗口显示模建得到的结构[图 1-21(A)]。

6. 模建后的结构修正

在模建的比对过程中，经常需要在查询序列和模板序列中插入和删除 Gap 及残基的操作，因此结构模建后需要进行修正。Prime 中结构修正共分三种，即 Loops 修正、侧链预测以及优化，可以在 Task 中选择。点击 Next 进入结构修正操作，如图 1-21(B) 所示。

把鼠标指针放在序列窗口的残基上会显示残基的位置及标尺刻度。模板选中 Loops 表格中的 loop，在 Maestro 窗口中相应的会用黄色显示它们的残基。分别选中 loop3、loop5 及 loop7，按住鼠标中键旋转蛋白结构，观察其与模板结构的差异。只有 Gap 两侧的残基有差异。

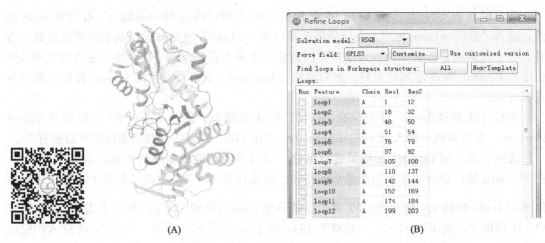

(A)　　　　　　　　　　　　　　　(B)

图 1-21　(A) 模建后的结构显示；(B) 结构修正操作界面

分别选中 loop3、loop5 和 loop7。

将 loop3 中起始残基的位置 Res1 改为 51，末尾残基 Res2 改为 54；

将 loop5 中起始残基的位置 Res1 改为 76，末尾残基 Res2 改为 79；

将 loop7 中起始残基的位置 Res1 改为 105，末尾残基 Res2 改为 108。

点击 Options 进行 loop 修正的参数设置，采用默认参数，点击 OK 退出。点击 Run 进行 loop 修正，计算时间需要约 25 min。

在 Loop 修正时，仅仅对 7.5 Å 内的残基侧链进行取样，需要进一步优化。优化有两种途径，一是可以在 Prime-SP 面板中继续优化操作；二是用 Prime 自带的单独的修正面板进行优化。对蛋白质优化，Prime 采用 OPLS2005/OPLS3 全原子力场；对配体及供结合因子优化，Prime 采用 OPLS2001 全原子力场。

点击 ，点击底部的"Select"，打开"Atom Selection"对话框，"Residue Number"栏输入"51-54，76-79，105-108"，点击 ADD，如图 1-22(A)。点击 Proximity，打开 Proximity 对话框，如图 1-22(B)，文本框中输入 8.5，选定 Residues，点击 OK 退出 Proximity 对话框。点击 OK 退出"Atom Selection"对话框。

点击 OK，进行优化，计算大约需要持续 10 min。优化结束后，Prime-SP 面板 Structures 栏增加了优化后的结构。

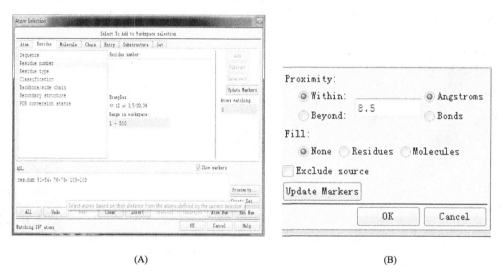

(A)   (B)

图 1-22　(A)"Atom Selection"对话框；(B) Proximity 设置

7. 导出模建好的结构

结构模建结束后，首先把模建好的结构导入项目表。选中要导入的结构，点击"Add to Project Table"，依次将结构导入项目表（图 1-23）。

将模建的结构导出，保存为其他文件，如 mol2、pdb、Maestro、MMOD、SD 文件等。项目表 Table→Export，Format 选 mol2，选中"Selected entries"，输入要保存的名字如 homology.mol2，点击 Export 即可。

8. 结构合理性评估

拉氏图用于阐述蛋白质或肽立体结构中肽键内 α-碳原子和羰基碳原子间键的旋转度对 α-碳原子和氮原子间键的旋转度的关系，主要用来指明蛋白质或肽类中氨基酸的允许和不允

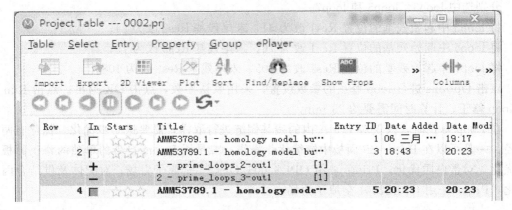

图 1-23 导入模建结构后的项目表

许的构象。可以在 UCLA-DOE 的 SAVEs 在线蛋白检测服务器中利用 PROCHECK 进行拉氏图评价 [图 1-24(A)]。

同时，可以用 PROSA（http://prosa.services.came.sbg.ac.at/prosa.php）进行能量上的评价，提交生成的 pdb 文件，即可得到评价结果图像 [图 1-24(B)]。结果显示在 PDB 数据库中实验所确定的与目标模型大小相似的蛋白结构链的 Z-score，并形成一个分布区。如果模建的结果 Z-score 落入分布区，则说明模型是合理的。一般，Z-score 为负值则为合理。

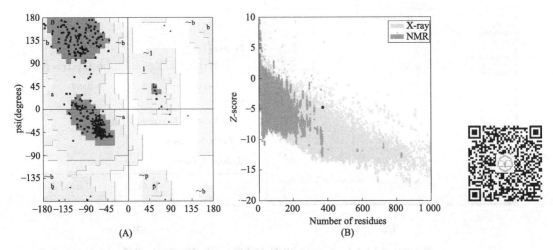

图 1-24 （A）拉氏图评价；（B）PROSA 评价（Z-score：-4.34）

五、思考题

如何才能得到精确的模建结构？为什么要对模建结果优化？该采用什么样的策略进行优化？

实验 1-5 蛋白与小分子复合物的分子动力学模拟

一、实验目的

通过对 T4 溶菌酶蛋白复合物的晶体结构进行分子动力学模拟，熟悉使用 GROMACS

进行分子动力学模拟的方法和基本操作流程。

二、实验原理

分子动力学模拟（molecular dynamics simulation，MDS）是一种不断发展的分子模拟方法。它主要以经典力学、量子力学为基础，将原子核的运动方程转化为牛顿运动定律，来处理原子核和电子所构成的多体系统，其中每一原子核的运动是在全部其他原子核和电子所提供的经验势场的作用下进行的，分子动力学通过计算机模拟原子核的运动过程，从而在原子层面上计算系统的结构和性质。

对生物大分子进行分子动力学模拟，可以得到分子体系随着时间变化的各种信息以及分子的运动轨迹。能够帮助进一步解释蛋白质等生物大分子在配体结合、催化过程中的运动特征，从而为药物设计提供指导。

三、实验材料

2-丙基苯酚与 T4 溶菌酶 L99A/M102Q 复合物的晶体结构。

GROMACS 5.1.4，用于分子动力学模拟；其他软件，如 Chimera、Xmgrace、Maestro。

四、实验步骤

1. 产生拓扑文件

（1）下载蛋白质结构

首先需要下载该蛋白质的结构文件。在本实验中使用蛋白质晶体结构的 PDB 代码为 3HTB，可在 RCSB 网站（https://www.rcsb.org/）下载 3htb.pdb 文件。

（2）删除水分子和杂原子

下载到晶体结构后，使用 Chimera 等软件查看这个结构，需要删掉晶体结构中的结晶水和结晶助溶剂（PO4 和 BME）。需要注意的是该方法并非普遍适用（如活性位点结合水分子的情况），就本实验的目的而言，不考虑结晶水和结晶助溶剂。相反，只考虑目标小分子 JZ4 即 2-丙基苯酚。使用 Linux 的文本编辑命令删除蛋白复合物 3htb.pdb 文件中水分子和结晶助溶剂（HOH，PO4 和 BME）所在行。操作如下：

在服务器上创建自己的工作目录，将蛋白复合物 3htb.pdb 传输到该目录下。进入该文件目录下，在命令行格式下输入以下命令打开 3htb.pdb 文件。

```
$ vi 3htb.pdb
```

找到水分子所在行。单击 G 移动到最后一行，使用 ↑ 向上翻页，找到 HOH 所在行，并将光标移动到 HOH 所在行的第一行，输入以下命令删除 HOH 所在 220 行内容：

220dd（220 为行数，意为删除光标所在向下 220 行）

在这个文件中，你会发现有多个小分子配体共结晶于晶体中。然而在本次模拟中，只关注 JZ4 这个配体小分子，因此删除掉其他小分子（PO4 与 BME 所在行，操作同上），将光标分别移动到 PO4 和 BME 所在行的第一行，在命令模式下输入以下命令：

10dd（删除 PO4 所在的 10 行）

4dd（删除 BME 所在的 4 行）

然后输入"："（冒号）进入命令行模式，输入以下命令保存退出：

wq（保存后退出）

（3）分别保存配体小分子和蛋白质大分子

这时候 3htb. pdb 文件中就只剩蛋白质与小分子 JZ4 的信息了，把小分子 JZ4 和蛋白质分开单独保存为 jz4. pdb 和 protein. pdb 文件。操作步骤如下：

将小分子配体从蛋白配体复合物中提取出来，输入以下命令：

```
$ grep JZ4 3htb. pdb＞jz4. pdb
```

得到含有小分子 JZ4 结构信息的 jz4. pdb 文件。

再将复合物 3htb. pdb 文件中小分子 JZ4 的信息删除，输入 vi 3htb. pdb 进入文件编辑状态，将光标移动到 JZ4 所在的第一行，在命令模式下输入以下命令：

9dd（删除 JZ4 所在行）

然后输入"："进入命令行模式，输入以下命令：

wq! protein. pdb（将该文件另存为 protein. pdb 并退出）

或者用 Chimera 软件打开 3htb. pdb，把蛋白质删除，保存小分子为 jz4. pdb。同法，将 3htb. pdb 中小分子 JZ4 删除，只保留蛋白质，保存为 protein. pdb。

（4）生成蛋白和小分子的拓扑文件

拓扑文件的生成主要分为以下两步：

① 利用模块 pdb2gmx 生成蛋白质拓扑文件；

② 利用外部工具生成小分子 JZ4 的拓扑文件。

首先进行第一步生成蛋白质的拓扑文件，在本实验中使用 CHARMM36 力场来处理蛋白分子。在网站（http://mackerell. umaryland. edu/charmm_ff. shtml♯gromacs）中下得到 CHARMM36 力场的压缩文件（charmm36-mar2019. ff. tgz）和名为 cgenff_charmm2gmx. py 的转换脚本。转换脚本在之后的操作中会用到，将以上两个文件保存到工作目录中。注意，这里需要根据自己所安装的 Python 版本下载对应版本的转换脚本（Python 2. x 或 3. x），本实验中使用的转换脚本为：

cgenff_charmm2gmx_py3_nx1. py.

使用以下命令解压下载得到的 CHARMM36 力场文件：

```
$ tar -zxvf charmm36-mar2019. ff. tgz
```

在终端里输入以下命令来执行 pdb2gmx：

```
$ gmx pdb2gmx -f protein. pdb -o protein -processed. gro -water spc
```

-f：指定坐标文件，可以是 pdb、gro、tpr 等包含有分子坐标的文件；

-o：输出文件，也就是处理过的分子坐标文件，同样可以是 pdb、gro 等文件类型；

-water：指定使用的水模型。

此时，终端显示选择力场，如下：

```
Select the Force Field:
From current directory:
 1: CHARMM36 all-atom force field (March 2019)
From '/home/dteng/software/GMX_5.1.4/Gromacs514/share/gromacs/top':
 2: AMBER03 protein, nucleic AMBER94 (Duan et al., J. Comp. Chem. 24, 1999-2012, 2003)
 3: AMBER94 force field (Cornell et al., JACS 117, 5179-5197, 1995)
 4: AMBER96 protein, nucleic AMBER94 (Kollman et al., Acc. Chem. Res. 29, 461-469, 1996)
 5: AMBER99 protein, nucleic AMBER94 (Wang et al., J. Comp. Chem. 21, 1049-1074, 2000)
 6: AMBER99SB protein, nucleic AMBER94 (Hornak et al., Proteins 65, 712-725, 2006)
 7: AMBER99SB-ILDN protein, nucleic AMBER94 (Lindorff-Larsen et al., Proteins 78, 1950-58, 2010)
 8: AMBERGS force field (Garcia & Sanbonmatsu, PNAS 99, 2782-2787, 2002)
 9: CHARMM27 all-atom force field (CHARM22 plus CMAP for proteins)
10: GROMOS96 43a1 force field
11: GROMOS96 43a2 force field (improved alkane dihedrals)
12: GROMOS96 45a3 force field (Schuler JCC 2001 22 1205)
13: GROMOS96 53a5 force field (JCC 2004 vol 25 pag 1656)
14: GROMOS96 53a6 force field (JCC 2004 vol 25 pag 1656)
15: GROMOS96 54a7 force field (Eur. Biophys. J. (2011), 40,, 843-856, DOI: 10.1007/s00249-011-0700-9)
16: OPLS-AA/L all-atom force field (2001 aminoacid dihedrals)
```

力场的选择非常重要，因为力场的信息都会写入拓扑文件，之后的模拟都会在该力场下进行。在本实验中我们将使用 GHARMM36 力场，在终端输入 1，点击 Enter 确认即可。

接下来需要处理小分子配体，因为力场不能直接识别小分子，对于实验中所使用的 CHARMM36 力场来说，可以使用 CGenFF 网络服务器来生成小分子的拓扑文件。在使用之前需要注册并激活账号。CGenFF 需要 Sybyl.mol2 文件为输入收集小分子的原子及连接信息，因此接下来需要准备小分子 mol2 格式的文件。

```
$ maestro
```

打开 Maestro 图形界面，单击菜单中 Import 按钮导入 jz4.pdb 文件。点击 Tools 菜单栏中的 Assign Bond Orders 给小分子分配正确的键级，然后点击 Edit→Add Hydrogens→All 添加氢原子，最后点击 Export 将小分子配体保存为 jz4.mol2 文件。

打开 CGenFF（https://cgenff.umaryland.edu/）网站点击 My Account 登录账号，点击下方的浏览选择准备好的 jz4.mol2 文件，点击 Upload File 上传文件。运行结束后在 Output 中下载并保存 jz4.str 文件。输入以下命令，可以得到 jz4_ini.pdb，jz4.top，jz4.prm 和 jz4.itp 四个输出文件。其中 jz4.prm 和 jz4.itp 包含配体小分子的详细键参数及其原子类型信息：

```
$ python cgenff_charmm2gmx_py3_nx1.py jz4 jz4.mol2 jz4.str charmm36-mar2019.ff
```

（5）创建蛋白配体复合物的拓扑文件

前面通过 pdb2gmx 模块我们已经得到蛋白质分子的 protein_processed.gro 文件，并且也通过 cgenff_charmm2gmx.py 脚本得到 jz4_ini.pdb 文件。这里需要输入以下命令，通过 pdb2gmx 模块将配体小子的 pdb 文件转化为 gro 文件。

```
$ gmx editconf -f jz4_ini.pdb -o jz4.gro
```

创建复合物的拓扑文件，首先合并蛋白质的 protein_processed.gro 和小分子的 jz4.gro 文件。输入以下命令复制蛋白质的 protein_processed.gro 文件并重命名为 conf.gro：

```
$ cp protein_processed.gro conf.gro
```

在 conf.gro 文件的最后部分添加小分子 jz4.gro 文件中的坐标信息（即以 1jz4 开头的 19 行原子信息），下图显示为未修改状态下 conf.gro 文件的最后部分。

```
163ASN    OT1 2613   0.624  -0.616  -0.140
163ASN    OT2 2614   0.683  -0.703  -0.011
 5.99500   5.19182   9.66100  0.00000   0.00000  -2.99750   0.00000   0.00000   0.00000
```

添加小分子坐标信息后的结果如下图所示，方框中为添加的小分子坐标信息。

```
163ASN      C 2612   0.621  -0.740  -0.126
163ASN    OT1 2613   0.624  -0.616  -0.140
163ASN    OT2 2614   0.683  -0.703  -0.011
 1jz4      C7    1   2.155  -2.721  -0.411
 1jz4      C8    2   2.207  -2.675  -0.533
 1jz4      C9    3   2.267  -2.551  -0.545
 1jz4     C10    4   2.277  -2.473  -0.430
 1jz4     C11    5   2.169  -2.646  -0.295
 1jz4     C12    6   2.229  -2.519  -0.308
 1jz4     C13    7   2.246  -2.441  -0.181
 1jz4     C14    8   2.392  -2.470  -0.139
 1jz4     OAB    9   2.341  -2.354  -0.434
 1jz4      H7   10   2.104  -2.817  -0.407
 1jz4      H8   11   2.200  -2.736  -0.622
 1jz4      H9   12   2.305  -2.518  -0.641
 1jz4     H11   13   2.135  -2.685  -0.201
 1jz4    H131   14   2.179  -2.481  -0.105
 1jz4    H132   15   2.235  -2.335  -0.202
 1jz4    H141   16   2.415  -2.418  -0.047
 1jz4    H142   17   2.405  -2.578  -0.124
 1jz4    H143   18   2.460  -2.436  -0.218
 1jz4    HOAB   19   2.339  -2.313  -0.347
 5.99500   5.19182   9.66100  0.00000   0.00000  -2.99750   0.00000   0.00000   0.00000
```

修改 conf. gro 文件第二行的所有原子数目，在原有原子数的基础上加 19，因为小分子配体添加了 19 个原子，原子数变为 2633，完成后保存。

拓扑文件也需要重构，打开蛋白质的 topol. top 文件并在文末部分添加小分子 JZ4 的参数信息，修改前的内容如下：

```
; Include Position restraint file
#ifdef POSRES
#include "posre.itp"
#endif

; Include water topology
#include "./charmm36-mar2019.ff/spc.itp"
```

这时需在 ; Include water topology 前添加如下两行内容：

;Include ligand topology
#include "jz4.itp"

修改后的内容如下图所示：

```
; Include Position restraint file
#ifdef POSRES
#include "posre.itp"
#endif

; Include ligand topology
#include "jz4.itp"

; Include water topology
#include "./charmm36-mar2019.ff/spc.itp"
```

此外，小分子配体引入了新的二面角参数，这些参数由 cgenff_charmm2gmx. py 脚本写入 jz4. prm 文件，因此需在 topol. top 文件开始部分添加这部分参数信息。修改前的内容如下图所示：

```
; Include forcefield parameters
#include "./charmm36-mar2019.ff/forcefield.itp"

[ moleculetype ]
; Name              nrexcl
Protein_chain_A      3
```

在 ［moleculetype］ 之前添加如下信息：

;Include ligand parameters
#include "jz4.prm"

修改后的内容如下图所示：

```
; Include forcefield parameters
#include "./charmm36-mar2019.ff/forcefield.itp"

; Include ligand parameters
#include "jz4.prm"

[ moleculetype ]
; Name              nrexcl
Protein_chain_A      3
```

同时在文末处 ［molecules］ 下添加配体小分子信息，修改后的内容如下图所示：

```
[ molecules ]
; Compound           #mols
Protein chain A        1
jz4                    1
```

2. 定义水盒子与溶剂

在本实验中，模拟一个简单的水系统。定义水盒子与添加溶剂一共需要两步：

① 利用 editconf 模块定义水盒子的大小；

② 利用 solvate 模块将水填满整个盒子。

用 editconf 定义水盒子需要输入以下命令：

$ gmx editconf -f conf. gro -o newbox. gro -c -d 1. 0 -bt cubic

上面的命令将蛋白质置于盒子的中心（-c），并且它到盒子边缘的距离至少为 1. 0 nm（-d 1. 0），盒子类型是立方体（-bt cubic）。

用 solvate 模块给盒子中加满水，输入以下命令：

$ gmx solvate -cp newbox. gro -cs spc216. gro -p topol. top -o solv. gro

-cp：指定结构文件（即上步生成的包含盒子和蛋白质的坐标文件）；

-cs：指定溶剂类型（由于第一步中选择的水分子的模型为 SPCE，所以这里指定 spc216）；

-p：生成新的 topol 文件（因为增加了水分子，所以拓扑文件要重新生成）；

-o：输出结构文件（包含了蛋白质、盒子、水分子信息的文件）。

打开最新生成的拓扑文件（topol. top），你会看到最后一行有溶剂信息，如下：

```
[ molecules ]
; Compound           #mols
Protein_chain_A        1
jz4                    1
SOL                14996
```

3. 添加抗衡离子

现在的体系包含了一个带电荷的蛋白，为了保持体系稳定，维持中性电荷状态，要加入相反电荷来达到此目的。用于添加抗衡离子的模块是 genion，它所做的就是通过读入拓扑文件用离子替换掉部分水分子。读入的文件后缀为 . tpr，这个文件是模块 grompp 产生的。为了产生 tpr 文件，grompp 需要读入一个额外的参数文件，即 . mdp 文件，它会指定 . tpr 文件中模拟涉及的全部参数（用到的 . mdp 文件可以从 GROMACS 官网下载获得到，本教程中所用的 . mdp 参数文件在附页中提供，将该文件保存为 ions. mdp）。

输入以下命令：

$ gmx grompp -f ions. mdp -c solv. gro -p topol. top -o ions. tpr

-f：指定输入的分子动力学模拟的参数文件（. mdp）；

-c：指定输入的结构文件（上一步生成的 gro 文件）；

-p：指定输入的拓扑文件；

-o：指定输出文件名。

运行结束后生成 genion 模块所需的 ions. tpr 文件。

接下来使用如下命令为体系添加离子，保持体系的电中性状态：

```
$ gmx genion -s ions. tpr -o solv_ions. gro -p topol. top -pname NA -nname CL -neutral
```
-s：指定系统的 tpr 文件；

-o：指定输出文件名，genion 的输出可以是 pdb 文件或 gro 文件；

-p：指定系统的拓扑文件在向体系中添加离子的时候，genion 模块会在拓扑文件中的最后的分子类型中添加离子数，并修改拓扑文件中的原子数；

-pname/-nname：指定正负离子的名字，如"Na$^+$"或"Cl$^-$"；

-neutral：添加足够的离子中和体系；

运行该命令后，终端提示选择一个连续的溶剂组，此处选择 15（SOL）。输入 15 后，终端提示有 6 个水分子被氯离子替代，打开新生成的拓扑文件 topol. top，会发现添加的氯离子信息：

```
[ molecules ]
; Compound          #mols
Protein_chain_A       1
jz4                   1
SOL               14990
CL                    6
```

添加溶剂和离子后的结构文件可视化如图 1-25。

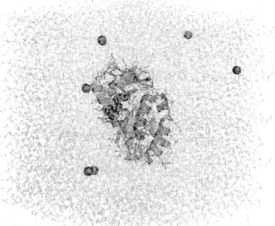

图 1-25　预处理好的分子动力学模拟体系

4. 能量最小化

在开始动力学模拟之前，必须确保体系中的原子没有冲撞，通过能量最小化可以达到这样的目的。能量最小化的过程和添加抗衡离子的过程相似，即先生成能量最小化的 tpr 文件，然后运行能量最小化过程（minim. mdp 文件具体参数见附录一）。

输入以下命令：

```
$ gmx grompp -f minim. mdp -c solv_ions. gro -p topol. top -o em. tpr
```

准备好能量最小化的输入文件之后，输入以下命令：

```
$ gmx mdrun -v -deffnm em
```

很快能量最小化进行完毕，终端输出以下信息：

```
Steepest Descents converged to Fmax < 1000 in 283 steps
Potential Energy  = -7.2925469e+05
Maximum force     =  9.3267786e+02 on atom 2416
Norm of force     =  3.7356430e+01
```

现在体系已经处于能量最低了。

5. 平衡

在开始真正的动力学模拟之前，必须平衡蛋白质周围的溶剂和离子。在对蛋白小分子复合物进行平衡时，需要考虑以下两个特殊方面：

① 小分子配体位置限制。

② 温度耦合组的处理。

配体位置限制：在这个例子中需要对小分子的位置进行限制。首先通过如下命令为小分子 JZ4 创建一个仅包含其非氢原子的索引组：

```
$ gmx make_ndx -f jz4.gro -o index_jz4.ndx
...
>0 &! a H*
>q
```

然后输入如下命令执行 genrestr 模块：

```
$ gmx genrestr -f jz4.gro -n index_jz4.ndx -o posre_jz4.itp -fc 1000 1000 1000
```

终端会提示选择进行位置限制的组，选择新创建的索引组（即 index_jz4.ndx 文件中的组 3）然后 enter 确认。

这时需要把 posre_jz4.itp 这个小分子的位置限制文件添加到 topol.top 文件中，打开 topol.top 文件，在文件的最后可以看到以下内容：

```
; Include ligand topology
#include "jz4.itp"

; Include water topology
#include "./charmm36-mar2019.ff/spc.itp"
```

这时需要在"；Include water topology"行前添加如下四行信息：

```
;Ligand position restraints
#ifdef POSRES
# include "posre_jz4.itp"
#endif
```

修改后，内容如下：

```
; Include ligand topology
#include "jz4.itp"

; Ligand position restraints
#ifdef POSRES
#include "posre_jz4.itp"
#endif

; Include water topology
#include "./charmm36-mar2019.ff/spc.itp"
```

温度耦合组设置：进行温度耦合组设置需要在 .mdp 文件中设置 tc_grps＝Protein Non-Protein，由于这里不包含小分子，且小分子 JZ4 与蛋白分子结合紧密，因此将它们看作一个整体是较为合理的选择。这里通过分组来将蛋白质和小分子分为一组。

输入以下命令：

```
$ gmx make_ndx -f em.gro -o index.ndx
```

终端提示选择组别，

```
 0 System         : 47609 atoms
 1 Protein        :  2614 atoms
 2 Protein-H      :  1301 atoms
 3 C-alpha        :   163 atoms
 4 Backbone       :   489 atoms
 5 MainChain      :   651 atoms
 6 MainChain+Cb   :   803 atoms
 7 MainChain+H    :   813 atoms
 8 SideChain      :  1801 atoms
 9 SideChain-H    :   650 atoms
10 Prot-Masses    :  2614 atoms
11 non-Protein    : 44995 atoms
12 Other          :    19 atoms
13 jz4            :    19 atoms
14 CL             :     6 atoms
15 Water          : 44970 atoms
16 SOL            : 44970 atoms
17 non-Water      :  2639 atoms
18 Ion            :     6 atoms
19 jz4            :    19 atoms
20 CL             :     6 atoms
21 Water_and_ions : 44976 atoms
```

将蛋白质和小分子配体分为一组，因此选择 1 和 13 组，

```
>1|13
>q
```

输入 1 | 13 后终端提示得到新的分组，蛋白和小分子分在一组。

```
Copied index group 1 'Protein'
Copied index group 13 'jz4'
Merged two groups with OR: 2614 19 -> 2633

22 Protein_jz4    :  2633 atoms
```

输入 q 意为结束退出。

现在可以设置温度耦合组 tc_grps＝Protein_jz4 Water_and_ions 来实现 "Protein Non-Protein" 这样的效果。

接下来进行等温等容平衡，即 NVT，参数设置在 nvt.mdp 文件中（见附录一）。

输入以下两条命令来执行：

```
$ gmx grompp -f nvt.mdp -c em.gro -r em.gro -p topol.top -n index.ndx -o nvt.tpr
$ gmx mdrun -deffnm nvt
```

运行结束后温度稳定，接下来进行平衡的第二部分，稳定系统的压力。这一阶段叫 NPT，也叫等温等压平衡。这一步用到 npt.mdp 文件（见附录一）。

输入以下命令：

```
$ gmx grompp -f npt.mdp -c nvt.gro -t nvt.cpt -r nvt.gro -p topol.top -n index.ndx -o npt.tpr
$ gmx mdrun -deffnm npt
```

-t：指定检查点文件，这个文件包含了之前体系状态的改变。

6. 分子动力学自由模拟

平衡结束后，体系处于一个适当的温度和压力下，现在应当取消限制条件进行无束缚的自由动力学模拟。在本实验中只进行 1 ns 时长的模拟，生成 .tpr 文件（动力学轨迹文件）

需要用到 md. mdp 文件（见附录一）。

输入以下命令：

$ gmx grompp -f md. mdp -c npt. gro -t npt. cpt -p topol. top -n index. ndx -o md_0_1. tpr

$ gmx mdrun -deffnm md_0_1

自由模拟时 mdrun 这一步一般要花费很长时间，最好能在集群或者多核服务器上并行运行。

运行结束后，模拟就结束了。

7. 结果分析

分子动力学模拟结束之后最重要的是进行结果分析，在 GROMACS 中用来分析的模块很多，需要阅读官方手册来获得这些详细信息。在本实验中，只进行一些简单的分析。

首先需要利用 trjconv 这个模块对轨迹进行处理，包括纠正周期性，改变轨迹。

输入以下命令：

$ gmx trjconv -s md_0_1. tpr -f md_0_1. xtc -o md_0_1_noPBC. xtc -pbc mol -ur compact

-pbc：将分子的质心置于盒子的中心，需要使用-s 提供一个输入文件。

-ur compact：ur 选项设置单元晶胞的表示方式，compact 参数可以将所有原子置于离盒子中心最近的距离。

-o：输出纠正周期性后的轨迹文件。

输入以上命令后终端会提示选择输出的组，选择 0 （system）。利用纠正周期后的轨迹进行后续的分析。

在进行分析之前，首先需要对模拟轨迹进行质量检查。质量检查主要包括查看热力学参数是否达到收敛，评价模拟是否达到稳定状态。可以从能量文件（md_0_1. edr）中获取一些热力学数据，如温度、压力、势能、动能、密度以及盒子大小等参数信息，能量分析使用 energy 模块进行，该模块可以将能量写入 xvg 文件并显示平均值。该命令会提示从能量文件中抽取哪些值，如选择提取温度信息，输入以下命令：

$ gmx energy -f md_0_1. edr -o temperature. xvg

终端显示需要提取的信息，要提取温度，键入 14 后键入 Enter 键再键入 0 和 Enter 键。Xmgrace 是一个数据分析软件，可以使用 Xmgrace 查看生产的 temperature. xvg 文件，观察温度如何围绕设定值（300 K）上下波动。输入以下命令：

$ xmgrace temperature. xvg

结果参见图 1-26（A）。

从图中可以看出体系温度稳定在 300K 左右，说明体系较为稳定。同上方法还可以提取其他一些热力学参数信息，如压力（pressure）、密度（density）、总能量（total-energy）等。

其次可以通过 rms 模块查看在模拟过程中，蛋白质结构是否稳定。

输入以下命令：

$ gmx rms -s md_0_1. tpr -f md_0_1_noPBC. xtc -o rmsd. xvg -tu ns

-tu：选择时间单位，此处选择 ns，因轨迹是以 ps 写入的，以 ns 为输出单位可以使结果看起来更加清晰。

终端提示可以选择整个体系（system）、蛋白质（protein）等。在此均选择 4 （backbone）即骨架。

使用 Xmgrace 查看结果，输入以下命令：

$ xmgrace rmsd. xvg

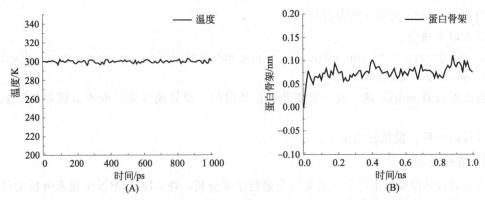

图 1-26　自由分子动力学模拟过程中（A）温度变化图；（B）蛋白骨架 RMSD 变化图

结果参见图 1-26（B）。

如果希望计算相对于晶体结构的 RMSD，输入以下命令：

```
$ gmx rms -s em. tpr -f md_0_1_noPBC. xtc -o rmsd_xtal. xvg -tu ns
```

使用 Xmgrace 查看结果，输入以下命令：

```
$ xmgrace rmsd_xtal. xvg
```

结果参见图 1-27（A）。

以上两图显示 RMSD 平均水平在 0.07 nm 左右，比较稳定。从图上可以看出，$t=0$ ns 时两者之间的差异较为明显，因晶体结构没有被能量最小化，所以 RMSD 的值偏大一些。

蛋白质的回旋半径可以表征蛋白质结构的紧密度，通过 gyrate 模块可以测量回旋半径。如果一个蛋白质是稳定折叠的，那么它的 Rg 值会维持相对稳定，接下来分析一下这个蛋白质。

输入以下命令：

```
$ gmx gyrate -s md_0_1. tpr -f md_0_1_noPBC. xtc -o gyrate. xvg
```

选择 Protein（组 2）进行计算。

```
$ xmgrace gyrate. xvg
```

结果参见图 1-27（B）。

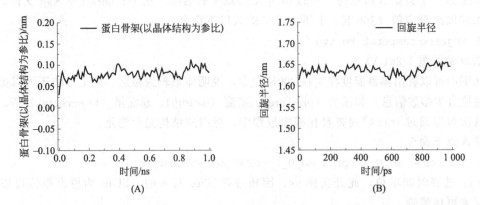

图 1-27　自由分子动力学模拟过程中（A）蛋白骨架相对于晶体结构 RMSD 变化图；
（B）蛋白质结构的回旋半径的变化图

从图中可以看出，在温度 300 K、时长 1 ns 的模拟过程中，蛋白质处于相对稳定的状态。除了以上简单的分析方法外，GROMACS 有很多关于分析的模块，以下对一些简单的分析模块进行介绍。

（1）转换和操控轨迹文件（gmx trjconv）

gmx trjconv：可用于处理坐标，纠正周期性或手动调整轨迹。trjconv 是一个非常有用的轨迹后处理工具，通过它可以灵活地截取某一段轨迹，根据需要以一定的时间间隔提取轨迹，提取某一帧的结构构象等。

（2）分组（gmx make_ndx）

gmx make_ndx：用来生成索引组，GROMACS 中的所有程序都可以生成默认组，这些默认组对于普通分析足够了，但是想要进行深入的分析，就需要利用模块 make_ndx。该模块用户可以固定自己研究的特定项，如结合口袋表面的氨基酸残基，与小分子形成氢键相互作用的水分子等。通过分组，在之后的分析工作中可以灵活的调用该组进行相应的分析。

（3）特性分析

gmx confrms：可以用于比较模拟前后结构的差异。该模块计算两结构的最小二乘拟合，终端提示选择一个组（两次提示选择同样组别）。结果报告 RMSD 值，产生一个输出文件 fit.pdb，该文件中包含模拟前后两个结构的叠合。

gmx rmsf：可用于计算轨迹中原子位置的均方根涨落，计算前可以将构型与参考帧叠合。

gmx hbond：该模块可以用来分析在模拟过程中分子间或者组间的氢键相互作用，包括氢键的数量、距离和角度。

gmx sasa：该模块可用于计算溶剂可极化表面积，如通过对结合口袋表面的氨基酸或者原子组进行分组，通过-surface 指定进行表面积计算的组，控制输出选项得到目标原子、残基或总表面积的数据文件。

GROMACS 中的分析模块很多，具体的使用方法和相关的条件控制可以通过查看手册，或者命令（gmx 模块名-h，如 gmx rms -h）查看详细信息。

五、思考题

1. 动力学模拟中力场如何选择？可以尝试比较在不同力场下动力学模拟的结果。
2. 通过实际操作，你认为动力学模拟最关键的步骤是什么？

实验 1-6　小分子模拟及理化性质计算

一、实验目的

1. 学习利用 Schrödinger 软件包的 Ligprep 模块来构建下面三个小分子的结构。
2. 掌握构建小分子三维结构的方法及理化性质计算方法。
3. 熟悉 Maestro 的界面及基本操作。

阿司匹林（Aspirin）　　泰诺（Tylenol）　　布洛芬（Ibuprofen）

二、实验原理

小分子模拟主要是构建小分子的三维结构、研究小分子的构象，并对其性质进行计算模拟，它是从事分子模拟与药物设计工作的基础。构建小分子三维结构是一个多步骤的过程，也有多种方法。常见的分子模拟软件均具有此项功能，如 Schrödinger 公司的 Maestro、BIOVIA 公司的 Discovery Studio 等。

三、实验材料

Schrödinger 软件包的 Ligprep 模块。

四、实验步骤

1. 实验准备

① 启动 Maestro。

② 若工作区中存在分子结构，点击 Workspace 中的 clear ✏ 按钮，清空工作区。

③ 点击显示 Build 和 Fragments 工具栏（图 1-28）。

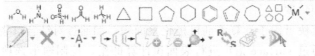

图 1-28　工具栏

2. 构建 Aspirin 的结构

① 点击 Build 面板的苯环（⬡），并将其放入 Maestro 的工作区，此时一个完整的苯环显示出来。

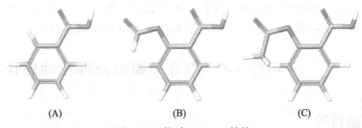

图 1-29　构建 Aspirin 结构

② 点击 ⚛，在工作区点击苯环的任一 H 原子；点击 ⚛，点击刚连接到苯环上的羧基上的 H 原子，羧酸即连接在苯环上［图 1-29(A)］。同理，在羧基邻位构建乙酰氧基。点击 ⚛，用羟基替换羧基邻位 H 原子；点击 ⚛，将羧基连接至 O 原子［图 1-29(B)］；点击 ⚛，用甲基替换羧基上的 H 原子，Aspirin 的结构基本建好［图 1-29(C)］。

③ 调整二面角。图 1-29 中的结构，酯的二面角角度不合理，以此为例学习调整二面角角度的方法。点击 Edit→Adjust→Dihedral，依次点击如图 1-30 所示 C—O—C—C 四个原子，滚动鼠标中键可调整二面角角度。点击 Edit→Adjust→Dihedral→Delete Adjustments 删除二面角调整标记。

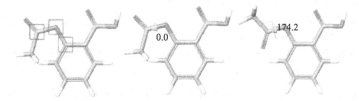

图 1-30　调整二面角角度

④ 调整键角。如图 1-30 所示结构，酯的键角不合理，以此为例学习键角的调整方法。点击 Edit→Adjust→Angle 选项。点击要调整的 C—O—C 三原子，显示如图 1-31 所示。按住鼠标左键，水平拖动，将角度调整为 120°。点击 adjust 按钮 ✕ 离开调整模式。同理可调整羧基部分的二面角角度及键角角度。

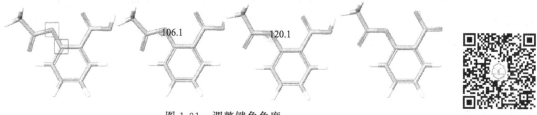

图 1-31　调整键角角度

⑤ 删除原子、标记原子及调整电荷。Aspirin 一般处于电离状态。点击删除按钮 ✕ 右侧下拉菜单，选择 Atoms 选项，点击删除羧基的 H。点击 Window→Toolbars，勾选 Labels。点击标记按钮 Label All ⬦ 右侧下拉菜单，选择 Formal Charge 选项。显示电荷为 0。点击 Build 面板的 按钮，选中电离的 O 原子，将其电荷设为 −1。点击 ⬦ 下拉菜单，选择 Delete Labels 去除标记。

⑥ 将结构存入项目表 Project Table。点击 Workspace，点击 Create Entry 按钮 打开 "Create Project Entry" 对话框，填入 Title：ionized aspirin。点击 Create，将结构添加到项目表中。

3. 构建 Tylenol 的结构

通过修改 Aspirin 的结构完成，并熟悉相关操作。

① 复制并重命名项目条目。选中 Aspirin 的所在行，复制 Aspirin，选择 Project Table→Entry→Duplicate→In Place。双击 Title 栏中新复制的 ionized aspirin，将名字改为 Tylenol，回车即可。

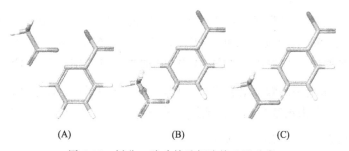

(A)　　　　　　　　(B)　　　　　　　　(C)

图 1-32　拆分、移动并重新连接乙酸片段

② 删除化学键并重连接分子。在项目表中选中 Tylenol，点击工具栏删除按钮 ✖ 选择 Bonds，点击删除苯环与氧原子间的 C—O 键［图 1-32(A)］，再次点击 ✖ 退出删除模式。

点击 Local transformation 按钮  选择 Molecules，点击乙酸分子中的任一原子，鼠标右键将其拖至羧基对位［图 1-32(B)］。点击 Edit→Connect and Fuse，确保 "Pick to define atom pairs" 和 "Show markers" 已勾选。点击羧基对位苯环 C 原子和乙酸单键 O 原子，两原子间出现绿色虚线［图 1-32(C)］，点击 Connect and Fuse 面板中 Connect 连接成键。

③ 放置模式的官能团取代操作。Build 面板中选中点击 ⚛，选择 N 原子，点击连接苯环的酯 O 原子，酯键转变成酰胺键。

④ 结构加 H。双击 Edit 面板中的加 H 按钮 H⊕ 即可。

⑤ 生长模式的官能团取代。点击打开 Edit→Build→Fragments，Build 面板勾选 Grow，进一步选中 Define grow bond 选项的 Pick Atoms。此时工作区与羧基相邻的 C—H 键出现绿色箭头，点击连接羧基的芳环 C 原子［图 1-33(A)］，随后羧基 C 原子、C—C 键为绿色箭头标示［图 1-33(B)］。点击 Build 面板中的羟基片段，取代羧基［图 1-33(C)］。

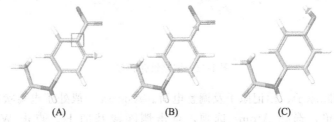

(A)　　　　　　　(B)　　　　　　　(C)

图 1-33　生长模式的官能团取代

⑥ 调整酰胺键二面角、键角。依照 Aspirin 分子二面角及键角角度调整方法对分子 Tylenol 的酰胺键进行调整。

4. 构建 Ibuprofen 的结构

① 复制并重命名项目条目。同上，将项目表中的 Tylenol 栏复制，并将复制后的 Title 改为 Ibuprofen。

② 改变键级。在 Build 面板，按下 Decrement bond order 按钮 ⬅〔，在工作区点击羧基 C═O，双键变为单键。

③ 改变元素。从 Build 面板的 Set element 按钮 ⚛ 选择 C，点击分子的 N 及 O，将其转换为 C。

④ 手动增加原子（图 1-34）。(A) 在 Build 面板工具栏中，按下 Draw structures 按钮 ✎ 并选择 C，点击连接 H 的侧链 C 原子，出现紫色方框标记；(B) 在 H 原子旁边点击放置新的 C 原子；(C) 点击新增 C 原子退出标记；(D) 点击与步骤 A 相同的 C 原子；(E) 在远离 H 和 C 的一侧点击放置另一 C 原子；(F) 在 Build 面板工具栏中，按下 Draw structures 按钮 ✎ 并选择 O，点击上一步骤中增加 C 的一侧，放置 O 原子；(G) 往回点击 C 原子，形成 C═O 双键；(H) 点击羰基 C 远离其他原子的一侧，产生 C—O 键，再次点击 O，去除标记；(I) 双键加 H 按钮 H⊕，给分子加 H。

⑤ 修正结构。点击 Build 面板 Clean up geometry 按钮 右侧小三角，选择 UFF，点击

，此时出现对话框"Cleanup is in progress"，同时分子结构在改变。"Clean up"采用的是 UFF 方法，适用于简单优化手动建立的结构，UFF 方法优化后需检查分子的结构。

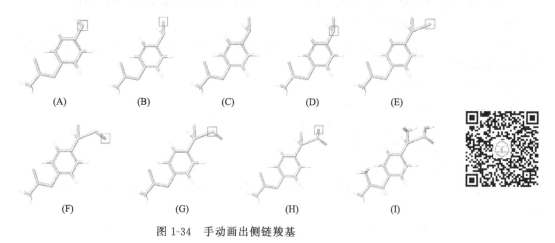

图 1-34　手动画出侧链羧基

⑥ 改变手性。Ibuprofen 为手性分子，其手性中心—CH(CH₃)COOH 基团的 C 原子为 S 构型。要检查其手性是否正确。按下主工具栏，点击 Label atoms 按钮，选择 Chirality，此时显示 C 的手性为 R 构型，因此需要将其调整为 S 构型。按下主工具栏 Adjust atoms 按钮，选择 Chirality。如图 1-35 所示，依次点击手性 C、苯环 C 及羧基 C，手性中心成功由 R 构型转变为 S 构型。

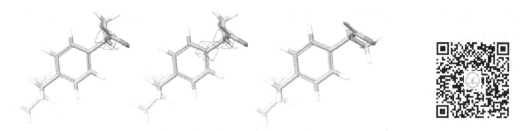

图 1-35　将 Ibuprofen 的手性由 R 构型改为 S 构型

5. 理化性质计算

药效与药物的理化性质紧密相关，ADMET Predictor、DS MedChem Explorer、Qik-Prop 等均可以对药物分子的理化性质进行预测。这里主要介绍 Maestro 中的 QikProp 模块。

QikProp 是一种能够快速、准确地预测化合物吸收、分布、代谢和排泄（ADME）的程序，它可以对重要的物理性质和药学相关的性质进行描述。

QikProp 有两种模式：普通模式和快速模式。快速模式比普通模式缺少了对 dipole、dip^2/V、IP、EA 这四项的预测。为了节省时间，快速模式没有进行 PM3 半经验计算。此外，辛醇（QPlogPoct）溶剂化自由能的预测在两种模式下有所差异，因为在快速模式下 QSPR 方程没有偶极项。两种模式之间的♯metab 描述符也有所不同。以下对部分描述符进行简单介绍：

♯stars：对分子的类药性进行评价，数值越小，类药性越好。

♯rtvFG：反应性官能团的数量。

CNS：预测对中枢神经系统的活性。

SASA：溶剂可及表面积。

QPlogS：预测在水中的溶解度。

QPPCaco：预测表观 Caco-2 细胞渗透性。Caco-2 细胞是肠-血液屏障的模型。

QPlogBB：预测脑/血分配系数。

QPPMDCK：以 nm/sec 预测的表观 MDCK 细胞渗透性。MDCK 细胞被认为是血脑屏障的良好模拟物。

QPlogKp：预测皮肤渗透性。

IP（eV）：采用 PM3 计算电离电位。

EA（eV）：采用 PM3 计算出电子亲和力。

♯metab：可能的代谢反应数量。

理化性质计算的操作步骤：

① 同时选中 Entry List 中构建好的 Aspirin、Tylenol 和 Ibuprofen 小分子（黄色表示选中状态）。

② 点击 Application→QikProp，出现 QikProp 界面。选择 Use structures from：Project Table（selected entries），点击 Run。

③ 运行结束后点击 ▦ 打开 Project Table，可以看到 QikProp 计算出的理化性质。

6. 保存结构

将所画的 Aspirin、Tylenol 及 Ibuprofen 三个分子的结构保存为常见的 SD 格式。点击选中三个分子全部条目；选择 Project Table→Export，打开 Export 面板，从 Files of type 选择 MDL SD；在 File 栏输入文件名称，如 analgesics.sdf；点击 Export，点击 Close 关闭 Export 面板。

五、思考题

如何用 Schrödinger 软件进行小分子模拟？

实验 1-7 小分子半经验量子化学计算

一、实验目的

1. 通过该实验巩固课堂相关教学内容。

2. 基本掌握小分子结构优化、频率计算的半经验量子化学方法。

3. 学习使用 Gaussian 软件进行量子化学计算。

4. 学习使用 GaussView 软件分析和显示计算结果，如分子简谐振动模式，HOMO、LUMO 轨道的分布，电子云密度的分布等。

二、实验原理

量子化学是应用量子力学基本原理研究原子、分子和晶体的电子结构、化学键性质、分子间相互作用力、化学反应，各种光谱、波谱和电子能谱的理论以及无机和有机化合物、生物大分子和各种功能材料的结构与性能关系的一门学科。量子化学计算方法主要包括半经验（semi-empirical）法、从头算（*ab initio*）法和密度泛函理论（density-functional theory，

DFT）。其中，半经验量子化学方法计算量最小，因此计算速度最快，但准确性也最低。不过，由于很多药物分子通常具有较大的分子量，而且药物分子设计中往往要对一系列的体系进行处理，因此半经验量子化学计算仍然是该领域一种广泛应用的方法。通常所说的半经验量子化学计算方法主要是指建立在零微分重叠（zero differential overlap，ZDO）近似基础上的计算方法，如 CNDO、MNDO、AM1 和 PM3 等。

三、实验材料

Gaussian 09 软件；GaussView 软件。

四、实验步骤

本实验要求学生对实验 1-6 中所构建的三个分子 Aspirin、Tylenol 和 Ibuprofen 的结构用半经验量子化学方法（AM1）进行优化，然后计算频率，并能正确读取计算结果，会用软件显示分子三维结构、简谐振动模式、分子轨道图以及静电势图等。

下面以 H_2O_2 为例，简述实验步骤如下：

① 准备输入文件。输入文件中分子的坐标可以手写，或者利用软件（如 ChemOffice、GaussView 或 Maestro 等）得到，H_2O_2 的输入文件（h2o2.com）如图 1-36 所示。

```
%chk=h2o2.chk
# AM1 opt freq

Title Card Required

0 1
H
O    1    R1
O    2    R2    1    A1
H    3    R1    2    A1    1    D1

R1=0.94566285
R2=1.39583844
A1=102.35053266
D1=116.26844576
```

图 1-36　H_2O_2 分子 AM1 的输入文件图示

② 在 Unix 命令行键入命令，提交作业。

＞ g09　h2o2.com　h2o2.log &

③ 计算结束后，打开输出文件 h2o2.log，读取结果（键长、键角、二面角值、轨道能量、原子电荷、偶极距、频率等）。

④ 打开 GaussView 软件，显示 H_2O_2 的几何结构、原子电荷、HOMO 和 LUMO 轨道、电子云密度图以及静电势图等。

a. 用 GaussView 下拉菜单 File→Open 打开 h2o2.log 文件，如图 1-37 所示。

b. 用 Results→Summary 获得能量、点群、偶极距等信息。

c. 用 Results→Charge Distribution 显示原子电荷。

d. 用 Results→Vibrations 显示频率、红外光谱及简谐振动模式，参见图 1-38。

e. 打开 h2o2.chk 文件，用 Tools→MOs 显示分子轨道能量信息和分子轨道图（最重要的是 HOMO 和 LUMO 轨道，参见图 1-39）。

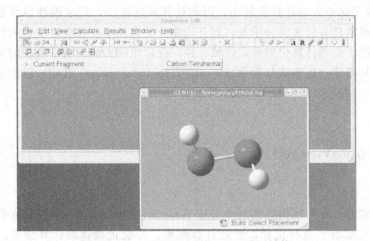

图 1-37　GaussView 显示 H_2O_2 分子结构

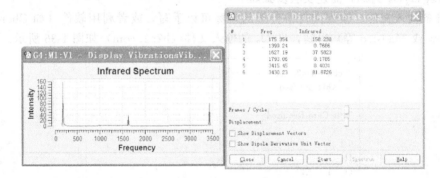

图 1-38　H_2O_2 分子的频率、红外等计算结果显示

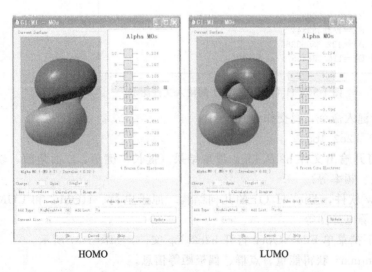

HOMO　　　　　　　　　　LUMO

图 1-39　H_2O_2 分子的 HOMO 和 LUMO 轨道图示

　　f. 用 Results→Surfaces 生成并显示电子云密度、静电势（Results→Surfaces 也可以显示 HOMO、LUMO 轨道图），参见图 1-40。

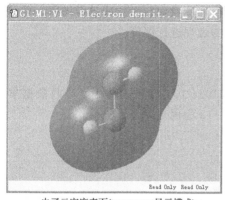
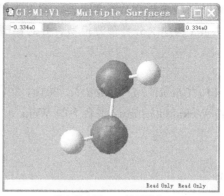

电子云密度表面(transparent显示模式)　　　静电势表面(solid显示模式)

图 1-40　H_2O_2 分子的电子云密度表面和静电势表面显示

五、注意事项

如果分子具有对称性，就要注意分子坐标的写法，而不能直接用软件生成的坐标变量（软件直接生成的一般无对称性）。

六、思考题

尝试用从头算或 DFT 方法来优化阿司匹林的结构并计算频率，比较用半经验方法和用从头算（或 DFT）方法计算所需要的时间以及计算结果的差别。哪种方法计算得到的频率更接近实际频率？

实验 1-8　利用机器学习方法构建人体小肠吸收分类预测模型

一、实验目的

以人体小肠吸收为例，通过操作化学信息学工具 PaDEL-Descriptor 和机器学习软件 Weka，掌握构建基于机器学习的分类预测模型的步骤和方法，包括如何生成分子指纹、如何构建预测模型并对其进行评价等。

二、实验原理

由于药物的吸收、分布、代谢、排泄和毒性（简称 ADMET）涉及药物的体内过程，因此评估非常困难。使用计算机预测 ADMET 性质，具有花费低、速度快的优点。这一步骤既可以在化合物合成之前进行，也可以与先导物优化一起进行。这样，可将那些在理论上具有不良 ADMET 性质的分子尽早排除，降低药物研发的失败率。

在构建计算预测模型之前，需要将化学结构表示为数学向量的形式，常见的方式包括分子描述符和分子指纹两类。其中，分子描述符是间接描述分子，具有计算繁杂、数据可能不准确、数量众多难以取舍、模型可解释性差等问题。相比之下，分子指纹直接从分子结构出发，具有描述更加精确、建立的模型可解释性更高等优点。在拥有了一系列化学结构及其对应的 ADMET 性质数据，并将这些化学结构表示为数学向量之后，即可采用一些机器学习方法构建预测模型。

本实验中,将以小肠吸收这一性质为例,首先采用分子指纹对化学结构进行描述,再使用机器学习软件 Weka 构建二分类预测模型,并对模型的表现进行评价。

三、实验材料

来源于文献(*J. Chem. Inf. Model.*,2010,50:1034-1041)的人体小肠吸收数据集以及机器学习软件 Weka(以 Linux 平台下的 Weka 3.7.13 为例)。

四、实验步骤

1. 准备工作

进入 Linux 命令行,创建本次实验的工作目录,并进入到其中。然后,输入以下命令:

mkdir training

cp /home/applic/HIA_training.smi ./training/

mkdir test

cp /home/applic/HIA_test.smi ./test/

这样,即可创建两个新目录,并将指导教师之前准备好的与人体小肠吸收相关的训练集和测试集数据,分别拷贝到这两个新目录下。

使用 more 命令或文本编辑器 vi,观察这两个 smi 文件的内容。可以看到,每个文件中都包含若干行文本,且每一行都由空白字符分隔为两部分。其中,前半部分是一个代表分子化学结构的 SMILES 字符串,后半部分则是 HIA+或 HIA-(分别表示这一分子是否能够被人体小肠吸收)。

2. 生成分子指纹

在 Linux 命令行下,输入指导教师预先定义好的别名 padel 或完整的命令行

java -jar /home/applic/padel-2.21/PaDEL-Descriptor.jar

启动生成分子指纹所需的化学信息工具 PaDEL-Descriptor,界面如图 1-41 所示。

在 General 选项卡中,选中 Molecules directory/file 右侧的空白单元格,单击最右侧出现的…按钮,弹出标题为 Select a directory 的对话框。在树状图中找到刚才创建的 training 目录,选中并单击 Select 按钮。此时,可以看到空白单元格中,出现了 training 目录的绝对路径。

选中 Descriptor output file 右侧的空白单元格,单击最右侧出现的…按钮,弹出标题为 Select a file 的对话框。找到本次实验的工作目录,在 File Name 中输入 training_FP.csv(也可以根据实际需要另取名字),作为输出文件名,并单击 Save 按钮。此时,空白单元格中将会出现刚才设定的输出文件的绝对路径。

在 Descriptors 下方的三行中,取消 1D & 2D 以及 3D 的勾选,并勾选 Fingerprints,表示不生成分子描述符,只生成分子指纹。

切换到 Fingerprints 选项卡,取消所有勾选的条目,然后只勾选 MACCSFingerprint,表示这次只生成 MACCS 这一种分子指纹。

单击窗口右下方的 Start 按钮,开始为训练集中的各个分子生成分子指纹。

计算完成后,采用类似的方式,为测试集中的各个分子生成分子指纹(注意必须与训练集的分子指纹类型保持一致),并保存到 test_FP.csv(也可以根据实际需要另取名字)。

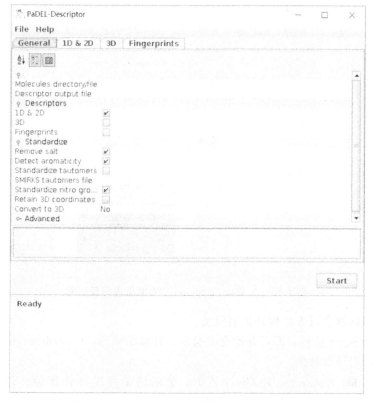

图 1-41　PaDEL-Descriptor 的主界面

关闭 PaDEL-Descriptor，返回到 Linux 命令行。

使用 more 命令或文本编辑器 vi，依次显示刚刚生成的分子指纹文件 training_FP. csv 和 test_FP. csv 的内容。可以看到，每个分子的分子指纹，都是由一串 1 和 0 组成，分别表示有无相应的子结构片段。

3. 构建分类模型并进行交叉验证

在 Linux 命令行下，输入指导教师预先定义好的别名 weka 或完整的命令行

java -jar /home/applic/weka-3-7-13/weka. jar

启动机器学习软件 Weka。

在弹出的 Weka GUI Chooser 小窗口中，单击 Explorer 按钮，切换到标题为 Weka Explorer 的大窗口。

在 Preprocess 选项卡中，单击 Open file 按钮。在弹出的 Open 对话框中，将 Files of Type 改为 CSV data files（＊.csv）。然后，找到之前生成的训练集分子指纹文件 training_FP. csv，并单击 Open 按钮，打开这一文件。此时，Preprocess 选项卡中会显示训练集的概况，包括 HIA＋的总数（407 个）和 HIA－的总数（73 个）等，如图 1-42 所示。

切换到 Classify 选项卡，在 Test options 中，选择 Cross-validation，并在 Folds 中填入 10。表示即将使用十折交叉验证的方式，对模型的表现进行评价。

打开位于 Start 按钮上方的下拉列表，选择（Nom）Name，也即内容为 HIA＋或 HIA－的那一列，告诉软件文件中的这一列存储了分类情况。

单击 Choose 按钮，在弹出的对话框中，找到 RandomForest 并选中它，表示即将使用

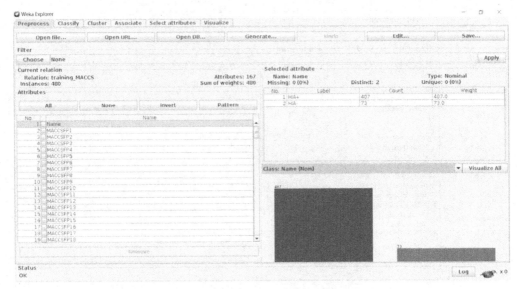

图 1-42 在 Weka Explorer 中对数据进行预处理

名为随机森林的机器学习方法构建预测模型。

这时，单击 Start 按钮，即可开始交叉验证。计算结束后，Classifier output 下方的文本框中，将会显示出计算结果。

其中，Detailed Accuracy By Class 下方，显示的是各项评价指标，包括：真阳性率（TP Rate）、假阳性率（FP Rate）、精确率（Precision）、召回率（Recall）、马修斯相关系数（MCC）、受试者工作特性曲线下面积（ROC Area）等。而 Confusion Matrix 的下方，则会显示出混淆矩阵，包括真阳性、假阳性、真阴性、假阴性的数目。大致如图 1-43 所示。

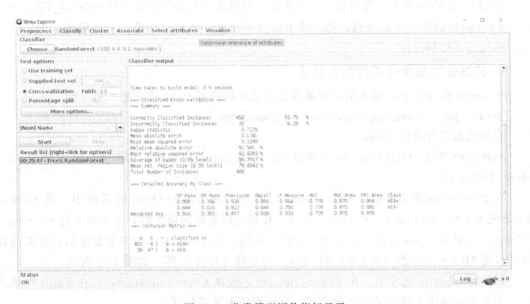

图 1-43 分类模型评价指标显示

在 Result list 下，找到本次计算结果对应的条目。单击右键，在弹出菜单中选择 Visualize threshold curve→HIA＋，将会显示出 ROC 曲线及其曲线下面积（也即刚才的 ROC

Area），如图 1-44 所示。

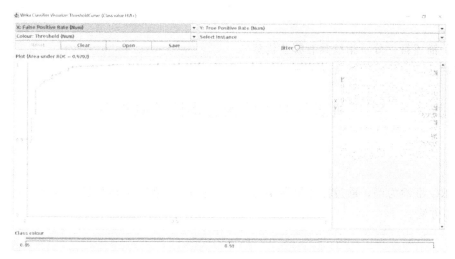

图 1-44　ROC 曲线示意图

4. 使用测试集进一步评价模型

将 Test options 改为 Supplied test set，然后单击右侧的 Set 按钮，弹出 Test Instances 对话框。在弹出的对话框中，单击 Open file 按钮，找到之前生成的测试集分子指纹文件 test_FP. csv，并单击 Open 按钮，读入这一文件。回到 Test Instances 对话框，将 Class 改为（Nom）Name。单击 Close 按钮，返回到主窗口。

单击 Start 按钮，开始计算评价。计算结束时，Classifier output 中将会显示新的评价结果，格式与交叉验证类似，大致如图 1-45 所示。

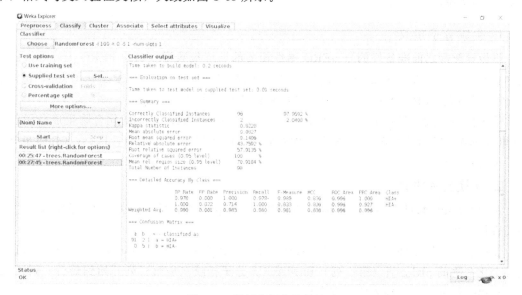

图 1-45　测试集评价结果显示

5. 拓展练习

尝试生成其他类型的分子指纹（例如：CDK、PubChem、Klekota-Roth），配合其他的机器学习方法（例如：Naïve Bayes），构建不同的预测模型，并计算评价指标。最后，比较不同组合得出的不同结果。

五、思考题

1. 相比于分子描述符，分子指纹具有哪些优势？
2. 软件给出的几种评价指标的含义分别是什么？

实验 1-9 利用机器学习方法构建毒性预测模型

一、实验目的

以化合物 hERG 毒性为例，通过操作机器学习软件 Orange，掌握构建基于机器学习的回归模型的步骤和方法。

二、实验原理

实验 1-8 介绍了构建基于机器学习的分类预测模型的方法。在本实验中，将以化合物 hERG 毒性为例，使用另一种机器学习软件 Orange 构建回归模型，并对模型的表现进行评价。

三、实验材料

来源于文献（*Toxicol. Res.*，2016，5：570-582）的化合物 hERG 毒性数据集以及机器学习软件 Orange（以 Windows 平台下的 Orange 2.7.8 为例）。

四、实验步骤

1. 生成分子指纹

将指导教师之前准备好的与 hERG 毒性相关的训练集数据（名为 hERG_training. smi，包含了 831 个化合物的 SMILES 和 pIC_{50} 值）和测试集数据（名为 hERG_test. smi，包含了 208 个化合物的 SMILES 和 pIC_{50} 值）拷贝到自己的工作目录。

使用化学信息学工具 PaDEL-Descriptor，为训练集和测试集中的化合物生成分子指纹（这里以 MACCS 指纹为例），结果分别保存到 training_FP. csv 和 test_FP. csv（具体步骤可以参考实验 1-8）。

2. 转换文件格式

由于 Orange 软件并不能直接读取 PaDEL-Descriptor 输出的 csv 文件，因此需要对文件格式进行一些修改。

使用表格编辑软件（这里以 Microsoft Excel 2016 为例）打开 training_FP. csv，可以看到各个化合物的 pIC_{50} 值（第一列）和 MACCS 分子指纹（从第二列开始到最后一列）。然后，在第一行的下方，插入两个空白行。

在第一个空白行中，除第一个单元格内填入字母 c 以外，其他均填入字母 d。表示只有第一列 pIC_{50} 值是连续值，其他各列的分子指纹数据均为离散值。

在第二个空白行中，只在第一个单元格内填入 class 这个单词，表示这一列为因变量。此时的表格内容大致如图 1-46 所示。

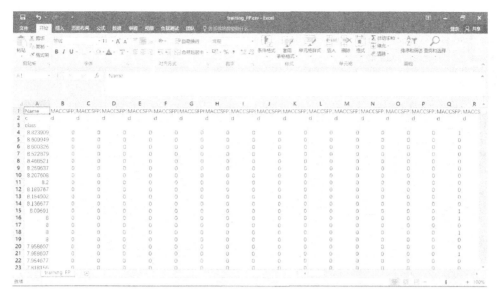

图 1-46　采用 Excel 软件对 csv 文件进行处理

使用 Ctrl＋A 键选中表格中的所有数据，按 Ctrl＋C 键复制。新建一个文本文件（以记事本为例），按 Ctrl＋V 键粘贴。可以看到，之前复制的数据被粘贴过来，并以 Tab 为分隔符。将这一文件另存为 training. tab。

使用同样的方式对测试集进行数据格式转换，根据 test_FP. csv 生成 test. tab。

3. 构建回归模型并进行交叉验证

启动 Orange Canvas，开始绘制用于构建和评价机器学习模型的工作流。

从窗口左侧的 Data 工具栏中，找到用于读取数据的节点 File，拖动到工作区中。

从窗口左侧的 Regression 工具栏中，找到用于构建回归模型的算法节点，包括 PLS Regression、k Nearest Neighbours Regression、SVM Regression、Random Forest Regression 等，拖动到工作区中。

从窗口左侧的 Evaluate 工具栏，找到用于评价模型的 Test Learners 节点，也拖动到工作区中。

先将 File 节点和 Test Learners 节点相连，连线上将会出现 Data 字样。然后依次将各个算法节点和 Test Learners 节点相连，连线上将会出现 Learner 字样，此时的工作区大致如图 1-47 所示。

双击 File 节点，弹出 File 对话框。单击…按钮，找到并打开之前生成的 training. tab。此时，File 对话框中的 Info 框中，将会显示数据条目总数、特征总数等信息。

回到 Orange 工作区，双击 Test Learners 节点，打开 Test Learners 对话框。

在对话框左上角的 Sampling 框中，选中 Cross-validation，并在 Number of folds 中填写 10，表示将进行十折交叉验证。

在对话框左下角的 Performance scores 中，选中想要计算的评价指标，例如 Root mean squared error（RMSE）、Mean absolute error（MAE）、R-squared（R^2）等。

单击 Apply 按钮，开始交叉验证。计算过程中，对话框的标题栏上会显示进度。计算结束后，对话框右侧的 Evaluation Results 表格中，将会显示出不同模型对应的评价指标，大致如图 1-48 所示。

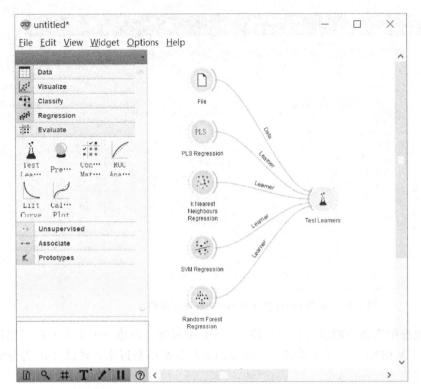

图 1-47　采用 Orange Canvas 绘制构建模型的工作流

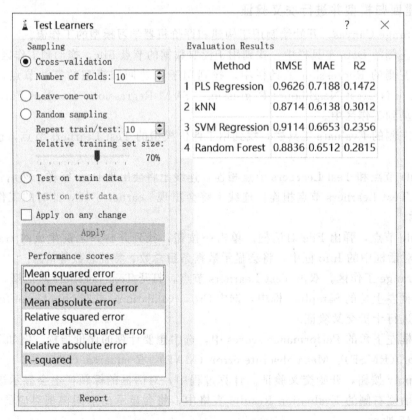

图 1-48　Test Learners 对话框

4. 使用测试集进一步评价模型

回到 Orange 工作区，再拖入一个 File 节点，并将其与 Test Learners 节点相连，此时连线上将显示 Data→Separate Test Data 字样，表示这一 File 节点将用于读入测试集数据。

双击这一新加入的 File 节点，在弹出的对话框中，单击…按钮，找到并打开之前生成的 test. tab。

回到 Orange 工作区，再次双击 Test Learners 节点，弹出 Test Learners 对话框。在对话框左上角的 Sampling 框中，选中 Test on train data，表示将要采用测试集进行验证。

单击 Apply 按钮，计算结束后，Evaluation Results 表格中将显示出新的评价指标，大致如图 1-49 所示。

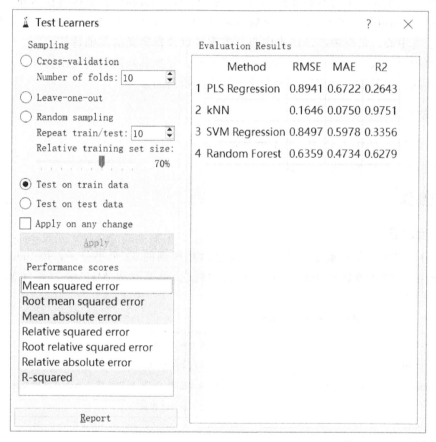

图 1-49　使用测试集对模型进行评价

5. 拓展练习

尝试双击各种算法对应的节点，在弹出的对话框中适当调节各个参数。然后回到 Test Learners 中，重新计算评价指标。这样，即可比较不同参数取值对结果的影响。此外，还可尝试使用 PaDEL-Descriptor 生成其他类型的分子指纹，用于模型构建和评价。

五、思考题

1. Orange 软件相比于实验 1-8 中的 Weka 软件有何优缺点？
2. 如何进一步提高各个评价指标？

实验 1-10　药效团模型构建及数据库检索

一、实验目的

1. 利用 Schrödinger 软件的 Phase 模块构建组胺 H_2 受体激动剂的药效团模型。
2. 通过实验操作，掌握构建药效团模型的基本步骤和方法。

二、实验原理

药效团是一组在分子之间相互作用时起关键作用，并引起生物响应的立体和电子结构特征（steric and electronic features）。药效团包含的特征元素（features）有：氢键供体、氢键受体、正电中心、负电中心、疏水中心、芳香环以及自定义的其他特征。

药效团构建是从一组结构多样性的小分子出发，寻找其共同的药效团特征，从而发现影响生物活性的关键因素，为药物分子设计，提供有价值的参考。

三、实验材料

文献中收集得到的 62 个 H_2 受体激动剂小分子。

Schrödinger 软件的 Phase 模块。

四、实验步骤

1. 实验准备

① 小分子结构、活性数据准备。将从文献收集得到的 62 个小分子，用 Schrödinger 中的 Maestro 模块或其他软件画好，保存为 sdf 格式。将其导入 Maestro，添加其活性数据（用 pIC_{50} 表示）。

② 将上述文件拷贝到自己的工作目录下。

% mkdir pharmacophore	建立 pharmacophore 目录
% cd pharmacophore	进入目录 pharmacophore
% cp/home/applic/pharm_confgen. maegz	将包含结构、活性、理化性质的 mae 文件拷贝到当前目录
% maestro	开启 maestro 界面

2. 药效团模型构建

① 打开 Maestro 界面，点击 Project → Save as，将要做的工作保存为一个 Project，命名可以随意，如：pharmacophore. prj。

② 点击 Application → Phase → Develop Common Pharmacophore Hypotheses。

③ 在 Add ligands 中选择点击 From file，导入组胺 H_2 受体激动剂，文件名称为 phar. maegz 文件，从弹出的对话框中，选择活性值的时候选择 active 一栏。

④ 因导入的小分子只有一个构象，而构建药效团模型一般需要多个低能构象。因此，需要利用 Phase 模块自带的构象产生器产生构象。点击 Generate Conformers，这里有多个选项（图 1-50），取如下的参数设置：

Number of conformers per rotatable bond：50

Maximum number of conformers per structure: 250

Sampling: rapid

Preprocess steps: 50

Postprocess steps: 50

Solvation treatment: Distance-dependent dielectric

其他选项保持为 default 值。

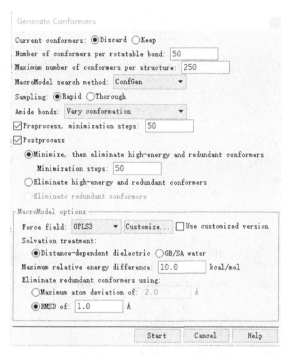

图 1-50　Generate Conformers 界面选项

由于这一步产生构象需要较多机时，耗时较长，因而这一步可以跳过，直接用事先准备好的数据继续下一步。

⑤ 在 Ligands 中，Pharm set 一栏中可以设置分子属于哪一个集合，在每个分子对应的方框中单击可以使分子在不同的集合中改变，其中以下分子分别被设为 active set 和 inactive set。点击 Activity 栏，以活性从大到小排序，利用右下方的 Activity Thresholds 将 activity 值大于 7.3 的设置为 active set，再从中挑出图 1-51 的七个 active 化合物；将 activity 值小于 6 的设置为 inactive set。其余分子的 Pharm set 栏保持空白。

⑥ 点击 Next，进入下一步，创建每个小分子的药效团位点。从弹出的对话框，选择所有 5 个药效团特征：A、D、H、P、R。点击对话框上方的 Create Sites（注意不是流程表上的 Create Sites 按钮）。

⑦ 等 Find Common Pharmacophore 按钮从灰色变为可点击时，点击 Find Common Pharmacophore 按钮，进入如图 1-52 的界面。

分析 7 个 active 的小分子后，确定其共同药效团需含有一个正电特征（P）和一个氢键供体特征（D）。因此，改变参数如下：

Maximum number of sites: 5

Minimum number of sites: 4

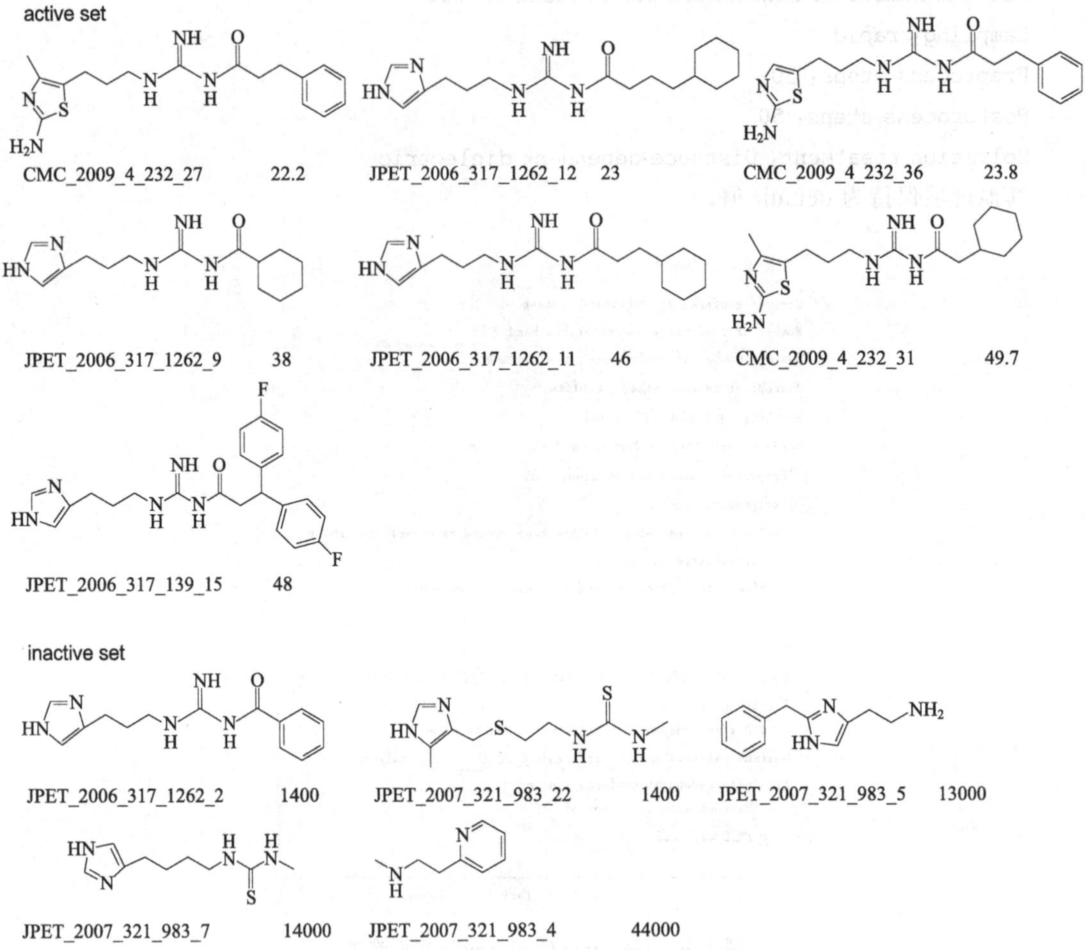

图 1-51　active set 和 inactive set 的分子结构式

在 Feature frequencies：改变 D 的最小值 0 为 1、改变 P 的最小值 0 为 1，这时发现，Variant list 由 11 减少为 7。

⑧ 点击 Find，接着点击 Start，开始计算。计算结束发现，有 1 个 variants，含有 152 个假设。下一步对这些假设进行打分。

⑨ 点击 Score hypothesis，从弹出的对话框中，先选择 Score actives，弹出对话框，保持缺省值不变。点击 start，开始计算。

⑩ 等上一步计算结束后，点击 Score inactives，对 inactive 的分子进行打分。

⑪ 计算结束，点击 Rescore，得到一个 post-hoc 打分。依据 post-hoc 打分的高低排列药效团。

⑫ 依据实验数据以及受体的情况，选择一个最优的药效团模型。可以将所有产生的药效团模型，调入 Maestro 界面进行检查并查看。选择第一个药效团模型（此例中选择 ADH-PR.133）。方法如下：在 Hypotheses 下面，在 In 栏点击，就会选中。

⑬ 这时在 Maestro 界面可以看到选择的药效团模型。依次读入 active 和 inactive 的小分子进行匹配，观察关键官能团是否都能匹配到药效团上，inactive 分子一般不能完全匹配（图 1-53）。

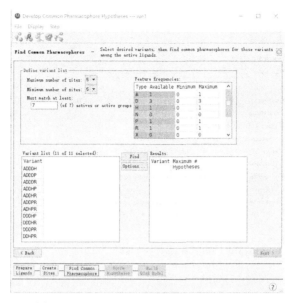

图 1-52　Find Common Pharmacophore 界面

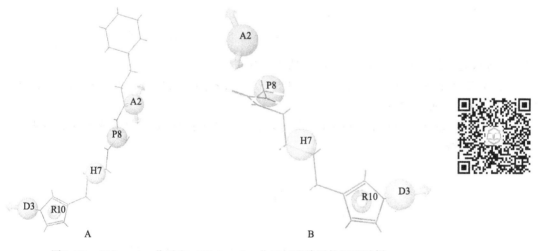

图 1-53　（A）active 分子和（B）inactive 分子与药效团的匹配示例

3. 基于药效团的数据库检索

① 药效团模型的一个重要用途就是在化合物库中搜索与药效团匹配的分子，从而发现具有新型骨架的活性化合物。下面将学习用构建的药效团模型来搜索已有的小分子库。

② 选择第一个药效团模型 ADHPR. 133，点击右下方的 Search for Matches。

③ 如图 1-54 所示，在弹出的对话框中 File name 栏右边点击 Browse，Files of type 选择 MDL SD 格式，选择 specs2018_PAINS_4_out. sdf，点击 Open。

④ 在 Searching 一栏中选中 Use existing conformers，Matching 一栏选中 Excluded volumes，Must match at least 填入 3 个，Hit Treatment 一栏选中 Use QSAR model（也可试试不选）。

⑤ Job name 命名可以随意，如 phase_findmatches_1，点击 Run。该过程持续 10 min

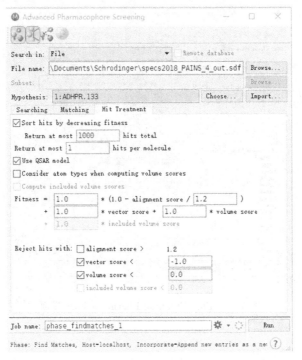

图 1-54　Advanced Pharmacophore Screening 对话框图示

左右。可以通过打开底部的 Job monitor 查看工作进程。

⑥ 等 Status 显示为 Completed，打开 Project/Project Table，Job name 后被添加了 hits，总共有 1 000 个命中。

⑦ 点击 Project Table 工具栏中的 Show，在下拉栏中选择 All，拖动滚动条，查看命中结构的打分情况（图 1-55）。

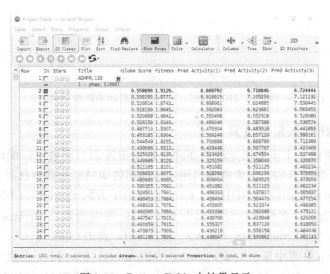

图 1-55　Project Table 中结果显示

⑧ 命中结构按 Fitness 进行排序，Fitness 值越高表示此结构与假设 ADHPR.133 匹配越好。此外还可以查看 matching sites indices、predicted activities 等值。

⑨ 在 Entry list 中可以点击打分最高的结构（即第一个结构），查看其与药效团模型的匹配情况（图 1-56）。

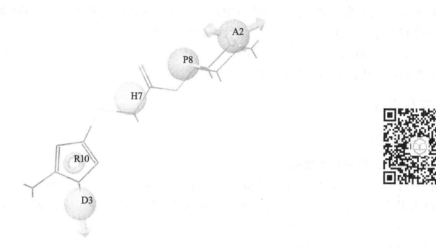

图 1-56　从数据库中检索得到的打分最高分子与药效团的匹配图示

五、思考题

在该实验中，哪些参数会严重影响所得结果？

实验 1-11　胸苷酸合成酶抑制剂的经典 QSAR 分析

一、实验目的

1. 利用 Schrödinger 软件的 Strike 模块建立胸苷酸合成酶抑制剂的经典 QSAR 模型。
2. 掌握 QSAR 分析的一般流程。

二、基本原理

定量构效关系（QSAR）是指利用理论和数理统计方法来揭示化合物结构（包含二维结构、三维结构和电子结构）及理化性质与生物活性之间的内在关系，分为经典 QSAR 和 3D-QSAR。经典 QSAR 即 2D-QSAR 的研究方法分为 Hansch 法、Free-Wilson 法、模式识别、电子拓扑法等。3D QSAR 的研究方法分为分子形状分析（MSA）、距离几何方法（DG）、比较分子力场分析法（CoMFA）、比较分子相似性指数分析法（CoMSIA）等。

QSAR 研究中常采用的活性数据有 IC_{50}、K_i 等，一般取负对数进行统计分析。在统计学上，常用的用来构建 QSAR 模型的方法包括回归分析、遗传算法、人工神经网络、支持向量机等。对 QSAR 模型的拟合能力评价的统计学指标有：相关系数 R^2、标准偏差 S（Std Dev）、Fisher 检验值 F。R^2 和 F 值越大，S 值越小，模型的拟合能力越好。建立 QSAR 模型，主要目的是要预测未知活性化合物的活性，因此模型的预测能力最为重要，通常采用交叉验证以及预测集的方法来检验模型的预测能力。一般来说，模型交叉验证系数 q^2 数值越大，模型的预测能力越好。

三、实验材料

胸苷酸合成酶为一种抗癌药物作用靶标，其抑制剂可以用来治疗一些固态肿瘤，这里选取 188 个已知活性的抑制剂的结构、活性及理化数据。

QSAR 研究软件，如 MOE、Schrödinger、DS 等。本实验采用 Schrödinger 软件的 Strike 模块，采用偏最小二乘法来构建 QSAR 模型。

四、实验步骤

1. 实验准备

(1) 结构、性质数据准备

在进行 QSAR 研究前首先要计算有关化合物结构、活性、理化性质等数据的描述符，这可以采用 Schrödinger 软件的 QikProp 模块以及其他一些软件完成。这里采用已做好的数据集来学习 QSAR 分析的流程。

(2) 将文件拷贝到工作目录

在自己的工作目录下：

%mkdir qsar	建立 qsar 目录
% cd qsar	进入 qsar 目录
% cp /opt/schrodinger/maestro-v75112/ strike/tutorial/qsar/ * . mae .	将包含结构、活性、理化性质的 mae 文件拷贝到当前目录
% maestro	开启 maestro 界面

2. 建立 QSAR 模型

(1) 导入结构数据

点击 Maestro 工具栏 Import Structures 按钮 打开 Import 面板；选定文件 thymidy-late_synthase_ligands. maegz，导入所有分子的数据。

(2) 随机选定作为训练集的分子

点击 按钮打开项目表 Project Table 界面，出现 188 个分子的全部条目；点击项目表 Select → Random，Randomly select 栏选默认值 50%（可随机设置其他数值，不同数目的训练集分子得到的 QSAR 精度也不同），From 选中 All entries（188），点击 Select。

(3) 命名训练集

点击项目表 Property → Add，打开 Add Property 面板，Name 栏输 Train，变量类型选线型 String，Initial Value 输入 Training set，点击 Add。项目表新出现名为 Train、数值为 training 的数据栏。

(4) 建立 QSAR 模型

点击 Application → Strike → Build QSAR Model，打开 "Build QSAR Model" 面板。如图 1-57 所示，Subset 选择 All properties，Add → Shown 将左侧 Available properties 中所有项添加至右侧用于 QSAR 建模。♯ stars、♯ rtvFG、CNS、QPlogBB 和 ♯ metab 这五个描述符与分子的结合无关，Activity（－log[IC50]）是作为 Activity property，因此在右侧按 Ctrl 键选中这六个描述符，Remove → Selected 将它们移回左侧。采用 Par-tial Least Squares（PLS）方法，Automatically remove outliers 栏不要选定，设置 Maxium number of factors 的数值为 20，Activity property 选择 Activity（－log［IC50］），点击 Run。

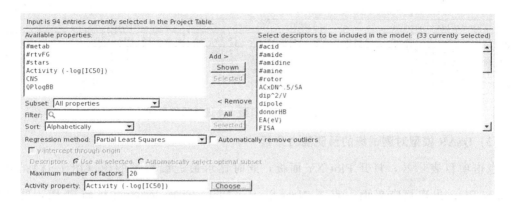

图 1-57　Build QSAR Model 面板的参数设置

（5）QSAR 训练集模型的结果分析

计算结束后，Build QSAR 面板给出 20 个模型的计算结果，同时 20 个模型给出的预测活性值（以 Predicted ActivityX.Y 打头）也被添加在项目表中。

随着变量数目的增加，标准偏差 Std Dev 的值不断降低，相关系数 R 值不断增加，这里当变量增加到 9 时，Std Dev 与 R 值不再有显著变化。这里我们选取 Results 表中 1.9 的结果进行作图分析。点击 Plot，得到以实验活性值为 X 轴，以预测活性值为 Y 轴的相关图，如图 1-58 所示。从中可以看出预测活性值和实验活性值吻合得较好。

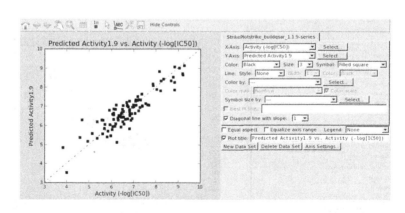

图 1-58　训练集分子预测值与实验值的相关图

3. 用测试集检验所建 QSAR 模型的预测能力

（1）建立测试集

若项目表中训练集分子未处于全部选中状态，点击 Select → Only 打开 Entry Selection 面板，在 Propterties list 中选 Train，选中 Is defined 选项，点击 Add → OK，将训练集分子全部选中。若训练集分子仍处于被选中状态，直接点击 Select → invert，将剩余分子选中作为测试集。

（2）预测测试集中化合物的活性

在 Build QSAR Model 面板选中 Result 表 9 变量的预测模型 1.9，点击 Predict 按钮，

显示面板如图 1-59 所示。模型确定 1.9 已被选中，点击 Run 开始计算。当 Monitor 窗口显示计算结束后，打开项目表，可以观察测试集化合物的预测活性值。

Input is 94 entries currently selected in the Project Table.

Select model to use for prediction:

Name	Method	# Factors	Eigenvalue	Std Dev	R squared	Q squared	F	P
strike_buildqsar_1...	PLS	5		0.557	0.759		45.90...	0.000...
strike_buildqsar_1...	PLS	6		0.515	0.797		47.00...	0.000...
strike_buildqsar_1...	PLS	7		0.502	0.809		43.10...	0.000...
strike_buildqsar_1...	PLS	8		0.496	0.816		38.90...	0.000...
strike_buildqsar_1...	PLS	9		0.494	0.82		35.10...	0.000...

图 1-59　基于 QSAR 模型 1.9 进行活性预测

(3) QSAR 模型对测试集的预测能力分析

点击项目表 ⁂，打开 Plot XY 面板，此时显示最近编辑过的图 （图 1-58）；点击 Manage Plots 出现相应界面，点击 New Scatter Plot，点击 Rename 将新建 Plot 更名为 test-activity，选中 test-activity 点击 show，出现新的 Plot Setting 面板［图 1-60（A）］。X 轴选 Activity（$-\log[IC50]$），Y 轴选 Activity（$-\log[IC50]$）StrikePrediction（9）。Line style 选 None。一般 Plot XY 会自动设置 X、Y 轴的标度。这里 X 轴与 Y 轴的初始值不同，需要手动调整。点击 Axis Settings 点击 X，随后点击 Edit 打开 Edit X Axis 对话框，设置 X 轴起始值为 3.0，最大值设为 10，对 Y 轴也进行相应调整。调整完毕后见图 1-60（B）。除极个别分子外，绝大多数测试集分子的预测活性和实验活性吻合较好。点击按钮 ⌷，选中图中预测值与实验值吻合较差的点，从 Maestro 主窗口中可以观察分子的结构。

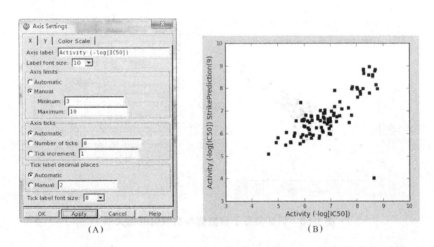

图 1-60　（A）Axis Settings 面板和 （B）调整坐标标度后的测试集实验值与预测值关系图

(4) 保存项目表

项目表工具栏点击快捷键导出 ⬆，将所做 QSAR 的项目表另存为文件 QSAR.mae。

五、思考题

将训练集化合物随机设置为总化合物数目的 75%，剩余化合物作为测试集化合物，构建 QSAR 模型，观察训练集化合物数目对模型预测能力的影响。

实验 1-12 DPP-Ⅳ 抑制剂的 3D-QSAR 分析

一、实验目的

1. 利用 SYBYL 软件的 CoMFA/CoMSIA 模块，构建二肽基肽酶Ⅳ（Dipeptidyl Peptidase Ⅳ，DPP-Ⅳ）抑制剂的 3D-QSAR 模型，主要是 CoMSIA 模型。

2. 掌握 3D-QSAR 分析的基本流程。

二、实验原理

3D-QSAR 主要包括比较分子力场分析法（Comparative Molecular Field Analysis，CoMFA）和比较分子相似性指数分析法（Comparative Molecular Similarity Indices Analysis，CoMSIA）等。

1. CoMFA

比较分子力场分析，基本假设：药物与受体之间没有形成共价键，只有非键相互作用；药物活性的改变与立体场或（和）静电场的改变相关。

2. CoMSIA

比较分子相似性指数分析，基本假设：药物与受体之间没有形成共价键，只有非键相互作用；药物活性的改变与立体场、静电场、疏水场、氢键供（受）体场或它们的组合的改变相关。

3. 模型评价

QSAR 模型拟合能力评价的统计学指标：相关系数 R^2、标准偏差 S、Fisher 检验值 F。R^2 和 F 值越大，S 值越小，模型的拟合能力越好。

4. 模型验证

利用的是偏最小二乘法，当交叉验证系数 $q^2 < 0$ 时，模型预测能力低于均值预测能力；$q^2 > 0.4$ 时，可以考虑使用模型；$q^2 > 0.5$ 时，有显著统计意义的预测模型。

三、实验材料

DPP-Ⅳ为一个丝氨酸蛋白酶，是治疗Ⅱ型糖尿病的靶标。DPP-Ⅳ抑制剂与传统降糖药有明显区别：能增强内源性物质的生物活性；能促进胰岛素分泌；在降低空腹及餐后血糖浓度的同时能够改善胰岛素敏感性；能促进胰岛β细胞增殖，不易出现低血糖反应，不增加患者体重，临床效果良好。目前，我国 DPP-Ⅳ抑制剂主要有西格列汀、维格列汀、维他列汀、利拉列汀、沙格列汀等。

本实验采用 SYBYL/CoMSIA 方法，对 33 个吡咯烷类 DPP-Ⅳ抑制剂进行 3D-QSAR 研究。

四、实验步骤

1. 实验准备

实验所需文件：训练集化合物的 mol2 文件保存在 training.mdb，测试集化合物的 mol2 文件在 test.mdb，活性数据文件为 pIC_{50}.txt。

启动 SYBYL X-2.0，设置默认文件路径，点击 Option → Set → Default Directory。

注意： 每次打开都要设置一下默认文件路径；化合物的活性数据不能直接用来进行 QSAR 研究，本实验已知的活性数据为 IC_{50} 值，在 3D-QSAR 研究中选用 pIC_{50} 值即 $-\log(IC_{50})$ 值作为化合物的活性值。

2. 打开数据库文件并导入活性数据

SYBYL 菜单 File → Import File，在 Files of Type 下拉菜单中选择 Database，再选中 training.mdb 文件，然后点击 OK。训练集化合物库自动打开，如图 1-61 所示的 TRAINING 表格。

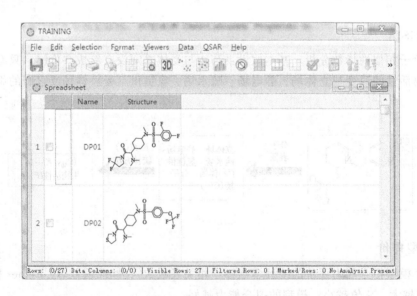

图 1-61　导入训练集表格

表格 File → Import，在 Files of Type 选择 Delimited file，选择 pIC_{50}.txt 文件，点击 OK，出现对话框，点击 Merge by Match，把化合物的 $-\log(IC_{50})$ 值导入训练集表格，如

图 1-62 所示。

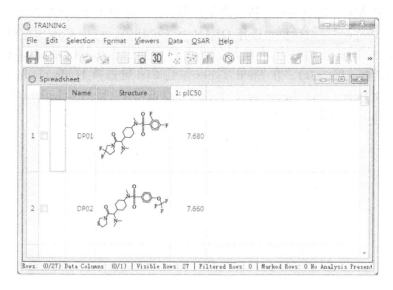

图 1-62　导入化合物活性数据到训练集表格中

3. 分子叠合

构象选取及叠合的好坏直接关系到 3D-QSAR 研究的结果。如果化合物具有共同的骨架，就以其共同骨架进行构象叠合；如果已知受体与配体的复合物三维结构，可以采用分子对接的方法得到其叠合的三维活性构象；也可以采用 3D 药效团模型得到的叠合构象进行 3D-QSAR 研究。

本实验采用的叠合构象为已用 GOLD 分子对接后得到的结果。在主窗口，点击 File → Database → Align Database，在 Template Molecule 选项中，选择活性最高的化合物作为模板分子，此处选择 DP01。在 Common Substructure 选项，点击后面的方框，弹出 No Molecules 对话框，点击 OK，按住 Shift 键在 SYBYL 视窗用鼠标点选训练集化合物的共同骨架，如图 1-63（A）所示。点击 Atom Expression 对话框的 OK，点击 Align Database 对话框的 Apply，再点击 OK，之后就开始叠合。叠合结果见图 1-63（B）。

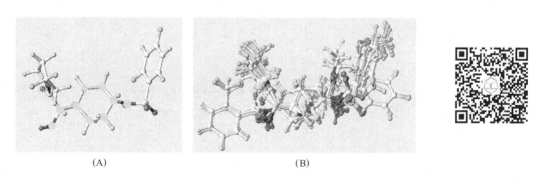

（A）　　　　　　　　　　　　（B）

图 1-63　（A）分子叠合的共同骨架；（B）训练集分子叠合结果

在叠合后，跳出命名窗口，命名为 training01，点击 OK。

4. 添加 CoMSIA 列

在训练集表格中，选中 pIC_{50} 列右侧空白列，点击菜单 Data → Calculate Properties，出现 Calculate Properties 对话框，选择 QSAR → CoMSIA。选中 CoMSIA 使之高亮显示，下方的 Property Details 对话框被激活。点击其中的 Advanced Details，打开 CoMSIA Parameters 对话框（图 1-64），在 Field Types 按住 Ctrl 键选择 Hydrophobic、Steric_and_Elecetrostatic 及 Donor_and_Acceptor 三个选项。点击 OK，回到 Calculate Properties 对话框，选择 Calculate，计算 CoMSIA。

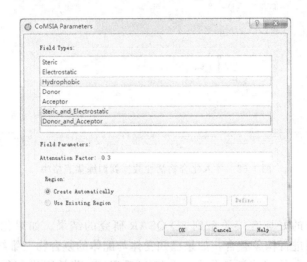

图 1-64　CoMSIA Parameters 对话框

计算结束后，前面图 1-62 显示的训练集表格中会出现三列 CoMSIA 的相关数据（图 1-65）。

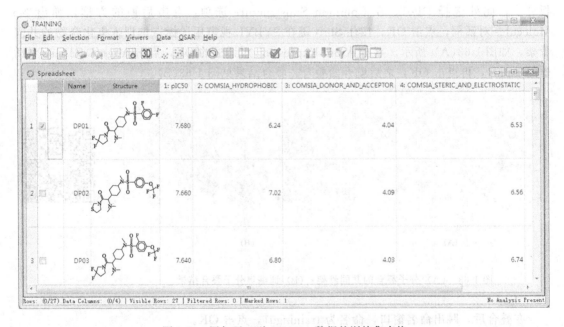

图 1-65　添加了三列 CoMSIA 数据的训练集表格

5. 回归分析

在图 1-65 所示表格中，同时选择 1、2、3、4 列，点击 QSAR → Partial Least Squares，出现 Partial Least Squares Analysis 对话框。如图 1-66(A) 所示，设置各选项及数值。最大主成分 Components 的数值由默认值改为 10。采用留一法（leave-one-out）对训练集化合物进行交叉验证，选中 Use SAMPLS。点击 Do PLS 进行回归运算，运算结束后查看 SYBYL 命令框[图 1-66(B)]。

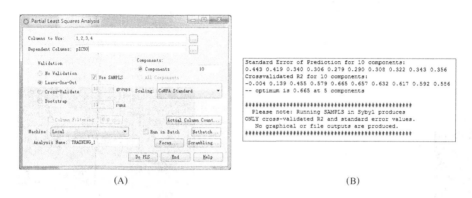

(A)　　　　　　　　　　　　　　(B)

图 1-66　(A) CoMSIA 的回归分析对话框；(B) 回归运算结果

图 1-66(B) 所示命令框中出现"Optimum is 0.665 at 5 components"，即 CoMSIA 最佳主成分数为 5，0.665 表示训练集化合物的交叉验证系数 q^2 的数值为 0.665。因此，将图 1-66(A) 所示对话框中的 Components 数值改为 5，Validation 中选择 No Validation，再次点击 Do PLS 进行回归运算。

运算结束，出现 FILE NAME 窗口，输入保存 PLS 分析的文件名，如 Training_1，点击 OK 进行保存。此时如图 1-67 所示，SYBYL 命令框中给出所构建 CoMSIA 模型的标准偏差为 0.123；相关系数 R^2 为 0.935；F 值为 60.612。

```
Relative Contributions
#                                                          Norm.Coeff.
-                                                          -----------
1 COMSIA_HYDROPHOBIC (1200 vars)                                 1.049
2 COMSIA_DONOR_AND_ACCEPTOR (1200 vars) (Steric)                 0.425
3 COMSIA_DONOR_AND_ACCEPTOR (1200 vars) (Electrostatic)          0.557
4 COMSIA_STERIC_AND_ELECTROSTATIC (1200 vars) (Steric)           0.157
5 COMSIA_STERIC_AND_ELECTROSTATIC (1200 vars) (Electrostatic)    1.690
#                                                          Fraction
-                                                          --------
1 COMSIA_HYDROPHOBIC (1200 vars)                                 0.271
2 COMSIA_DONOR_AND_ACCEPTOR (1200 vars) (Steric)                 0.110
3 COMSIA_DONOR_AND_ACCEPTOR (1200 vars) (Electrostatic)          0.144
4 COMSIA_STERIC_AND_ELECTROSTATIC (1200 vars) (Steric)           0.041
5 COMSIA_STERIC_AND_ELECTROSTATIC (1200 vars) (Electrostatic)    0.436

Summary output
Standard Error of Estimate          0.123
R squared                           0.935
F values        ( n1= 5, n2=21 )   60.612
Prob.of R2=0 ( n1= 5, n2=21 )       0.000
```

图 1-67　CoMSIA 计算结果显示

6. CoMSIA 模型三维示意图显示

在训练集表格中，点击 QSAR → View CoMSIA 打开 View CoMSIA 对话框[图 1-68 (A)]，以及 View CoMSIA-Contour Details 对话框[图 1-68(B)]。首先来看 CoMSIA 立体场和静电场的示意图。View CoMSIA 对话框取默认设置。View CoMSIA-Contour Details 对

话框，选中 Steric 和 Electrostatic，对应的显示区域分别选 D2 和 D3。点击 View CoMSIA 对话框 Show，此时 SYBYL 窗口出现训练集化合物 CoMSIA 立体场和静电场示意图，把活性最高的化合物读入 SYBYL，显示如图 1-68(C) 所示。

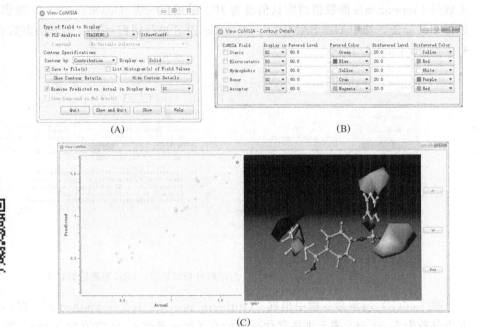

(A)　　　　　　　　　　　　　　　(B)

(C)

图 1-68 （A）View CoMSIA 对话框；（B）View CoMSIA-Contour Details 对话框；
（C）CoMSIA 模型的图形显示

立体场：绿色表示增大基团会使活性增强；黄色表示增大基团会使活性降低。

静电场：红色表示增加负电会使活性增强；蓝色表示增加正电会使活性增强。

CoMSIA 除了可以分析立体场和静电场外，还可以分析疏水场、化合物氢键受体和氢键受体场。

疏水场：黄色表示增加疏水性基团有利于增加活性；白色表示增加亲水性基团有利于增加活性。

氢键供体：蓝绿色表示增加氢键供体有利于增加活性；紫色表示增加氢键供体不利于增加活性。

氢键受体：紫红色表示增加氢键受体有利于增加活性；红色表示增加氢键受体不利于增加活性。

CoMSIA 分析完成后，点击 Done，点击 Quit 退出 View CoMSIA 对话框。保存 Training 表格，File → Save As 打开 Spreadsheet Save As 窗口，输入文件名如 training_1.pls，选择保存路径，点击 OK 进行保存。

7. 训练集活性预测

利用已经构建好的 3D-QSAR 模型对训练集化合物进行活性预测计算。

TRAINING 表格，选中右侧空白列，右键，点击 Add A Computed Column，出现如图 1-69(A) 对话框，选择 PREDICT，点击 OK；选择 TRAINING_1，再点击 OK，如图 1-69 (B) 所示，给予定义一个标题"PRED"后所有训练集化合物的预测活性就被计算出来了，如图 1-69(C) 所示。

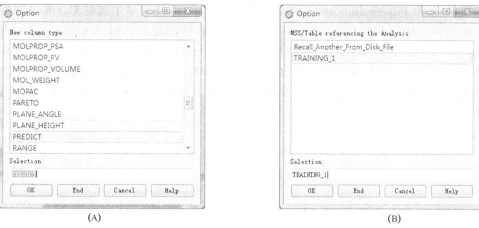

(A)   (B)

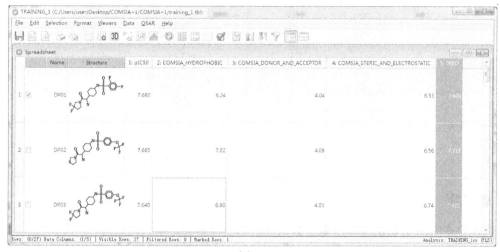

(C)

图 1-69　(A) Option 对话框；(B) 第二个 Option 对话框；(C) 训练集预测活性

8. 测试集活性预测

SYBYL 菜单 File → Import File，打开 Open File 对话框，在 Files of Type 下拉菜单中选择 Molecule，再选中 test. mdb 文件将其中的所有化合物选中，读入 SYBYL 窗口，如图 1-70 所示，查看测试集分子叠合状况。

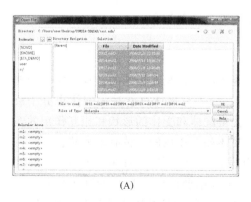

(A)

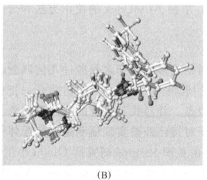

(B)

图 1-70　(A) 导入测试集分子；(B) 测试集分子结构叠合显示

SYBYL 菜单 File → Import File，在 Files of Type 下拉菜单中选择 Database，再选中 test.mdb 文件，然后点击 OK。选中右侧空白列，右键，点击 Add A Computed Column，跳出 Option 窗口，选择 Predict，点击 OK；选择打开 TRAINING_1，在下一个 Option 菜单选择 TRAINING_1.pls[图 1-71(A)]，随后点击 OK。给予定义一个标题"PRED"后所有测试集化合物的预测活性就被计算出来了，如图 1-71(B) 所示。实验结束，保存数据，退出程序。

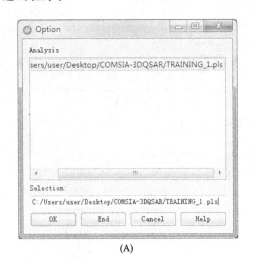

(A)

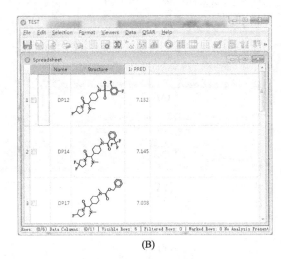

(B)

图 1-71 (A) Option 窗口；(B) 测试集活性预测结果显示

五、思考题

试述 CoMSIA 分析的基本步骤，尝试分析哪些因素会影响预测结果？

实验 1-13 分子对接

一、实验目的

1. 利用自动对接软件 AutoDock 进行分子对接实验，以寻找小分子和大分子的最佳结合模式。

2. 通过实验，掌握 AutoDock 的使用方法和分子对接的一般流程。

二、实验原理

分子对接是两个或多个分子之间通过几何匹配和能量匹配而相互识别的过程。它的最初思想起源于"锁-钥匙模型"，即"一把钥匙开一把锁"。分子对接计算就是将配体小分子放置于受体的活性位点，并寻找其合理的取向和构象，使得配体和受体的形状和相互作用的匹配达到最优。分子对接已经被实践证明是研究配体—受体相互作用的一种有效方法。

AutoDock 是由美国 Scripps 研究所 Olson 小组开发，最新版本为 AutoDock 4.2，在此基础上又发展了新一代产品 AutoDock Vina。AutoDock 采用模拟退火和遗传算法来寻找受体和配体最佳的结合位置，用半经验的自由能计算方法来评价受体和配体之间的匹配情况。从 AutoDock 4.0 版本开始，不仅能考虑小分子配体的柔性，还可以选择性地考虑受体大分子部分残基的柔性。

可以进行分子对接的软件有很多，有对小分子配体—受体进行对接的软件，也有对蛋白质—蛋白质进行分子对接的软件。

三、实验材料

核受体 FXR 与激动剂 6ECDCA 的复合物晶体结构（PDB 代码：1OSV）。
AutoDockTools 软件。
Maestro 软件。

四、实验步骤

1. 分子对接前的预处理

在分子对接之前要定义好靶标分子中与小分子结合的结合位点（结合口袋）。并且要对靶标分子进行适当的处理，例如将缺失的残基或者原子补充完整，加上电荷和氢原子等。

① 将复合物的晶体结构（1osv.pdb）读入 Maestro（或其他分子模拟软件）中，删除水分子、小分子，以及 B、C、D、E 链。然后另存为 protein.pdb。

② 如第一步同样操作，读入复合物结构，删除大分子和水，只保留小分子。然后另存为 drug.pdb。

2. 蛋白质的准备

打开一个新的终端，在命令行格式下，键入 adt，打开 AutoDockTools 的窗口（图 1-72）。

① 通过如下操作，读入蛋白质的三维结构文件（protein.pdb），并给蛋白质加上极性氢。

Color → by atom type，选择 All geometries，然后点击 OK。

Edit → Hydrogen → Add，选择 polar H、no bond order、yes，然后点击 OK。

② 通过如下命令，给蛋白质加上电荷和溶剂化参数。

Grid → Macromolecule → Choose…，选择 protein，保存为 protein.pdbqt。

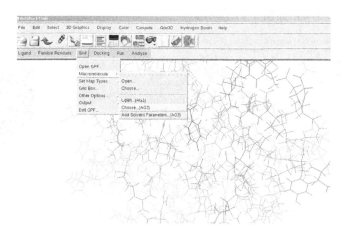

图 1-72　AutoDockTools 界面及蛋白结构读取

3. 小分子的准备

① 通过以下命令读入小分子的坐标文件（drug. pdb）：

File → Read molecule，选择 drug. pdb。

然后将 protein 所在行取消显示，让屏幕只显示小分子。点击 drug 所在行的小正方形框，变成黄色（代表选定 drug），参见图 1-73。

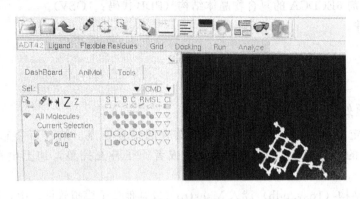

图 1-73　AutoDockTools 界面中对小分子的操作

② 通过以下命令，给小分子加上全氢：

Edit → Hydrogen → Add，选择 all hydrogen。

③ Ligand → Input →　Choose…，选择 drug

Torsion Tree → Detect roots

Torsion Tree → Choose Torsions → Done

Ligand → Output → Save as PDBQT…，保存为 drug. pdbqt。

4. 准备网格参数文件

① Grid → Set map types → Choose ligand…，选择 drug → sel，按 Accept 键接受。

② Grid → Grid Box…

　　Center → Center on ligand

网格点数：X 方向 60，Y 方向 60，Z 方向 60；

网格间隔（Spacing）：0.375，如图 1-74 所示。

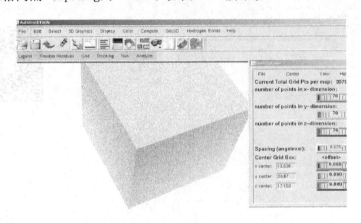

图 1-74　网格显示

通过以下命令，保存修改后的参数：

File → Close saving current.

通过以下命令，保存网格文件为 dock.gpf：

Grid → Output → Save GPF…，参见图 1-75。

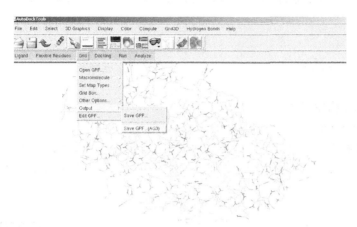

图 1-75　保存网格文件

5. 准备对接参数文件

Docking → Macromolecule → set rigid filename. 选择 protein。

Docking → Ligand → Choose…，选择 drug。

Docking → search parameters → Genetic Algorithm…，用默认值。

Docking → Docking parameters…，用默认值。

Docking → Output → Lamarckian GA…，参见图 1-76。保存为 dock.dpf。

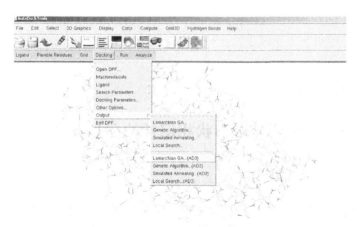

图 1-76　分子对接参数准备

6. 计算网格

打开终端，在 Linux 命令行，键入以下命令开始计算网格：

autogrid4 -p dock.gpf -l dock.glg &（这一步需要约 2 min，可以通过 jobs 查看有没有做完）

7. 开始对接

在 Linux 命令行，键入以下命令开始对接：

autodock4 -p dock.dpf -l dock.dlg &

（这一步需要约 10 min，可以通过 jobs 查看有没有做完）

8. 对接结果分析

（1）打开 ADT 窗口

Analyis → Docking → Open…

选择 dock.dlg

（2）分析对接后的配体构象变化

Analyze → Conformations → Load…

下层面板列出了对接后配体的所有构象，上层面板列出了各个构象的能量、RMSD、排名等信息（图 1-77）。选择对接后构象的一般原则是综合结合能和 RMSD 两方面来考虑。

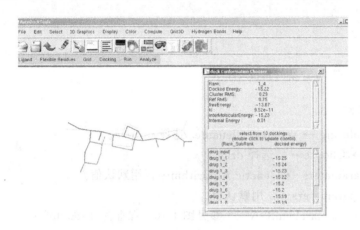

图 1-77　分子对接结果显示

五、思考题

哪些因素会影响 AutoDock 的结果？

实验 1-14　基于小分子形状相似性的虚拟筛选

一、实验目的

1. 以核受体 FXR 拮抗剂小分子为提问结构，依据分子三维形状相似性，选择 Phase 中的 Shape Screening 程序，对化合物库进行形状相似性筛选，进而寻找新型 FXR 调节剂。

2. 通过实验操作，掌握小分子三维形状相似性筛选的基本方法和步骤。

二、实验原理

虚拟筛选可以分为基于配体的虚拟筛选（Ligand-based Virtual Screening）和基于结构的虚拟筛选（Structure-Based Virtual Screening）。其中，基于配体的虚拟筛选的基本策略是根据一个或几个具有生物活性的分子来筛选化合物库中符合预定条件的化合物。

本实验依据分子形状相似性，选择 Phase 中的 Shape Screening 程序对化合物库进行三维形状相似性筛选。Phase Shape Screening 的相似性搜索方法通过计算刚性球体积之间的重叠进行打分，打分方法可以是只考虑形状，也可以是同时考虑形状和原子/药效团的特性。本实验中选择根据药效团的特性进行打分。

三、实验材料

FXR 拮抗剂小分子 Cpd2（来自本实验室前期的研究工作，参见 Fu et al. *Bioorg. Med. Chem. Lett.*，2012，22：6848-6853）。

Schrödinger 软件的 Phase Shape 模块。

四、实验步骤

1. 实验准备

（1）将化合物库文件复制到自己的工作目录下

％ mkdir phase_shape	建立 phase shape 目录
％ cd phase_shape	进入目录 phase shape
％ cp ～whli /Specs/201809/PAINS/specs 2018_PAINS_4_out. sdf	将包含三万多个小分子的化合物库文件拷贝到当前目录
％ maestro	开启 maestro 界面

（2）小分子结构准备

将 FXR 拮抗剂分子，用 Schrödinger 软件的 Maestro 模块画好。首先开启 Maestro 界面，点击 Edit /2D Sketcher。在弹出的界面中画出如下 FXR 拮抗剂分子的结构。

画好后，可点击 ✅ 调整结构，在右下角 Convert to 3D 栏打 "√"。最后点击 Create New Entry，在弹出的对话框内命名为 "Cpd2"。等待数秒，即可在 Entry List 中查看结构。

2. 小分子形状相似性筛选

① 打开 maestro 界面，点击 Project/Save as，将要做的工作保存为一个 project，命名可以随意，如：phase_shape. prj。

② 点击 Tasks→Shape Screening（如图 1-78 所示）。

③ 在 Use shape query from 一栏中选择 Workspace，Screen structures in 下拉栏中选择 File，点击 File name 右边的 Browse，在弹出的对话框中的 Files of type 栏选择 All supported files，选中 specs2018_PAINS_4_out. sdf，点击 open。

④ Volume scoring 选择 Pharmacophore Types，不选择 Generate conformers。

⑤ 点击 Options，在 Filter out conformers ⋯栏中输入 0.45，表示只考虑化合物库中相似性打分大于 0.45 的结构；在 Sort output structure 前打钩，Similarity normalization 中选择 Maximum；其余保持默认值不变，点击 OK。

⑥ Job name 可以随意，如 Phase_shape_1；点击 Run。这个过程需要持续十分钟左右。可以通过打开底部的 Job Monitor 查看工作进程（图 1-79）。

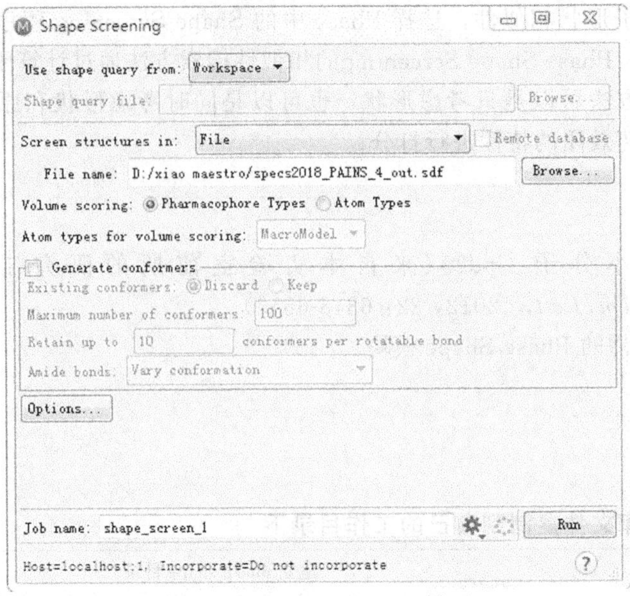

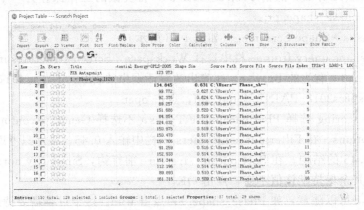

图 1-78　Shape Screening 界面

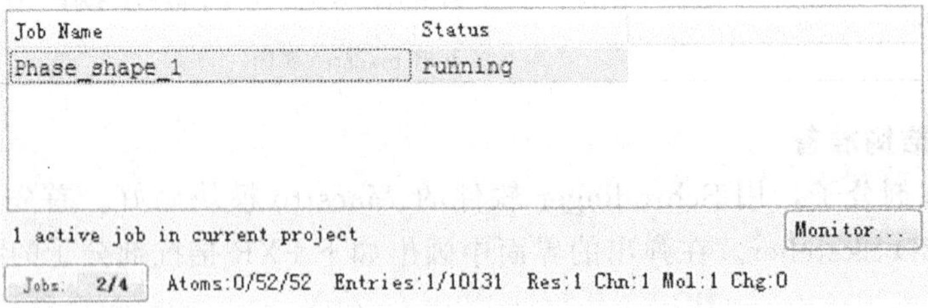

图 1-79　Job Monitor 界面

⑦ 等 Status 显示为 completed，点击 Job Monitor 面板中的 Show → Incorporate All；点击工具栏的 图标，Files of type 栏中选择 Importable File Types，选中 Phase_shape_1_align. maegz。

⑧ 打开 Project Table，可以看到总共命中了 129 个结构，点击工具栏中的 Show，在下拉栏中选择 All，拖动滚动条，查看命中结构的打分情况（如图 1-80 所示）。命中结构按 Shape Similarity 进行排序，其值越高表示此结构与提问结构的相似度越高。

图 1-80　形状相似性搜索结果显示

⑨ 选择打分最高的结构（即第一个结构），在 Workspace 中查看它的结构。

⑩ 按住 Ctrl 键，同时选择打分最高的结构和 FXR 拮抗剂分子，点击左边工具栏中的 图标，查看两者结构的相似性。如图 1-81 所示。

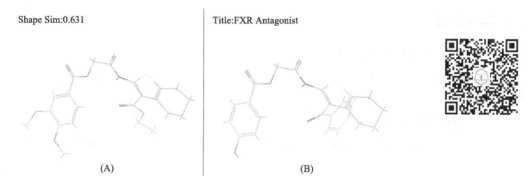

图 1-81 （A）相似性最高的分子与（B）所用的模板分子的比较

五、思考题

哪些参数会影响所得到的筛选结果？

实验 1-15 基于蛋白结构的虚拟筛选

一、实验目的

1. 采用 DOCK 6 对小分子数据库中的化合物进行虚拟筛选，以寻找可能的新型 FXR 激动剂。

2. 通过实验操作，了解基于分子对接的虚拟筛选流程；掌握 DOCK 6 的使用方法。

二、基本原理

虚拟筛选，就是利用计算方法针对某一药物靶标对虚拟的化合物库进行评估打分，选取打分高的化合物进行后续的活性测试。这项技术被认为是对实验上高通量筛选的一种补充方法。其目的是加快药物发现的过程和节省研发费用。虚拟筛选一般分为两种方法：基于药物靶标的筛选和基于配体小分子的筛选。如果能获知靶标分子的三维结构，可以用分子对接的方法进行基于药物靶标的筛选。如果无法获得靶标分子的三维结构，可以用药效团模型等方法进行基于配体分子的筛选。

DOCK 是 UCSF 的 Kuntz 小组于 1982 年开发的分子对接程序，是开发最早、应用最广泛的一个分子对接及数据库搜索方法。最新版本为 DOCK 6.9。早期的 DOCK 版本只考虑配体与受体之间的刚性对接，DOCK 4 版本开始在对接的计算中考虑配体的柔性。它能自动地模拟配体分子在受体活性位点的作用情况，并把理论预测最佳的相互作用方式记录下来。而且该方法能够对配体的三维结构数据库进行自动搜索，因此被广泛应用于基于受体结构的数据库搜索药物设计中，并取得了巨大的成功。其他用于分子对接的软件，如 GOLD、Glide 等也可以用于基于分子对接的虚拟筛选。

三、实验材料

FXR 与激动剂 6ECDCA 的复合物晶体结构（PDB 代码 1OSV）。

小分子数据库 libary. mol2；DOCK 6 软件；Chimera 软件。

四、实验步骤

1. 小分子化合物库的准备

小分子化合物库文件 libary. mol2，共含有 100 个分子，其中 95 个随机化合物，5 个已知激动剂。

2. 靶标分子的准备

① 打开一个新的终端，在命令行下键入 Chimera，打开 Chimera 的窗口（图 1-82）。

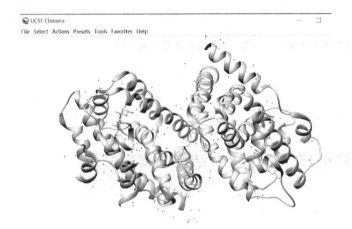

图 1-82　在 Chimera 中显示蛋白结构

通过以下操作，读入 FXR 与激动剂 6ECDCA 的复合物晶体结构坐标文件 1OSV. pdb：
File → Open…，选择 1OSV. pdb。

② 该 pdb 文件含有 A、B、C、D、E 链，我们只保留 A 链，删去 B、C、D、E 链。通过以下命令将 B 链删除（图 1-83）：

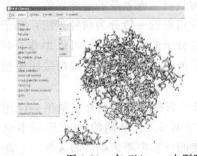
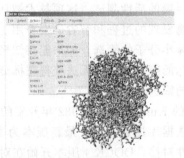

图 1-83　在 Chimera 中删除多余的蛋白链及小分子

Select → Chain → B

Action → Atom/Bonds → Delete

同样操作，删除 C、D、E 链。

③ 通过以下操作，删去小分子（图 1-83）：

Select → Structure → Ligand

Action → Atom/Bonds → Delete

④ 通过以下操作，删去水分子（图 1-83）：

Select → Structure → solvent

Action → Atom/Bonds → Delete

⑤ 通过以下操作对大分子加氢、加电荷（图 1-84）：

Tools → Structure Editing → Dock Prep

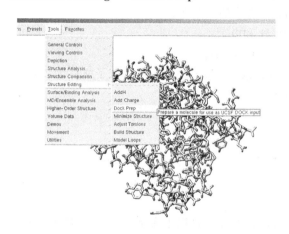

图 1-84　在 Chimera 中对蛋白结构进行预处理

在出现的对话框中，除了最后一个选项（write mol2 file）以外，选中其他所有的选项，然后点击 OK。

在出现的对话框中，Histidine protonation 选项 → unspecified。

⑥ 通过以下操作，保存大分子的坐标文件为 protein_charged.mol2，如图 1-85 所示（注意：所有的选项都选上）。

File → Save mol2

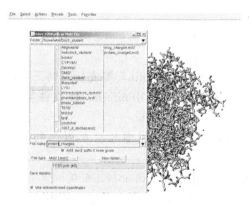

图 1-85　保存蛋白分子的坐标文件

⑦ 通过以下操作，删去所有的氢原子，保存大分子为 protein_noH.pdb 格式的文件

（为下面的生成表面作准备）：

Select → Chemistry → element → H

Action → Atom/Bonds → Delete

File → Save PDB

注意：选择 use untransformed coordinates，其他不选。

⑧ 通过以下操作删除屏幕上的大分子：

Select → Chain → A

Action → Atom/Bonds → Delete

⑨ 读入原来的 1OSV.pdb 文件，依据以上操作步骤，依次删除 B、C、D、E 链、水分子以及 A 链中的蛋白质，只保留 A 链中的小分子。

⑩ 通过以下命令对小分子加 H 和电荷：

Tools → Structure Editing → Dock Prep

注意对小分子，需要选择 Gasteiger 电荷选项，保存小分子文件为 drug_charged. mol2。

删除小分子的 H，另存为 drug_noH. pdb。

3. 产生球集

（1）生成分子表面

打开新的终端，在 Linux 窗口命令行下，键入如下的命令：

dms protein_noH.pdb -n -w 1.4 -v -o protein.ms

（2）生成球集

需要先建立一个文件 INSPH，其内容包含以下参数（为节约时间和避免输入错误，可以直接复制课前准备好的文件）：

```
******************************
protein. ms
R
X
0.0
4.0
1.4
protein. sph
******************************
```

在 Linux 窗口，命令行下键入以下命令：

sphgen（键入该命令回车后，需要等待大约 2 min，等光标跳到下一行再往下操作）

这时生成两个文件：OUTSPH 和 protein. sph。其中 protein. sph 文件包含了所有的球集。

（3）选择用于对接的子球集

一般对接不需要所有球集，可以选择小分子周围 6.0 Å 以内的球集作为子球集。在 Linux 窗口，命令行下键入以下命令：

sphere_selector protein. sph drug_charged. mol2 6.0

这时生成一个 selected_spheres. sph 的文件，里面包含了小分子周围 6.0 Å 以内的子球集。

（4）查看球集并调整球集个数

① 查看一下这些球集的分布情况，先需要准备 selected_spheres. in 文件，该文件包含以下参数（为节约时间和避免输入错误，可以直接复制课前准备好的文件）：

```
*******************
selected_spheres.sph
1
N
selected_spheres.pdb
*******************
```

然后，通过以下命令生成一个 selected_spheres.pdb 文件：

showsphere ＜ selected_spheres.in

② 在 Linux 窗口，打开 Chimera 软件，读入 selected_spheres.pdb 查看球集的分布情况（图 1-86）。

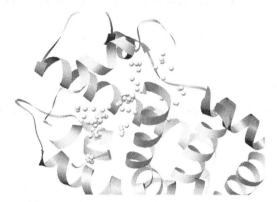

图 1-86　在 Chimera 中查看球集的分布情况

③ 通过查看，发现其中有些球集远离小分子，为了节约分子对接的时间，可以将这些球集删去。

首先将所有球集的序号标出，找出对应的序号，通过以下操作完成：

Select → chain → （no ID）

Action → Atom/Bonds → ball & stick

Action → Label → residue → specifier

这时发现：951、953、956、958、988 五个球集远离小分子（图 1-87），所以在本例中，可以将这五个球集删掉。

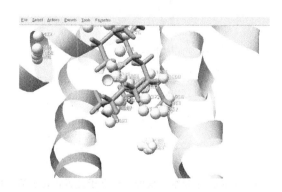

图 1-87　删除离小分子较远的球集

④ 删除球集通过以下操作完成：

打开新的终端，然后键入 vi selected_spheres. sph，如图 1-88 所示。

```
Xxxxxxxxx
Xxxxxxxxxxxxxx 75
Xxxxxx
Xxxxxx
951 xxxxxx xxxx
......
953 xxxxx xxxx
......
......
```

图 1-88 采用 vi 编辑来删除球集

在本例中，将 951、953、956、958、988 所在的行删掉，然后将第二行的球集数 75 改成 70。

保存文件（：wq)，退出。

4. 生成网格文件

（1）在活性位点创建一个盒子

需要事先准备 box. in 文件，该文件的内容包含以下参数（为节约时间和避免输入错误，可以直接复制课前准备好的文件）：

```
*************************
Y
5
../2_site/selected_spheres. sph
1
box. pdb
*************************
```

在 Linux 命令行下，键入以下命令：

showbox ＜ box. in

这时会生成 box. pdb 文件。在 Linux 窗口打开 Chimera 软件，然后读入 box. pdb 文件可以查看生成的盒子是否包含了活性位点，如图 1-89 所示。

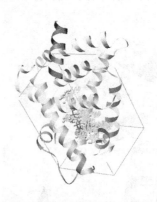

图 1-89 在 Chimera 中观察生成的网格盒子是否包含了活性位点

（2）生成网格

首先创建一个 grid. in 文件，其内容如下（为了节约时间和避免手动输入错误，该 grid. in 可以直接将课前准备文件复制过来使用）：

```
***************************************************
compute_grids                     yes
grid_spacing                      0.3
output_molecule                   no
contact_score                     yes
contact_cutoff_distance           4.5
chemical_score                    no
energy_score                      yes
energy_cutoff_distance            12.0
atom_model                        a
attractive_exponent               6
repulsive_exponent                12
distance_dielectric               yes
dielectric_factor                 4
bump_filter                       yes
bump_overlap                      0.75
receptor_file                     protein_charged.mol2
box_file                          box.pdb
vdw_definition_file    /usr/local/dock6_linux/parameters/vdw_AMBER_parm99.defn
score_grid_prefix                 grid
***************************************************
```

在 Linux 命令行下，键入以下命令生成网格文件：

`grid -i grid.in -o grid.out` &（这一步大约需要等待 3~5 min 完成，可以通过 jobs 命令查看是否结束）

5. 分子对接

在 Linux 命令行下，键入以下命令完成分子对接：

`dock6 -i dock.in -o dock.out` &（这一步需要等待大约 8~10 min 完成，可以通过 jobs 命令查看是否结束）

6. 结果分析

打开 Chimera，通过以下操作查看结果：

Tools → Surface/Binding Analysis → ViewDock，选择 output_rank.mol2 文件。

结合能量和对接构象具体分析对接结果（图 1-90）。

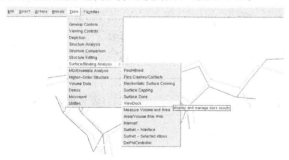

图 1-90　在 Chimera 中观察虚拟筛选结果

五、思考题

DOCK 软件与 AutoDock 软件都可用于分子对接，通过学习和实验，你觉得二者有何区别？

实验 1-16 设计型实验：以酪氨酸激酶与抑制剂的复合物晶体结构为例

一、实验目的

1. 本实验拟让学生根据给定的要求，自己设计简单的药物设计实验方案，并在计算机上正确操作，以获得实验结果。

2. 让学生熟悉计算机辅助药物设计的基本方法和技能，能自己动手开展简单的药物设计研究。

3. 本实验用作实验考查。

二、给定的实验要求

此处以酪氨酸激酶与抑制剂的复合物晶体结构为例，正式实验时可根据需要进行结构更换。

已知酪氨酸激酶与抑制剂的复合物晶体结构（PDB 代码：1IEP），c-abl-STI571 复合物，请学生自己设计实验方案，并操作，将其中的配体小分子 STI571 重新对接到大分子的活性结合位点。

此实验综合考查学生对小分子模拟、大分子模拟和分子对接等实验的方法和技能的掌握情况，以及自己动手进行简单药物设计的能力。

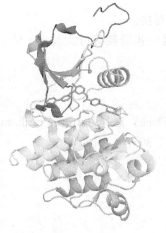

c-abl-STI571 复合物结构   STI571（著名抗癌药物 Gleevec）

第二章

药物化学实验 ▶▶

药物化学实验须知

药物化学实验大多都是有机化学实验，在实验中经常要使用到一些易燃、易爆、有毒、具腐蚀性的化学试剂，因而很容易发生着火、爆炸、中毒、化学灼伤等事故。同时由于玻璃仪器、电器等使用不当，也会造成各类事故。如果发生事故，不仅使设备或人身受到伤害，同时精神上亦会受到很大打击。因此应该竭尽全力防止事故的发生。为此，实验者必须了解实验的安全知识，切实掌握并执行实验安全操作规定。

一、实验室注意事项

① 进入实验室应穿实验服（处理腐蚀性、毒性或可燃性物质时要穿防护衣）和佩戴防护眼镜。禁止穿有宽松袖子和袖口的衣服，禁止穿拖鞋、短裤等裸露皮肤的服饰。

② 有可能发生危险的实验，应采用防护措施进行操作，如戴防护手套、面罩等。有刺激性或毒性的实验操作必须在通风橱内进行。涉及挥发性和易燃物质的实验，应在离火源较远的地方进行，并尽可能在通风橱内进行。

③ 进入实验室应了解实验室的环境，如防火工具、安全喷淋水龙头、电器开关的位置等。一般情况下，一个实验室至少应该由两个人同时做实验。

④ 实验开始前应仔细检查仪器是否完好无损，装置是否正确稳妥。实验进行时不可擅自离开岗位，应该注意反应情况是否正常，仪器和装置是否有破裂、漏气等现象。

⑤ 使用某种药品或试剂之前须了解其特性，如可燃性、挥发性、毒性、溶解性等。按照规定安全量取药品或试剂。

⑥ 应保持实验室的整洁。在整个实验的过程中，应保持桌面和仪器的整洁，应使水槽保持干净。对公用药品不得任意挪动，使用完成后需及时盖上盖子。对于实验中的废气、废渣、废液，要按规定处理，不能随意排放。有机废液应集中收集处理，尽可能回收利用。

⑦ 电器不可浸水受潮，不可用湿手操作。实验完毕后应先切断电源，再拆卸装置。实验结束后须将水、电等关闭，方可离开。

二、常见安全事故的预防和处理

1. 火灾的预防和处理

常用的易燃物质有：石油醚、乙醚、二甲醚、戊烷、己烷、异戊烷、丙酮、乙酸乙酯、乙腈、吡啶、氢气、甲醚、乙炔、乙醛、二硫化碳、红磷、镁粉、金属钠等。

预防火灾应该注意以下几点：

① 尽量避免在实验室中使用明火。酒精灯随用随点，用完后将酒精灯帽盖上。

② 盛有易燃有机溶剂的容器不得靠近火源，数量较多的易燃有机溶剂应放在危险物品橱内。

③ 不能用明火直接加热蒸馏易燃液体，而应根据液体沸点高低使用石棉网、水浴或油浴。用油浴时应严防冷凝水溅入油浴，导致油外溅到热源而引起火灾或其他伤害。

④ 不能将易燃溶剂倒入废物缸，不能用敞口容器盛放或加热易燃溶剂，倾倒溶剂须远离火源，并在通风橱中进行。

⑤ 尽量防止或减少易燃的气体外逸，倾倒溶剂时要确保熄灭火源，且注意室内通风，及时排出室内的有机物蒸气。易燃固体应根据其性质妥善保存。

实验室一旦发生了火灾事故，应沉着冷静，及时采取措施，控制事故的扩大。首先，立即熄灭附近所有火源，切断电源，移开未着火的易燃物。然后，根据易燃物的性质和火势设法扑灭。使用各类灭火器均应从火的四周向中心灭火。值得注意的是电器、油浴和有机溶剂着火时切忌用水浇，以免导电或火势扩大。

在灭火的过程中一定要保证自己的人身安全，衣服着火时应立即用石棉布覆盖着火处或脱衣，也可卧地打滚或立即到安全喷淋头下喷淋灭火。

2. 爆炸的预防和处理

实验室常见的易爆物品有：有机过氧化物、重氮化合物、叠氮化合物、芳香族多硝基化合物、硝酸酯、硝基化合物、重金属的炔化物等。

另外，不规范的实验操作（如系统内压与装置的不符合）也会导致爆炸。

因此，在实验过程中应该注意以下几点：

① 常压操作时，切勿在封闭系统内进行加热或反应，在反应进行时，必须经常检查仪器装置的各部分有无堵塞现象。

② 减压蒸馏时，不得使用机械强度不大的仪器（如锥形瓶、平底烧瓶、薄壁试管等）。必要时，要戴上防护面罩。

③ 加压操作时应经常注意系统内压力有无超过安全负荷，以免产生爆炸。

④ 醚与共轭烯烃久置后会产生易爆的过氧化物，在使用前必须经过特殊处理。

⑤ 遇氧化剂会发生爆炸或燃烧的有机物存放时，应将氧化剂与有机物分开存放。

3. 灼伤和中毒的预防和处理

实验室中常见的有毒或强烈刺激性物质有：氯气、溴、二硫化碳、一氧化碳、四氯甲烷、硝基甲烷、氢氰酸、氰化钠、甲醛、甲酸、甲醇、二甲苯、甲苯、苯、苦味酸、苯酚等。

在实验过程中接触和使用一些有毒物质是不可避免的，而为了自身的健康，需注意：

① 毒物、剧毒物要装入密封容器，贴好标签，放在专用的药品架上保管，并做好出纳登记。万一被盗窃时，必须立刻报告导师。

② 尽量避免化学品接触皮肤，实验操作过程中佩戴防护手套，实验完毕后立即洗手。避免吸入化学物品及溶剂的烟雾和蒸气，嗅闻任何化学物品都需谨慎。

③ 实验室应保持良好的通风状态。敞口操作应在通风橱内进行，必要时戴上防护物品。化学物品一旦溅出应立即清除，尽量避免有机物蒸气扩散到实验室中。

此外，了解一些事故急救方法也是必要的，例如：

① 吸入少量溴蒸气或氯气时，可用碳酸氢钠溶液漱口，再吸入少量酒精和乙醚的混合蒸气以解毒。

② 吸入少量刺激性或毒性气体时应立即到空气新鲜的地方休息，最好是平卧。

③ 被酸或碱灼伤应立即用大量水冲洗，再相应地用1％碳酸氢钠或1％硼酸（或醋酸）溶液清洗，最后涂上油膏。

④ 被溴灼伤时应先用肥皂和水冲洗，然后用石油醚擦洗，再用2％硫代硫酸钠溶液洗至伤口呈白色，最后用甘油涂擦，敷上烫伤油膏。

⑤ 误吸入刺激剂或神经性毒物应先饮牛奶或蛋清使之立即冲淡和缓和，再用一大匙硫酸镁溶于一杯水中催吐。

对于一些中毒现象较严重者或灼伤较严重者应立即送往医院治疗。

4. 烫伤、冻伤和割伤的预防和处理

在实验过程中经常遇到需要高温处理或低温处理的情况，如果操作不谨慎，则很有可能会烫伤或冻伤。因此在操作的过程中一定要格外小心，必要时戴上干燥的防护手套。若不小心烫伤则应涂上油膏，冻伤则应立即放入温水中。若情况严重则应立即就医。

在使用玻璃仪器时，若操作不当，则容易割伤。若为一般轻伤，应及时挤出污血，洗净伤口，再涂上碘酒。若为大伤口，应立即用绷带扎紧伤口上部，使伤口停止流血，急送医疗所。

三、危险化学品的使用和保存

危险化学品主要包括着火性物质、易燃性物质、爆炸性物质、有毒性物质四大类。其中主要危险化学品的使用和保存都必须遵守相关的法令规定。在使用之前必须了解其性质及危险性，预先考虑到发生灾害事故时的防护手段，并做好周密的准备。使用时应严格按照操作规范进行，以保障自己和他人的安全。处理有毒药品及含有毒物的废弃物时，必须考虑避免污染水质和大气。

通常，危险化学品须贮藏于阴凉的地方，避免阳光照射。注意不要混入异物，并且必须与火源或热源隔开。贮藏大量危险物质时，必须按照有关法令的规定，分类保存于贮藏库内。具有特殊性质的物质还应按其性质进行特殊的处理或保管。毒物及剧毒物需放于专用药品架上保管。当危险药品丢失或被盗时，由于有发生事故的危险，必须及时报告导师。

第一节　药物化学实验基础

一、过滤

过滤是将固体和液体分离的最基本方法，常分为普通过滤和减压抽滤。

1. 普通过滤

普通过滤是最简单的过滤，常用滤纸、60°角的圆锥形玻璃漏斗和接收器组成的装置进行，如图2-1所示。滤纸边缘应比漏斗边缘略低，并且应该先把滤纸用合适的溶剂润湿，使其紧贴漏斗壁，然后进行过滤。倾入的液体液面应低于滤纸1 cm。

普通过滤常用于有机液体与较大颗粒干燥剂的分离，此时可用棉花置于漏斗底部进行过滤，过滤结束后应用相应溶剂充分洗涤干燥剂，以减少损失。

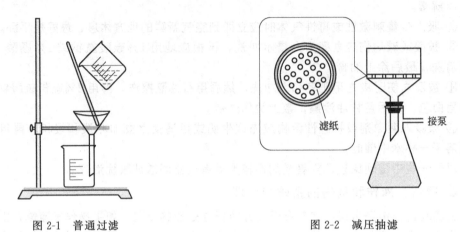

图 2-1　普通过滤　　　　　　　　　　　　　图 2-2　减压抽滤

2. 减压抽滤

减压抽滤常用瓷质布氏漏斗，配以橡胶塞，装在玻璃抽滤瓶上进行，抽滤瓶的支管则用橡皮管连在抽气装置上，如图2-2所示。滤纸应剪成比漏斗内径略小，并确保盖住所有小孔的圆片。过滤时，应先用合适的溶剂把滤纸润湿，开动抽气泵，使其紧贴在漏斗底壁上。然后小心地把所要过滤的混合物倒入漏斗中，把液体全部抽净。可以用玻璃塞挤压固体，以彻底除去液体得到较干燥的滤饼。

滤饼洗涤方法：把滤饼尽量抽干、压干，然后拔掉抽气的橡皮管，使其恢复常压，再把少量溶剂均匀地洒在滤饼上，使溶剂恰能盖住滤饼；静置片刻，使溶剂渗过滤饼，待有液体从漏斗下端滴下时，重新抽滤，把滤饼尽量抽干、压干；反复几次，就可以把滤饼洗净。

停止抽滤时，必须先拔掉抽气的橡皮管，再关闭抽气泵，防止产生倒吸现象。

减压抽滤的优点：过滤和洗涤速度较快，固体和液体分离得较彻底，滤出的固体容易干燥。

强碱性或强酸性溶液过滤时，应在布氏漏斗上铺上玻璃布、涤纶布或氯纶布代替滤纸。

减压抽滤在重结晶过程中应用得非常广泛，详细操作可见下一部分。

二、重结晶

重结晶是纯化固体化合物的一种重要方法，适用于产品与杂质溶解度差别较大的体系。它的基本原理是：选择合适的溶剂使产品在高温下溶解，并且该溶剂对杂质溶解度较小，这样就可以在高温下将杂质滤出，将滤液在低温下重结晶析出晶体，过滤得纯品；或者选择对杂质的溶解度较高的溶剂，高温下产品和杂质全部溶解，低温下只有产品析出，过滤即可得到纯品。由此可见，选择合适的溶剂是重结晶操作的关键。

1. 溶剂的选择

合适的溶剂通常具备以下性质：

① 性质稳定，与被提纯的物质不发生化学反应；

② 产物与杂质的溶解度差异尽可能大；

③ 溶剂易挥发，但沸点不宜过低，便于与晶体分离；

④ 价格低，毒性小，易回收，操作安全。

除此以外，还应注意，含有羟基、氨基而且熔点不太高的物质尽量不选择含氧溶剂。因为溶质与溶剂可能形成分子间氢键后很难析出。

常用的重结晶溶剂具体性质见表 2-1。

表 2-1　常用重结晶溶剂的性质

溶剂	沸点/℃	凝固点/℃	溶剂	沸点/℃	凝固点/℃
水	100.0	0	乙酸乙酯	77.1	-83.6
甲醇	65.2	-98	二氧六环	101.3	$10 \sim 12$
乙醇	78.3	-114	二氯甲烷	40.8	-97
丙酮	56.2	-94	二氯乙烷	83.8	-35.3
乙醚	34.6	-116.3	三氯甲烷	61.2	-63
石油醚	$30 \sim 60$		四氯化碳	$76 \sim 77$	-23
环己烷	80.7	6.5	硝基甲烷	101.2	-29
苯	80.1	5.5	甲乙酮	79.6	-87
甲苯	110.6	-93	乙腈	$81 \sim 82$	-48

通常可以通过查阅文献找出合适的溶剂，如果找不到，可用实验方法得到：取 0.1 g 产物于试管中，滴入 1 mL 溶剂，充分振荡，观察产物是否溶解，若不加热就完全溶解，或者加热至沸完全溶解却在冷却时无晶体析出，都说明此溶剂不合适；若加热至沸腾还不溶解，可补加溶剂，当溶剂用量超过 4 mL 时，若产物还不溶解，说明此溶剂也不合适；若在 1~4 mL 沸腾的溶剂能使产物全部溶解，并在冷却时析出较多晶体，说明此溶剂比较合适。

如果难以选出合适的单一溶剂，可使用混合溶剂。混合溶剂一般由两种能以任何比例混溶的溶剂组成，其中一种溶剂对产物的溶解度较大，称为良性溶剂；另一种溶剂则对产物的溶解度较小，称为不良溶剂。操作时，先将产物溶解于沸腾或接近沸腾的良性溶剂中，过滤除去杂质，趁热向滤液中加入不良溶剂，至滤液变浑浊，再加热或滴加良性溶剂，使滤液变澄清，冷却使晶体析出。如果冷却后析出油状物，可调整两种溶剂比例，再进行实验。有时也可将两种溶剂先调好比例，再进行重结晶。常用的混合溶剂有水-乙醇、乙醇-乙醚、乙醇-丙酮、乙醚-石油醚、苯-乙醚等。

2. 重结晶的一般过程

重结晶的一般过程为：制备饱和溶液 → 脱色 → 热过滤 → 冷却结晶 → 抽滤 → 干燥。具体操作如下：

(1) 制备饱和溶液

对于普通溶剂可直接采用锥形瓶操作，若溶剂易燃或有毒，可采用圆底烧瓶与回流冷凝管组成的装置操作。先加入粗产品和少量溶剂，加热至沸腾，再慢慢滴加溶剂，边加边观察固体溶解情况，至固体刚好全部溶解为止。若始终有少量固体不能溶解，则可能是不溶性杂质，可通过热过滤除去。

(2) 脱色

如果粗产品中存在有色杂质，可用脱色剂脱色，最常用的脱色剂是活性炭。具体操作为：待上述饱和溶液稍冷却后，加入适量活性炭（约为粗品质量的 5%），使其均匀分布在溶液中，加热煮沸 5~10 min 即可。

(3) 热过滤

热过滤的目的是除去饱和溶液中的不溶性杂质和活性炭，操作必须在热仪器中快速进行。操作前可将过滤所需仪器在烘箱中烘热，饱和溶液趁热过滤。

(4) 冷却结晶

冷却结晶的目的是使滤液中的产品析出，而可溶性杂质则留在母液中。为得到较好的晶形，可让滤液自然冷却析出晶体；为加快晶体的析出，可采用低温或用玻璃棒搅拌滤液。

(5) 抽滤

待晶体全部析出后，可采用减压抽滤，得到的滤饼即为纯品。

(6) 干燥

为保证产品的纯度，须将晶体进行干燥，根据情况不同，可采用室温干燥或加热干燥。

三、蒸馏

蒸馏是分离、提纯液体化合物最重要的方法之一，通过蒸馏，不仅可以把挥发性与不挥发性物质分离，而且可以把沸点不同的物质以及有色杂质等分离出来。并且，通过蒸馏还可以测定物质沸点以及检验物质纯度。

蒸馏的基本原理是利用液体混合物中各组分的沸点不同来分离各组分，低沸点组分首先被分离出来，高沸点组分后分离出来，留在烧瓶中的为不挥发组分。

蒸馏可分为常压蒸馏、分馏、减压蒸馏和水蒸气蒸馏，不同的情况应选用不同的蒸馏方法。

1. 常压蒸馏和分馏

常压蒸馏是最常用的液体有机物的分离提纯方法，适用于分离沸点相差较大的液体混合物。一般来说，当两组分沸点相差 30 ℃以上时，通过常压蒸馏即可得到较好的分离效果。常压蒸馏的装置见图 2-3，由圆底烧瓶、蒸馏头、温度计、冷凝管、接引管和接收瓶组成。

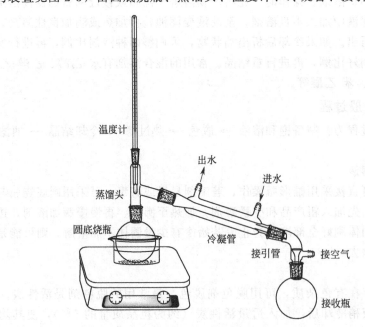

温度计

出水

进水

蒸馏头

圆底烧瓶

冷凝管

接引管　接空气

接收瓶

图 2-3　常压蒸馏装置

当两种液体的沸点相差不大时，采用常压蒸馏不能达到良好的分离效果，可以采用分馏的方法进行分离。分馏的装置相当于在常压蒸馏装置上添加了分馏柱，这使得液体在分馏柱中不断进行汽化-冷凝，以达到分离效果。分馏时，应缓慢地将液体加热，使分馏柱中维持合适的温度梯度，同时用玻璃棉将分馏柱包裹住以达到保温的效果。若加热温度过高，液体分馏速度过快，严重影响分离效果；若加热温度过低，上升的蒸气时断时续，也会影响分离效果。一般情况下，适当的馏出速度约为 2～3 秒/s。

2. 减压蒸馏

高沸点有机化合物在常压下蒸馏时较易发生分解、氧化或分子重排等反应，此时，常常采用减压蒸馏的方法将其分离。

液体的沸点是指它的蒸气压等于外界压力时的温度，因此液体的沸点会随外界压力的变化而变化，当外界压力减小时，液体的沸点也会随之降低。因此可以借助真空泵降低系统内压力，达到降低液体沸点的效果，使各组分在相对较低的温度下进行分离。各物质在不同压力下的沸点可查阅相关文献获得，也可以从图 2-4 所示的经验曲线上读出，如常压下（760 mmHg）沸点为 200 ℃的液体在 20 mmHg 下沸点为 70 ℃左右。

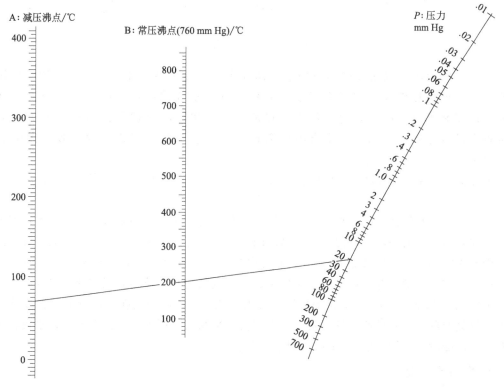

图 2-4　液体在常压下的沸点与减压下的沸点的近似关系图

减压蒸馏装置（图 2-5）由蒸馏、抽气（减压）、安全保护和测压四部分组成。

蒸馏部分由蒸馏瓶、克氏蒸馏头、毛细管、温度计、冷凝管、接收器等组成。克氏蒸馏头可减少液体由于暴沸而溅入冷凝管的可能性；而毛细管主要是起到沸腾中心的作用，使蒸馏平稳进行，避免液体过热而产生暴沸现象。毛细管口距瓶底约 1～2 mm，为了控制毛细管的进气量，可在毛细玻璃管上口套一段软橡皮管，橡皮管中插入一段细铁丝，并用螺旋夹夹住。接收器通常用多尾接液管连接两个或三个梨形瓶或圆底烧瓶，在接受不同馏分时，只需转动接液管。在减压蒸馏系统中切勿使用有裂缝或薄壁的玻璃仪器，尤其不能用不耐压的平底瓶（如锥形瓶等），以防止内向爆炸。

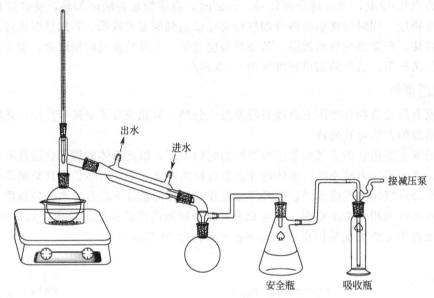

图 2-5　减压蒸馏装置

目前常用的用于减压蒸馏的减压泵有循环水泵、隔膜泵、油泵等。油泵的结构较为精密，真空度也比较高，如果有挥发性有机溶剂、水或酸性蒸气进入时，会损坏泵的结构，降低泵的真空度。因此一般需要在油泵前连接冷阱以避免低沸点溶剂进入油泵而降低泵的真空效能。如样品中有酸则需再连接装有粒状氢氧化钠的吸收瓶以避免酸进入油泵。

另外，测压部分可相应采用水银 U 形测压计、麦氏真空计或其他电子真空压力测试仪。

为保证系统密闭性，磨口仪器的所有接口部分都必须用真空油脂润涂好，检查仪器不漏气后，加入待蒸的液体，量不要超过蒸馏瓶的一半，关好安全瓶上的活塞，开动油泵，调节毛细管导入的空气量，以能冒出一连串小气泡为宜。当压力稳定后，开始加热。液体沸腾后，应注意控制温度，并观察沸点变化情况。待沸点稳定时，转动多尾接液管接收馏分，蒸馏速度以 0.5～1 滴/s 为宜。蒸馏完毕后，移去热源，慢慢旋开夹在毛细管上的橡皮管的螺旋夹，待蒸馏瓶稍冷后再慢慢开启安全瓶上的活塞平衡内外压力（若开得太快，水银柱很快上升，有冲破测压计的可能），最后关闭抽气泵。

3. 水蒸气蒸馏

水蒸气蒸馏是分离和纯化与水不相混溶的挥发性有机物常用的方法。在不溶或难溶于水的有机物中通入水蒸气或与水一起共热，使有机物随水蒸气一起蒸出来，这就是水蒸气蒸馏。不溶或难溶于水的有机物与水形成混合物，其沸点低于任何一个组分的沸点，即该有机物在比其正常沸点低得多的温度下就可以被蒸出来。因此，水蒸气蒸馏可用于以下几种情况：

① 在常压蒸馏下易发生分解的高沸点有机物；

② 含有较多固体，而用一般蒸馏、萃取或过滤等方法难以分离的混合物；

③ 含有大量树脂状杂质或不挥发性杂质的有机物；

④ 除去不具有挥发性的有机杂质。

但是，对于那些易溶于水或与水共沸腾时会发生化学反应，以及在 100 ℃ 左右时蒸气压小于 1.3 kPa 的物质，水蒸气蒸馏并不适用。

常用的水蒸气蒸馏装置由水蒸气发生器、蒸馏、冷凝和接收器四个部分组成。水蒸气导出管与蒸馏部分水蒸气导入管之间由一 T 形管相连接，可用来除去水蒸气中冷凝下来的水，并且在操作发生不正常的情况下，可使水蒸气发生器与大气相通。水蒸气导入管应正对烧瓶底中央，距瓶底约 8～10 mm，导出管连接在一直形冷凝管上。蒸馏的液体量不能超过其容积的 1/3。

仪器组装好后，在水蒸气发生瓶中，加入约占容器 3/4 的水，待检查整个装置不漏气后，旋开 T 形管的螺旋夹，加热至沸。当有大量水蒸气产生并从 T 形管的支管冲出时，立即旋紧螺旋夹，水蒸气便进入蒸馏部分，开始蒸馏。在蒸馏过程中，通过水蒸气发生器安全管中水面的高低，可以判断水蒸气蒸馏系统是否畅通，若水平面上升很高，则说明某一部分被阻塞了，这时应立即旋开螺旋夹，然后移去热源，拆下装置进行检查（通常是由于水蒸气导入管被树脂状物质或焦油状物堵塞）和处理。如由于水蒸气的冷凝而使蒸馏瓶内液体量增加，可适当加热蒸馏瓶。但要控制蒸馏速度，以 1～2 滴/s 为宜，以免发生意外。当馏出液无明显油珠，澄清透明时，便可停止蒸馏。其顺序是先旋开螺旋夹，然后移去热源，否则可能发生倒吸现象。

四、萃取

萃取是提取或纯化有机化合物的常用方法之一，利用物质在两种不互溶（或微溶）溶剂中溶解度或分配比的不同来达到分离。应用萃取可以从固体或液体混合物中提取出所需物质，也可以用来洗去混合物中少量杂质。通常称前者为萃取，后者为洗涤。

1. 液-液萃取

液-液萃取选择的萃取剂须符合以下要求：

① 与原溶剂互不相溶；

② 与被提取物不发生化学反应；

③ 对被提取物的溶解度较大；

④ 纯度高，沸点低，毒性小，价格低。

萃取常用于从水中提取有机物，比较常用的溶剂有：乙醚、苯、四氯化碳、氯仿、石油醚、二氯甲烷、二氯乙烷、正丁醇、乙酸乙酯等。一般难溶于水的物质，可用石油醚等萃取；较易溶于水的物质，可用苯或乙醚萃取；易溶于水的物质，用乙酸乙酯等萃取。每次使用萃取溶剂的体积一般是被萃取液体积的 1/5～1/3，两者的总体积不应超过分液漏斗总体积的 2/3。

液-液萃取如图 2-6 所示，最常用的仪器是分液漏斗，一般选择容积较被萃取液大 1～2 倍的分液漏斗。使用前，应先在活塞上涂好润滑脂，塞好后旋转数圈，使润滑脂均匀分布，再用小橡皮圈套住活塞尾部的小槽，防止活塞滑脱，然后检查分液漏斗和活塞是否漏水，确认不漏水后，关好活塞，装入待萃取物和萃取溶剂。塞好塞子，旋紧。先用右手食指末节将漏

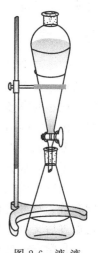

图 2-6　液-液萃取

斗上端玻塞顶住，再用其他手指握住漏斗，将左手的食指和中指握在活塞的柄上，上下轻轻振摇分液漏斗，使两相之间充分接触，以提高萃取效率。每振摇几次后，就要将漏斗尾部向上倾斜（朝无人处）打开活塞放气，以解除漏斗中的压力。如此重复至放气时只有很小压力后，再剧烈振摇 2～3 min，静置，待两相完全分开后，打开上面的玻璃塞，再将活塞缓缓旋开，下层液体自活塞放出，有时在两相间可能出现一些絮状物也应同时放出。然后将上层液体从分液漏斗上口倒出，切记不可也从活塞放出，以免被残留在漏斗颈上的另一种液体所沾污。通常萃取三次即可，最后将所有萃取液混合，加入干燥剂干燥，过滤，旋干滤液得粗品。

有时在萃取过程中会发生乳化现象，其解决的方法为：

① 较长时间静置；

② 若是因碱性而产生乳化，可加入少量酸破坏或采用过滤方法除去；

③ 若是由于两种溶剂（水与有机溶剂）能部分互溶而发生乳化，可加入少量电解质（如氯化钠等），利用盐析作用加以破坏。另外，加入食盐，可增加水相的比重，有利于两相比重相差较小时的分离；

④ 加热以破坏乳状液，或滴加几滴乙醇、磺化蓖麻油等以降低表面张力。

2. 固-液萃取

固-液萃取是从天然物中提取固体天然产物常用的方法，利用溶剂对样品中被提取成分和杂质溶解度的不同达到分离的目的。通常采用回流装置或索氏提取器（或脂肪提取器），后者利用溶剂回流和虹吸原理，使固体物质每一次都能被纯的溶剂所萃取，因而效率较高。

索氏提取器（图 2-7）由冷凝管、提取器、滤纸筒、虹吸管、蒸汽管、萃取瓶（圆底烧瓶）组成。

为增加液体浸溶的面积，萃取前应先将物质研细，用滤纸套包好置于提取器中，提取器下端接盛有萃取剂的烧瓶，上端接冷凝管，当溶剂沸腾时，冷凝下来的溶剂滴入提取器中，待液面超过虹吸管上端后，即虹吸流回烧瓶，因而萃取出溶于溶剂的部分物质。这样利用溶剂回流和虹吸作用，使固体中的可溶物质富集到烧瓶中，提取液浓缩后，将所得固体进一步提纯。

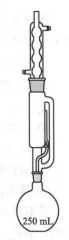

图 2-7 索氏提取器

五、干燥

干燥通常是指除去固体、液体或气体中的少量水分，在有机化学中具有重要的作用。有机物在进行波谱分析、定量或定性分析实验以及物理常数测定时，往往要求预干燥，否则会影响测定结果。有些实验要求在无水条件下进行，因此实验前需将原料、溶剂、仪器等进行干燥。液体有机物在进行蒸馏前也需要干燥，否则沸点前馏分较多，损失产品，而且会影响沸点。

干燥通常分为物理干燥和化学干燥。

物理干燥包括烘干、晾干、吸附、分馏、共沸蒸馏和冷却等。近年来还常用离子交换树脂和分子筛等进行干燥，它们都是固体脱水剂，利用晶体内部的孔穴吸附水分子，加热到一定温度后又可以释放出水分子，因此可重复利用。

化学方法是利用干燥剂来除水，根据作用原理又可以分为两类：

① 遇水可逆地结合生成水合物，如 $CaCl_2$：

$$CaCl_2 + nH_2O \Longrightarrow CaCl_2 \cdot nH_2O$$

② 遇水发生不可逆的化学反应，生成新的化合物，如 Na：

$$2Na + 2H_2O \stackrel{}{=\!=\!=} 2NaOH + H_2$$

1. 液体有机化合物的干燥

液体有机化合物的干燥，一般是把干燥剂直接加入到有机物中，因此干燥剂不能与被干燥液体发生反应，也不能溶解在被干燥液体中，另外还应该符合吸水容量大、干燥速度快、价格低廉等要求。常用干燥剂性能及应用范围见表2-2。

表 2-2 常用干燥剂性能及应用范围

干燥剂	吸水作用	吸水容量	干燥效能	干燥速度	应用范围
氯化钙	形成 $CaCl_2 \cdot nH_2O$ $n=1、2、4、6$	0.97（按 $CaCl_2 \cdot 6H_2O$ 计）	中等	较快	能与醇、酚、胺、酰胺及某些醛、酮形成配合物，因此不能用来干燥这些化合物,工业品中可能含有氢氧化钙和氧化钙，故不能用来干燥酸类
硫酸镁	形成 $MgSO_4 \cdot nH_2O$ $n=1、2、4、5、6、7$	1.05（按 $MgSO_4 \cdot 7H_2O$ 计）	较弱	较快	中性，应用范围广，可代替 $CaCl_2$,并可以用来干燥酯、醛、酮、腈、酰胺等不能用 $CaCl_2$ 干燥的化合物
硫酸钠	形成 $NaSO_4 \cdot 10H_2O$	1.25	弱	缓慢	中性，一般用于有机液体的初步干燥
硫酸钙	形成 $CaSO_4 \cdot 2H_2O$	0.06	强	快	中性，常与硫酸镁（钠）配合，做最后干燥之用
碳酸钾	形成 $K_2CO_3 \cdot 1/2H_2O$	0.2	较弱	慢	弱碱性，用于干燥醇、酮、酯、胺及杂环等碱性化合物，不适于酸、酚等酸性物质
氢氧化钾（钠）	溶于水	—	中等	快	弱碱性，用于干燥胺、杂环等碱性化合物，不能用于干燥醇、酯、醛、酮、酸、酚等
金属钠	$Na + H_2O \stackrel{}{=\!=\!=}$ $NaOH + 1/2\,H_2$	—	强	快	限于干燥醚、烃类中的痕量水分，用时切成小块或压成丝状
氧化钙	$CaO + H_2O \stackrel{}{=\!=\!=}$ $Ca(OH)_2$	—	强	较快	适于干燥低级醇类
五氧化二磷	$P_2O_5 + 3H_2O \stackrel{}{=\!=\!=}$ $2H_3PO_4$	—	强	快	适于干燥醚、烃、卤代烃、腈等中的痕量水分，不适于干燥醇、胺、酮等
分子筛	物理吸附	约 0.25	强	快	适于各类有机物的干燥

干燥剂只适合用于干燥少量水分，若含水量很大，应在萃取时将水分尽量除去。对于含水量较多而又不易干燥的有机物，可以先用吸水容量大的干燥剂干燥，除去大部分水分，然后用干燥性强的干燥剂除去微量水分。干燥剂的用量要适当，用量少干燥不完全，用量多会吸附产品，通常认为有机物加入干燥剂后由浑浊变澄清，即干燥完全。若发现干燥剂黏结在瓶壁上，应补加干燥剂。

2. 固体有机物的干燥

干燥固体有机化合物，主要是为了除去残留在固体中的少量低沸点溶剂，如水、乙醚、丙酮、苯等，常用操作如下：

① 晾干：将待干燥的物质放在干燥洁净的玻璃皿或滤纸上，上面再铺一层滤纸，自然晾干；适用于在空气中稳定、不易分解、不易吸潮的固体物质。

② 烘干：将待干燥的物质放在表面皿或蒸发皿上，在恒温干燥箱或恒温真空干燥箱中烘干，也可用其他方法烘干；适用于熔点较高且遇热不分解的物质。

③ 抽干：有些物质可以置于梨形瓶或圆底烧瓶中用真空泵抽干。

六、薄层色谱

薄层色谱法（thin layer chromatography，TLC），又称薄层层析，是一种微量、快速、简便的检测与分离方法，常用于柱色谱分离条件的探索及洗脱剂的选择、柱色谱过程跟踪、化合物的初步鉴定、混合物的分离、合成反应进程的跟踪及产品鉴定等。

比较常用的是吸附薄层色谱，是将吸附剂均匀涂在玻璃板上作固定相，经干燥、活化后，点上待分离的样品，用适当的溶剂作展开剂（即流动相）。样品中的各组分随流动相向上移动，吸附能力弱的组分（即极性较小）移动较快，吸附能力强的组分（即极性较大）移动较慢，最终将各组分分离。在薄层板上混合物的每个组分上升的高度（x）与展开剂上升的前沿（y）之比称为该化合物的 R_f 值，又称比移值，即 $R_f = x/y$（图 2-8）。

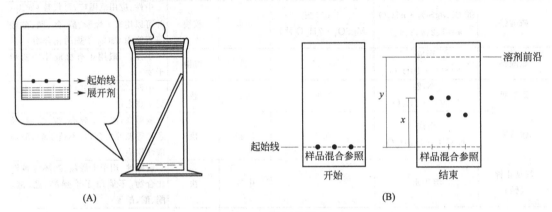

图 2-8　薄层色谱法

吸附薄层色谱常用的吸附剂是氧化铝和硅胶。硅胶是无定形多孔性的物质，略具酸性，适用于酸性和中性化合物的分离和分析。

硅胶 H——不含黏合剂。

硅胶 G——含煅石膏做黏合剂。

硅胶 HF254——含荧光物质，可在波长 254 nm 紫外光下观察荧光。

硅胶 GF254——含有煅石膏和荧光剂。

薄层色谱用的氧化铝也分为氧化铝 G、氧化铝 GF254 及氧化铝 HF254，氧化铝极性比硅胶大，比较适合分离极性小的化合物。各类有机化合物与上述两类吸附剂的亲和力的大小次序大致如下：

羧酸＞醇＞伯胺＞酯、醛、酮＞芳香族化合物＞卤代物＞醚＞烯烃＞烷烃

完成 TLC 分析，通常需经制板、点样、展开、显色 4 步操作。

（1）薄层板的制备与活化

一般选用适当规格的表面光滑平整的玻璃板，常用的薄层板规格有：10 cm×20 cm、5 cm×20 cm、20 cm×20 cm 等。称取适量硅胶，加入 0.2%～0.5% 羧甲基纤维素钠（CMC-Na）溶液，搅拌均匀，进行制板。一般来说，10 cm×20 cm 的玻璃板需要 3～5 g 硅胶；硅胶与羧甲基纤维素钠的比例一般为 1∶2～1∶4。制好的玻璃板置于水平台上，注意防尘。在空气中自然干燥后，置于烘箱中 110 ℃干燥 0.5～1 h 进行活化，取出，自然冷却，并将其放于紫外光灯（254 nm）下检视，薄层板无花斑、水印，方可备用。

（2）点样

点样前，先用铅笔在层析上距末端 1 cm 处轻轻画一横线，然后用毛细管吸取样液垂直地、轻轻地在横线上点样。如果溶液浓度不够，需要重复点样，可在前一次样点干后，在原点样处再点，点样斑点直径不要大于 2 mm，若斑点过大，往往会造成脱尾、扩散等现象。一块板上可以点多个样，但是样点间距离一般不小于 1～1.5 cm，样点与玻璃边缘距离至少 1 cm，防止边缘效应。

（3）展开

在展开过程中，必须选择合适的展开剂。展开剂的极性越大，对化合物的解吸能力越强（即样品对吸附剂的吸附能力越弱），R_f 值就越大。常用展开剂极性大小顺序为：

己烷、石油醚＜环己烷＜四氯化碳＜三氯乙烯＜二硫化碳＜甲苯＜苯＜二氯甲烷＜三氯甲烷＜乙醚＜乙酸乙酯＜丙酮＜丙醇＜乙醇＜甲醇＜水＜吡啶＜乙酸

根据需要，也可以选择混合溶剂为展开剂。薄层色谱的展开必须在密闭容器中进行，将选择的展开剂倒入展开缸中（高度约为 0.5 cm），待展开缸中充满溶剂蒸气后，再将点好样的薄层板放入展开缸中，注意展开剂不能没过样点，当展开剂展开至前沿距板顶端 0.5～1 cm 处时，取出薄层板，用铅笔画出前沿位置，晾干。

薄层板点样后，应待溶剂挥发完，再放入展开缸中展开。R_f 值一般控制在 0.3～0.8，当 R_f 值很大或很小时，应适当改变流动相的比例。

（4）显色

展开后的薄层板经过干燥后，若分离的化合物本身有颜色，可直接在薄层板上看到分开的各组分斑点。若本身无颜色但有紫外吸收，可在紫外光灯下观察到斑点。有时也可以用显色剂显色，常用的显色剂有碘、高锰酸钾、磷钼酸、浓硫酸等。

七、柱色谱

柱色谱的原理与薄层色谱基本相似（图 2-9）。色谱柱内装有经活化的吸附剂（固定相），再加入样品，样品中的各组分在柱的顶端被吸附剂吸附，然后从柱的顶端加入有机溶剂（洗脱剂），由于各组分的吸附能力不同，所以各组分随洗脱剂向下移动的速度也不一样，吸附能力最弱的，首先随溶剂流出，吸附能力强的后流出，以此达到分离的效果，通常可以通过 TLC 进行跟踪。

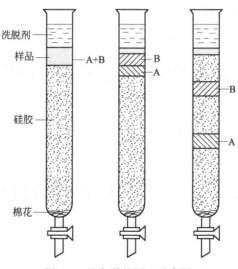

图 2-9　柱色谱的原理示意图

常用的吸附剂有氧化铝、硅胶、氧化镁、碳酸钙和活性炭等。合适的吸附剂通常符合以下几个要求：与被分离物质和展开剂不发生化学反应，颗粒大小均匀合适等。柱色谱中常用硅胶吸附剂，对各类化合物的吸附能力与 TLC 相似。

柱色谱的洗脱剂与 TLC 的展开剂也基本相同，通常采用 TLC 展开剂稀释一倍作柱色谱的洗脱剂。

柱色谱的基本操作步骤通常包括装柱、上样、洗脱分离等。

(1) 装柱

如柱子底部装有砂芯，可以直接加入吸附剂，如无砂芯则需在底部加入脱脂棉及 0.5 cm 左右厚度的石英砂。色谱柱的大小要根据分离样品量及分离的难易程度进行选择。

装柱一般有湿法和干法两种。

① 湿法装柱：首先将备用的溶剂装入管内，约为柱高的四分之三，再将硅胶和溶剂调成糊状，慢慢地倒入柱内，此时应将管的下端旋塞打开，控制流出速度为 1 滴/s，同时可以用吸耳球轻轻敲打柱子，使吸附剂均匀地下沉，然后再加压将柱子压实、压平，最后在柱子顶端加入 0.5～1 cm 厚的石英砂。注意：柱内液面始终要高于吸附剂。

② 干法装柱：在色谱柱的顶端放置一个干燥漏斗，直将硅胶倒入柱内，同时用吸耳球轻轻敲打柱子两侧将硅胶界面敲平，再用泵将柱子抽实，然后在柱的顶端加入 0.5～1 cm 厚的石英砂。最后是用洗脱剂"走柱子"，一般洗脱剂是采用 TLC 分析得到的展开剂的比例再稀释一倍后的溶剂。通常上面加压，下面再用泵抽，这样可以加快速度，并可以使柱子比较结实。

(2) 上样

上样也有干法和湿法之分。干法就是把待分离的样品用少量溶剂溶解后，加入少量吸附剂，搅拌均匀后将溶剂旋干，再将得到的粉末小心地加到柱子的顶层，最后还应该再加一层石英砂。湿法上样是先用少量溶剂将样品溶解，再用胶头滴管将其转移到柱子里。注意：一般不要将所有样品都上样，需要留出少量样品作对照用。

(3) 洗脱分离

上样完毕后，先用洗脱剂洗脱，然后不断加入洗脱剂，并保持一定高度的液面，在整个操作中勿使硅胶表面的溶液流干，一旦流干，再加溶剂，容易导致吸附剂柱子产生气泡和裂缝，影响分离效果。同时要注意控制洗脱液的流出速度，一般不宜太快，太快会使柱中交换来不及达到平衡，因而影响分离效果。收集洗脱液时，可采用试管、锥形瓶等进行等份收集，并随时将收集液与原样点板对照。

第二节　药物化学实验

本部分实验共 9 个，其中前 8 个为药物合成实验，最后一个为综合型实验。每个实验建议学时为 8 学时。任课教师可根据自己的实验设备和条件，选取合适的实验进行。

实验 2-1　对乙酰氨基酚的制备

一、实验目的

1. 掌握对乙酰氨基酚合成的原理和方法。

2. 学习热水重结晶提纯对乙酰氨基酚的操作方法。

3. 学会运用 TLC 和 ^{1}H NMR 方法进行产物的鉴定。

二、实验原理

对乙酰氨基酚（Aceta minophen），又名扑热息痛，是一种广泛使用的非处方止痛及退热药，用于治疗感冒发热、关节痛、神经痛、偏头痛、癌痛及手术痛。常见的含对乙酰氨基酚的药物包括散利痛、泰诺、白加黑等。对乙酰氨基酚的合成常由硝基酚钠经还原后得对氨基酚，然后再乙酰化得对乙酰氨基酚。

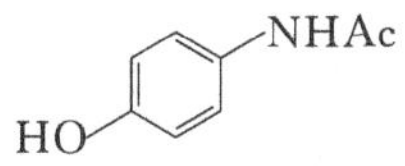

在一定条件下，对氨基酚可以与乙酸、乙酸酐发生 N-酰化反应生成对乙酰氨基酚，但不同酰化剂和反应条件的酰化率差异很大。本实验利用乙酸酐作酰化剂和对氨基酚反应制备得到对乙酰氨基酚。

对乙酰氨基酚为白色结晶粉末，熔点为 168～172 ℃，易溶丙酮、乙醇、乙酸乙酯等常规溶剂，微溶于水。

合成路线如下：

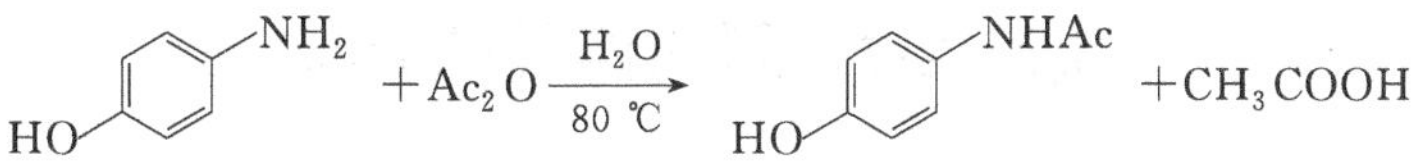

三、实验材料与仪器

对氨基苯酚，乙酸酐，亚硫酸钠，0.5％亚硫酸氢钠溶液。

单口烧瓶，磁力搅拌子，回流冷凝装置，过滤装置，熔点仪等。

四、实验步骤

1. 对乙酰氨基酚的制备

在 100 mL 单口烧瓶中依次加入对氨基苯酚 4g、蒸馏水 12 mL[1]、乙酸酐 4.5 mL、磁力搅拌子一枚，轻摇混匀，置于水浴或者油浴中，装上回流冷凝装置，加热至 80 ℃搅拌反应 30 min。稍冷后，加入 25 mL 冷水析晶。抽滤，用 10 mL 冷水分两次洗涤滤饼，抽干后得对乙酰氨基酚粗品，称重。

2. 对乙酰氨基酚精制

在 100 mL 单口烧瓶中加入对乙酰氨基酚粗品，每克粗品加入 5 mL 水，置于沸腾水浴中振摇溶解[2]，加入饱和亚硫酸氢钠溶液 2.5 mL[3]，静置冷却至室温析晶[4]。过滤，滤饼用 0.5％亚硫酸氢钠溶液 5 mL 分两次洗涤，再用纯水洗涤，抽干，干燥后得对乙酰氨基酚白色固体，测熔点，称重，计算产率。

3. 结构确证

（1）TLC 对照法

（2）红外吸收光谱法

（3）核磁共振波谱法

注释：

[1] 先加水，再加乙酸酐的目的是让对氨基苯酚先在水中混合均匀，乙酸酐可选择

性地酰化氨基而不与羟基反应。若以乙酸代替，则难以控制，反应时间长且产品质量差。

[2] 若溶液有颜色，稍冷后加入活性炭 1g，煮沸 5 min 后趁热抽滤，抽滤瓶中预先加入饱和亚硫酸氢钠 2.5 mL。

[3] 亚硫酸氢钠饱和溶液的作用是防止对乙酰氨基酚被空气中的氧气所氧化，但亚硫酸氢钠浓度不宜过高，否则会影响产品质量。

[4] 滤液放冷析晶时，如出现过饱和现象则结晶不易出现，可用玻璃棒在烧杯壁轻轻摩擦产生晶种引发结晶。

五、思考题

1. 比较对乙酰氨基酚与乙酰水杨酸合成的不同点。
2. 酰化反应为何选用乙酸酐而不用乙酸作酰化剂？
3. 加亚硫酸氢钠的目的是什么？
4. 对乙酰氨基酚中的可能杂质是什么？它是如何产生的？
5. 对乙酰氨基酚精制原理是什么？若没有出现结晶需要怎么处理？

实验 2-2　阿司匹林的合成

一、实验目的

1. 掌握酯化反应和重结晶的原理及基本操作。
2. 熟悉磁力搅拌器、紫外分析仪和熔点仪的使用方法。
3. 学会运用 TLC 和 ^{1}H NMR 方法进行产物的鉴定。

二、实验原理

阿司匹林（Aspirin），又名乙酰水杨酸，为解热镇痛药，用于治疗伤风、感冒、头痛、发热、神经痛、关节痛及风湿病等。近年来，许多研究又证明它具有抑制血小板凝聚的作用，其治疗范围又进一步扩大到预防血栓形成、治疗心血管疾病。阿司匹林化学名为 2-乙酰氧基苯甲酸，化学结构式为：

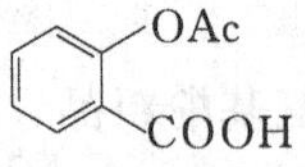

阿司匹林为白色针状或板状结晶，熔点为 135～140 ℃，易溶于乙醇，可溶于氯仿、乙醚，微溶于水。

合成路线如下：

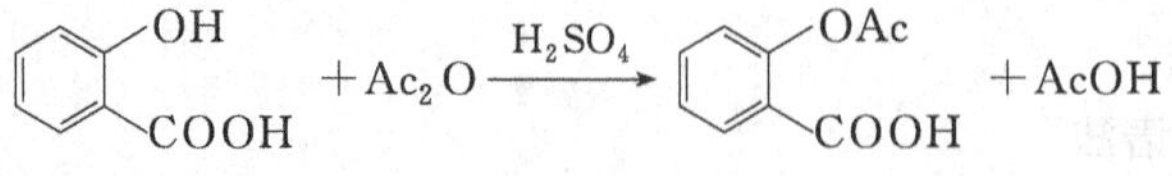

三、实验材料与仪器

水杨酸，乙酸酐，浓硫酸，乙醇，冰醋酸，硫酸铁铵指示液，盐酸等。

球形冷凝管，三颈瓶，磁力搅拌器，抽滤装置，圆底烧瓶等。

四、实验步骤

1. 酯化

在装有球形冷凝管的 100 mL 三颈瓶中，依次加入水杨酸 2g、乙酸酐 3 mL、浓硫酸 2滴。慢慢开动磁力搅拌器[1]，置于油浴（或水浴）中加热，待浴温升至 70 ℃后，维持在此温度反应 1 h。撤离油浴（或水浴），稍冷，倒入 30 mL 冷水[2]，继续搅拌，直至阿司匹林全部析出。抽滤，用少量冷水洗涤，压干，得粗品。

2. 精制

将所得粗品置于附有球形冷凝管的 25 mL 圆底烧瓶中，加入 5～6 mL 乙醇，于油浴（或水浴）上加热至阿司匹林全部溶解[3]，稍冷，溶液[4] 慢慢倾入 15 mL 热水（约 60 ℃）中，自然冷却至室温，析出白色结晶。待结晶析出完全后，抽滤，用少量稀乙醇（约 20%）洗涤，压干，置于红外灯下干燥（干燥时温度不超过 60 ℃为宜），测熔点，计算产率。

3. 水杨酸限量检查[5]

取阿司匹林 0.1g，加 1 mL 乙醇溶解后，加冷水适量，定容制成 50 mL 溶液。立即加入 1 mL 新配制的稀硫酸铁铵溶液，摇匀；30s 内显色，与对照液（0.1%）比较，不得更深。

对照液的制备：精密称取水杨酸 0.1g，加少量水溶解后，加入 1 mL 冰醋酸，摇匀；加冷水适量，定容制成 1000 mL 溶液，摇匀。精密吸取 1 mL 该溶液，加入 1 mL 乙醇、48 mL 水、1 mL 新配制的稀硫酸铁铵溶液，摇匀。

稀硫酸铁铵溶液的制备：取盐酸（1 mol/L）1 mL、硫酸铁铵指示液 2 mL[6]，加冷水适量，制成 1000 mL 溶液，摇匀。

4. 结构确证

（1）TLC 对照法

（2）红外吸收光谱法

（3）核磁共振波谱法

注释：

[1] 防止反应液溅到瓶壁。

[2] 当反应规模较大时建议将反应液倒入相应的冷水中。

[3] 若粗品未全溶解可补加少量乙醇。

[4] 若颜色较深可加入活性炭回流脱色 10 min，再趁热抽滤。

[5] 选做实验。

[6] 硫酸铁铵指示液新鲜配制[每 100 mL H_2O 溶解 8g $NH_4Fe(SO_4)_2$]。

五、思考题

1. 向反应液中加入少量浓硫酸的目的是什么？是否可以不加？为什么？

2. 本反应可能发生哪些副反应？产生哪些副产物？

3. 阿司匹林精制选择溶媒依据什么原理？为何滤液要自然冷却？

实验 2-3　扑炎痛的合成

一、实验目的

1. 通过乙酰水杨酰氯的制备，了解氯化试剂的选择及操作中的注意事项。
2. 通过本实验了解拼合原理在化学结构修饰方面的应用。
3. 通过本实验了解 Schotten-Baumann 酯化反应原理。
4. 学会运用 TLC 和 ^{1}H NMR 方法进行产物的鉴定。

二、实验原理

扑炎痛（Benorylate）为一种新型解热镇痛抗炎药，由阿司匹林和对乙酰氨基酚经拼合原理制成。它既保留了原药的解热镇痛功能，又减小了原药的毒副作用，并有协同作用。它适用于急性或慢性风湿性关节炎、风湿痛、感冒发热、头痛及神经痛等。扑炎痛化学名为2-乙酰氧基苯甲酸-4-乙酰氨基苯酯，化学结构式为：

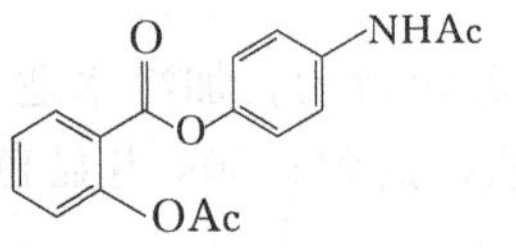

扑炎痛为白色结晶性粉末，无臭无味。熔点为 174～178 ℃，不溶于水，微溶于乙醇，溶于氯仿、丙酮。

合成路线如下：

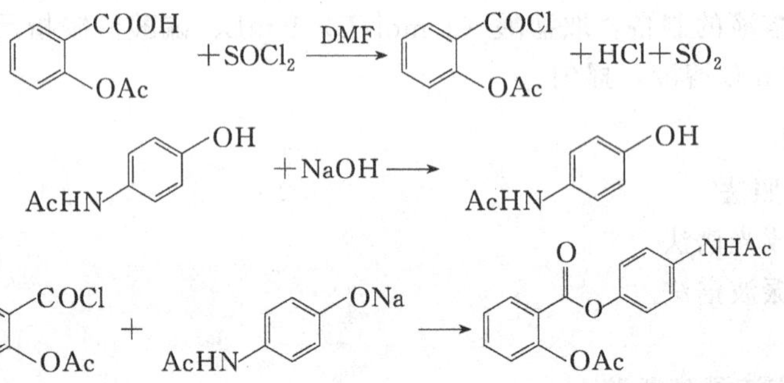

三、实验材料与仪器

阿司匹林，氯化亚砜，N,N-二甲基甲酰胺（DMF），无水氯化钙，NaOH 溶液，对乙酰氨基酚，乙醇等。

圆底烧瓶，磁力搅拌器，球形冷凝管，干燥管，导气管，温度计，三颈瓶，抽滤装置等。

四、实验步骤

1. 乙酰水杨酰氯的制备

在配备磁力搅拌子的 50 mL 干燥圆底烧瓶中，依次加入阿司匹林 2g 和氯化亚砜1.1 mL。缓慢开动磁力搅拌器搅拌 2 min 后加入 N,N-二甲基甲酰胺（DMF）1 滴[1]，迅速装上球形冷凝管，并装上顶端附有氯化钙干燥剂的干燥管。干燥管出口连接导气管，导气管另一端连接三角漏斗，通到含 NaOH 水溶液的吸收瓶中。将反应瓶置于油浴上慢慢加热至 70 ℃（约 10～15 min），维持油浴温度在（70±2）℃反应 70 min，冷却后加入无水丙酮 3 mL，混匀，密闭备用[2]。

2. 扑炎痛的制备[3]

在配有温度计、磁力搅拌子的 100 mL 三颈瓶中，加入对乙酰氨基酚 2g、水 10 mL。放入冰水浴中使反应液温度冷至 10 ℃左右，在快速磁力搅拌下滴加氢氧化钠溶液（850 mg 氢氧化钠加 4 mL 水配成，用滴管滴加）。滴加完毕后，保持反应温度在 8～12 ℃之间，在强烈搅拌下，慢慢滴加上面实验制得的乙酰水杨酰氯的丙酮溶液（用恒压滴液漏斗滴加，在 20 min 左右滴完）。滴加完毕后，用 20％氢氧化钠溶液调至 pH≥10，控制温度在 8～12 ℃之间继续搅拌反应 60 min，抽滤，水洗至中性，得粗品，称重，计算产率。

3. 精制

将扑炎痛粗品置于装有球形冷凝管的 100 mL 圆底烧瓶中，每克粗品加入 95％乙醇 10 mL，在水浴上加热至溶解[4]。自然冷却，待结晶完全析出后，抽滤，压干；用少量乙醇洗涤两次（母液回收），压干，干燥，称重，测熔点，计算产率。

4. 结构确证

（1）标准物 TLC 对照法

（2）红外吸收光谱法

（3）核磁共振波谱法

注释：

[1] 氯化亚砜是由羧酸制备酰氯最常用的氯化试剂，不仅价格便宜而且沸点低，生成的副产物均为挥发性气体，故所得酰氯产品易于纯化。氯化亚砜遇水可分解为二氧化硫和氯化氢，因此所用仪器均需干燥。反应用阿司匹林需在 60 ℃干燥 4 h。DMF 作为催化剂，用量不宜过多，否则影响产品的质量。制得的酰氯易被水解，不易久置。

[2] 如用玻璃塞，注意避免由于固体析出而导致塞子打不开的情况发生。

[3] 扑炎痛制备采用 Schotten-Baumann 酯化反应，即乙酰水杨酰氯与对乙酰氨基酚钠缩合酯化。由于对乙酰氨基酚的酚羟基与苯环共轭，加之苯环上又有吸电子的乙酰氨基，因此酚羟基上电子云密度较小，亲核反应性较弱；成盐后酚羟基氧原子电子云密度增大，有利于亲核反应；此外，酚钠成酯，还可避免生成氯化氢，使生成的酯键水解。

[4] 若颜色较深可加入活性炭回流脱色 30 min，趁热抽滤（布氏漏斗、抽滤瓶应预热），并将滤液趁热转移至烧杯中。

五、思考题

1. 乙酰水杨酰氯的制备，操作上应注意哪些事项？

2. 在扑炎痛的制备中，为什么采用先制备对乙酰氨基酚钠，再与乙酰水杨酰氯进行酯化，而不直接酯化？

3. DMF 作为催化剂的原理是什么？画出可能的反应机理。

4. 通过本实验说明酯化反应在结构修饰上的意义。

实验 2-4　依达拉奉的合成

一、实验目的

1. 掌握依达拉奉合成的基本原理。
2. 掌握混合溶剂重结晶技巧。
3. 学会运用 TLC 和 ^{1}H NMR 方法进行产物鉴定。

二、实验原理

依达拉奉（Edaravone）是一种脑保护剂（自由基清除剂）。临床上用于治疗脑梗死引起的神经病变。依达拉奉可清除自由基，抑制脂质过氧化，从而抑制脑细胞、血管内皮细胞、神经细胞的氧化损伤。其化学名为 3-甲基-1-苯基-2-吡唑啉-5-酮，化学结构式为：

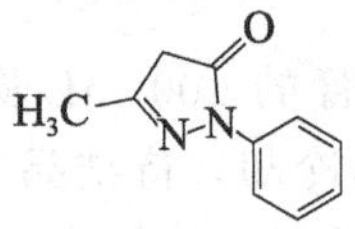

本品为白色或类白色结晶性粉末，无臭、无味。熔点为 127.5～128.0 ℃，易溶于乙醇和乙酸，微溶于水。

合成路线如下：

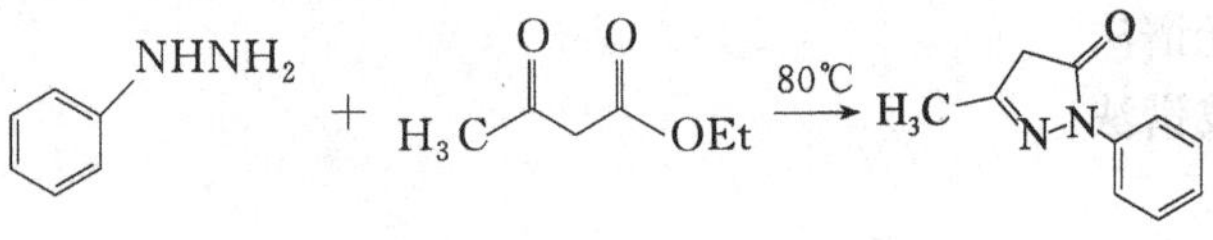

三、实验材料与仪器

苯肼，乙酰乙酸乙酯，乙酸乙酯，乙醇等。
三颈瓶，回流冷凝管，磁力搅拌器，磁力搅拌子，温度计，抽滤装置，圆底烧瓶等。

四、实验步骤

1. 依达拉奉的制备

在装有回流冷凝管、磁力搅拌子和温度计的 100 mL 三颈瓶中，依次加入苯肼 3.0 mL 和乙酰乙酸乙酯 3.8 mL。随后搅拌并加热至 80 ℃，反应 5 h。稍冷后室温放置过夜后析出黄色固体。抽滤，滤饼用少量乙酸乙酯洗涤，干燥，得到依拉达奉粗品。称重，计算产率。

2. 重结晶

取粗品 2.0 g[1]，置于装有回流冷凝管和磁力搅拌子的 100 mL 圆底烧瓶中，加入乙酸乙酯与乙醇（体积比 2∶1）的混合溶液 5 mL，升温至回流使粗品溶解[2]。自然冷却至室温，析出颗粒状晶体，再置于冰水浴中充分冷却。抽滤，干燥，称重，计算重结晶产率，测熔点。

3. 结构确证

（1）TLC 对照法
（2）红外吸收光谱法
（3）核磁共振波谱法

注释：

[1] 如果粗品不足 2g，则所用混合溶剂量也需要等比例缩减。

[2] 若颜色较深，可加入活性炭 0.5g，回流脱色 10 min，再趁热过滤。

五、思考题

1. 该缩合反应的机理是什么？

2. 本反应可能发生哪些副反应，产生的可能副产物是什么？

3. 依达拉奉精制时选择溶媒的依据是什么？如何提高重结晶的产率？

实验 2-5 葡萄糖酸锌的制备

一、实验目的

1. 掌握葡萄糖酸锌的制备原理和方法。

2. 掌握通过温度、溶剂等条件纯化产品的方法。

3. 学会运用 ^{1}H NMR 方法进行产物的鉴定。

二、实验原理

葡萄糖酸锌（Zinc Gluconate），是一种重要的锌补充剂，可用于治疗小儿厌食症、各种皮肤痤疮、复发性阿弗口腔溃疡等缺锌性疾病。葡萄糖酸锌的化学名是(T-4)-双(D-葡萄糖酸-$\kappa O1,\kappa O2$)-锌，化学结构式为：

葡萄糖酸锌为白色结晶或颗粒状粉末，无臭，味微涩，熔点为 172～175 ℃，易溶于水，不溶于无水乙醇、三氯甲烷、乙醚等溶剂。

合成路线如下：

三、实验材料与仪器

葡萄糖酸，ZnO，95％乙醇等。

三颈瓶，球形冷凝管，烧杯等。

四、实验步骤

1. 合成

在装有球形冷凝管的 100 mL 三颈瓶中，依次加入 10.8g 葡萄糖酸[1]、40 mL 水。开动磁力搅拌器，置于水浴中加热，待浴温升至 60 ℃后，分多批次加入 2.7g ZnO 粉末[2]。加完后，在相同温度下继续搅拌 30 min，测定 pH。若 pH＞6，则加入少量葡萄糖酸调节 pH 到 6 左右。继续反应 10 min[3]，过滤除去多余的氧化锌，滤液倒入烧杯中，冷却至室温，边搅拌边加入

20 mL 95％乙醇，析出大量胶状葡萄糖酸锌，倾泻去除乙醇溶液。充分搅拌下再加入 10 mL 95％乙醇，用冰水降温析出产物，过滤后得到葡萄糖酸锌粗品，称重。

2. 精制

将所得粗品置于附有球形冷凝管的 25 mL 圆底烧瓶中，加入 10 mL 水，水浴加热到 90 ℃，至葡萄糖酸锌全部溶解[2]，冷却到室温。加入 10 mL 95％乙醇，充分搅拌后，静置，待结晶析出完全后，抽滤，压干，干燥后测熔点，计算产率。

3. 结构确证

（1）红外吸收光谱法

（2）核磁共振波谱法

注释：

[1] 此处也可以为 50％葡萄糖酸水溶液，此时适当减少水加入的量。

[2] 加入 ZnO 后，溶液先变浑浊后逐渐澄清，溶液澄清后，再继续加入 ZnO，约 20 min 加完。

[3] 若有不溶物存在，趁热过滤除去不溶物。

五、思考题

1. 制备葡萄糖酸锌的原理是什么？
2. 在沉淀与结晶葡萄糖酸锌时均加入 95％乙醇的目的是什么？
3. 制备葡萄糖酸锌的其他方法还有哪些？

实验 2-6　二氢吡啶钙离子拮抗剂的合成

一、实验目的

1. 了解硝化反应的种类、特点及操作条件。
2. 学习硝化剂的种类和不同应用范围。
3. 学习环合反应的种类、特点及操作条件。
4. 学会运用 TLC 和 ^{1}H NMR 方法进行产物的鉴定。

二、实验原理

二氢吡啶钙离子拮抗剂具有很强的扩血管作用，适用于治疗冠脉痉挛、高血压、心肌梗死等症。本品化学名为 2,6-二甲基-4-(3-硝基苯基)-1,4-二氢吡啶-3,5-二羧酸二乙酯，化学结构式为：

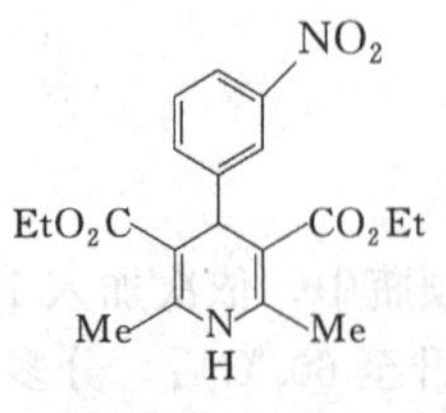

本品为黄色无臭无味的结晶粉末，熔点为 162～164 ℃，无吸湿性，极易溶于丙酮、二氯甲烷、氯仿，溶于乙酸乙酯，微溶于甲醇、乙醇，几乎不溶于水。

合成路线如下：

三、实验材料与仪器

硝酸钾，苯甲醛，乙酰乙酸乙酯，5％碳酸钠溶液，碳酸氢铵，甲醇，乙醇等。

三颈瓶，磁力搅拌器，温度计，滴液漏斗，乳钵，抽滤装置等。

四、实验步骤

1. 硝化

在装有磁力搅拌子[1]、温度计[2]和滴液漏斗的 100 mL 三颈瓶中，加入 20 mL 浓硫酸。在搅拌下分批加入 5.5g 硝酸钾。用冰盐浴冷至 0 ℃ 以下，在强烈磁力搅拌下[3]，慢慢滴加苯甲醛 5g（约 4.8 mL，通常在 30～45 min 滴完），滴加过程中确保反应液温度控制在 0～2 ℃ 之间。滴加完毕，控制反应温度在 0～5 ℃ 之间继续反应 90 min。将反应物慢慢倾入约 100 mL 冰水中，边倒边搅拌，析出黄色固体，抽滤。滤渣移至乳钵中，研细，加入 5 ％ 碳酸钠溶液 10 mL（由 0.5g 碳酸钠加 10 mL 水配成）研磨 5 min，抽滤，用冰水洗涤 7～8 次，压干，得间硝基苯甲醛，自然干燥，测熔点（56～58 ℃），称重，计算产率。

2. 环合

在装有磁力搅拌子、球形冷凝管的 100 mL 圆底烧瓶中，依次加入间硝基苯甲醛 5g[4]、乙酰乙酸乙酯 9 mL、碳酸氢铵 3g、甲醇 10 mL，油浴加热至 50 ℃ 使气泡平稳逸出，待碳酸氢铵固体完全消失后再升温至回流并保持 0.5 h，停止加热，冷却至室温并放置过夜析出固体[5]，抽滤，结晶用少量 95％ 乙醇洗涤，压干，得黄色结晶性粉末，干燥，称重，计算产率。

3. 精制

将上述粗品置于装有回流冷凝管和磁力搅拌子的 100 mL 圆底烧瓶中，加入乙醇（每克粗品加 5 mL 乙醇）升温至回流使粗品溶解。自然冷却至室温，析出晶体，再置于冰水浴中充分冷却。抽滤，干燥，称重，计算产率，测熔点。

4. 结构确证

（1）标准物 TLC 对照法

（2）红外吸收光谱法

（3）核磁共振波谱法

注释：

[1] 充分搅拌是本反应的关键之一，应确保磁力搅拌子具有较好的磁力。

[2] 温度控制是本反应的另一关键，应确保温度计与反应液充分接触。

[3] 整个反应过程中应确保反应液得到充分搅拌。

[4] 若所得间硝基苯甲醛不足 5g，其他试剂按比例适当减少。

[5] 或用冰水冷却以加速固体析出，如无固体析出可尝试用刮刀刮擦瓶壁。

五、思考题

二氢吡啶钙离子拮抗剂的合成原理是什么？

实验 2-7　磺胺醋酰钠的合成

一、实验目的

1. 掌握乙酰化反应的原理及成盐反应。
2. 掌握控制反应过程的 pH、温度等反应条件纯化产品的方法。
3. 加深对磺胺类药物一般理化性质的认识。
4. 学会运用 TLC 和 ^{1}H NMR 方法进行产物的鉴定。

二、实验原理

磺胺醋酰钠（Sulfacetamide Sodium），又名磺胺乙酰钠，能竞争性抑制细菌的二氢叶酸合成酶，使细菌叶酸代谢受阻，从而抑制细菌的生长繁殖，属于广谱抗菌药。磺胺醋酰钠主要用于治疗由易感细菌引起的浅表性结膜炎、角膜炎、睑缘炎等，也用于沙眼和衣原体感染的辅助治疗、霉菌性角膜炎的辅助治疗以及眼外伤、慢性泪囊炎、结膜、角膜和内眼手术的前、后预防感染等。磺胺醋酰钠化学名为 N-[(4-氨基苯基)-磺酰基]乙酰胺钠一水合物，化学结构式为：

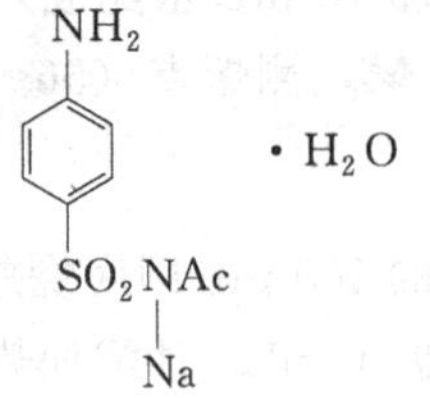

磺胺醋酰钠为白色结晶性粉末，熔点为 257 ℃，无臭味，微苦，易溶于水，微溶于乙醇、丙酮。其合成路线如下：

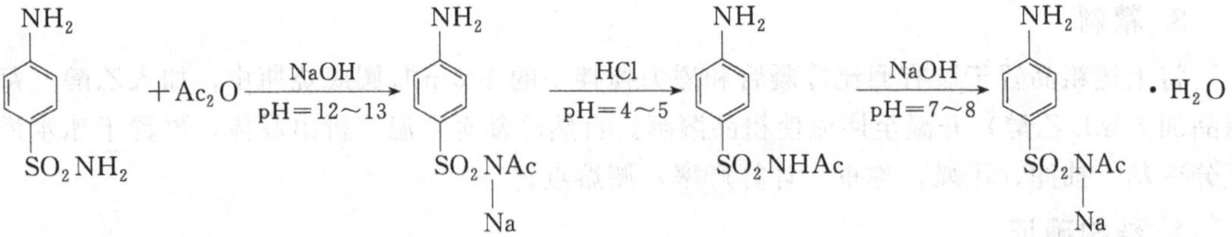

三、实验材料与仪器

磺胺，乙酸酐，氢氧化钠，浓盐酸，10%盐酸溶液，20%氢氧化钠溶液等。
三颈瓶，球形冷凝管，抽滤装置，烧杯等。

四、实验步骤

1. 磺胺醋酰的制备

在装有球形冷凝管的 100 mL 三颈瓶中，加入磺胺 4.3 g、5 mol/L 氢氧化钠水溶液 5.5 mL，开动搅拌，水浴中加热至 50 ℃左右，使磺胺缓慢溶解。待磺胺完全溶解后，分次加入乙酸酐 3.4 mL 和 15 mol/L 氢氧化钠水溶液 3.1 mL（先加入乙酸酐 0.9 mL、15 mol/L 氢氧化钠 0.6 mL；随后，每次间隔 5 min，将剩余的氢氧化钠溶液和乙酸酐分 5 次交替加入[1]）。加料期间维持反应温度在 50～55 ℃；加料完毕继续保持此温度反应 30 min。反应完毕后，停止搅拌，将反应液倾入 100 mL 烧杯中，加水 5 mL 稀释，在冰水浴中用浓盐酸调至 pH＝7[2]，不时搅拌，慢慢析出白色固体，大约 30 min 后，抽滤除去固体。滤液用浓盐酸调至 pH＝4～5[3]，抽滤，得到白色粉末，称重。

用 3 倍量（每克白色粉末加 3 mL）10% 盐酸溶解得到的白色粉末，不时搅拌，确保溶液 pH＜1，尽量使单乙酰物成盐酸盐溶解，抽滤除去不溶物。滤液[4] 用 40% 氢氧化钠调至 pH＝5[5]，析出磺胺醋酰，抽滤，压干，干燥，称重，测熔点（179～184 ℃）。若产品熔点偏差较大，可用热水（1∶5）精制。

2. 磺胺醋酰钠的制备

将制得的磺胺醋酰置于 50 mL 烧杯中，于 90 ℃ 热水浴上滴加计算量（1∶1）的 20 % 氢氧化钠溶液至固体恰好溶解[6]，冷却至室温，析出结晶，抽滤（用丙酮转移），压干，干燥，测熔点，称重，计算产率。

3. 结构确证

（1）TLC 对照法

（2）红外吸收光谱法

（3）核磁共振波谱法

注释：

[1] 滴加氢氧化钠溶液和乙酸酐是交替进行的，每滴完一种溶液后，让其反应 5 min，再滴加另一种溶液，滴加速度不宜过快。在反应过程中交替加料很重要，以使反应液始终保持一定的 pH（pH＝12～13）。

[2] pH 为 7 时析出的固体不是产物，应弃去，产物在滤液中。

[3] pH 为 4～5 时析出的固体是产物。

[4] 滤液若颜色较深，应加少量活性炭室温脱色 10 min，抽滤。

[5] 按实验步骤严格控制每步反应的 pH，以利于除去杂质。溶液 pH 的调节是反应的关键。

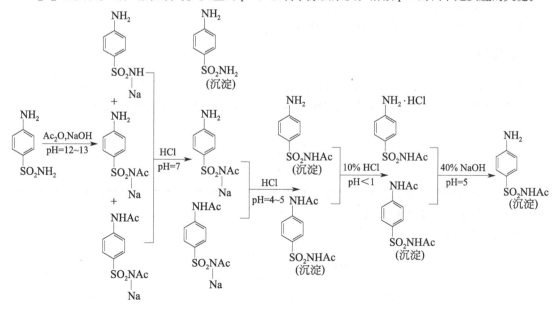

[6] 将磺胺醋酰制成钠盐时，应严格控制 20% NaOH 溶液的用量，按计算量滴加。因磺胺醋酰钠水溶性大，由磺胺醋酰制备其钠盐时若 20% NaOH 的量多于计算量，则损失很大。必要时可加少量丙酮，以使磺胺醋酰钠析出。

$$\text{（SO}_2\text{NHAc，分子量:214）} + \text{NaOH（分子量:40）} \xrightarrow[\text{pH}=7\sim8]{\text{NaOH}} \text{（SO}_2\text{NAc—Na）} + \text{H}_2\text{O}$$

五、思考题

1. 为什么在第一步反应中会生成副反应产物磺胺双醋酰？

2. 磺胺醋酰钠的合成中为什么交替滴加乙酸酐和氢氧化钠？

3. 酰化液处理的过程中，pH 为 7 时析出的固体是什么？pH 为 5 时析出的固体是什么？10% 盐酸中的不溶物是什么？

4. 为什么在 10% 盐酸溶液中有不溶物析出？

5. 反应过程中，调节 pH 在 12～13 是非常重要的。若碱性过强，其结果是磺胺较多，磺胺醋酰次之，双乙酰物较少；碱性过弱的结果是双乙酰物较多，磺胺醋酰次之，磺胺较少，为什么？

6. 将磺胺醋酰制成钠盐时，为什么要严格控制 NaOH 溶液的用量？

实验 2-8 苯妥英钠的合成

一、实验目的

1. 学习安息香缩合反应的原理和应用氰化钠或维生素 B_1 为催化剂进行反应的实验方法。

2. 了解剧毒药氰化钠的使用规则。

3. 学会运用 TLC 和 ^{1}H NMR 方法进行产物的鉴定。

二、实验原理

苯妥英钠（Phenytoin Sodium）为抗癫痫药，适于治疗癫痫的发作，也可用于三叉神经痛及某些类型的心律不齐。苯妥英钠化学名为 5,5-二苯基乙内酰脲钠盐，化学结构式为：

苯妥英钠为白色粉末，无臭，味苦，熔点为 290～299 ℃，微有吸湿性，易溶于水，能溶于乙醇，几乎不溶于乙醚和氯仿。

合成路线如下：

$$\xrightarrow[\text{NaOH}]{\text{H}_2\text{N}\overset{\displaystyle O}{\underset{}{\text{C}}}\text{NH}_2}$$

三、实验材料与仪器

苯甲醛，20％氢氧化钠溶液，氰化钠，维生素 B_1，尿素，活性炭等。

三颈瓶，磁力搅拌器，球形冷凝管，温度计，锥形瓶，抽滤装置等。

四、实验方法

1. 安息香的制备

A 法：在装有磁力搅拌子、温度计、球形冷凝管的 100 mL 三颈瓶中，依次投入苯甲醛 12 mL、乙醇 20 mL。用 20％ NaOH 溶液调至 pH＝8，小心加入氰化钠 0.3 g[1]，开动搅拌，在水浴上加热回流 1.5 h。反应完毕，充分冷却，析出结晶，抽滤，用少量水洗，干燥，得安息香粗品。

B 法：于锥形瓶内加入维生素 B_1 2.7 g、水 10 mL、95％乙醇 20 mL。不时摇动，待维生素 B_1 溶解，加入 2 mol/L NaOH 7.5 mL，充分摇动，加入新蒸馏的苯甲醛 7.5 mL，放置一周。抽滤得淡黄色结晶，用冷水洗涤，得安息香粗品。

2. 联苯甲酰的制备

在装有磁力搅拌子、温度计、球形冷凝管的 100 mL 三颈瓶中，投入安息香 6 g、稀硝酸（HNO_3：H_2O＝1∶0.6）15 mL[2]。开动搅拌，用油浴加热，逐渐升温至 110～120 ℃，反应 2 h（反应中产生的氧化氮气体，可从冷凝管顶端装一导管，将其通入水池中排出）。反应毕，在搅拌下，将反应液倾入 40 mL 热水中，搅拌至结晶全部析出。抽滤，结晶用少量水洗，干燥，得粗品。

3. 苯妥英的制备

在装有磁力搅拌子、温度计、球形冷凝管的 100 mL 三颈瓶中，投入联苯甲酰 4 g、尿素 1.4 g、20％ NaOH 溶液 12 mL、50％ 乙醇 20 mL，开动搅拌，加热至回流反应 30 min。反应完毕，反应液倾入到 120 mL 沸水中，加入活性炭，煮沸 10 min，放冷，抽滤。滤液用 10％盐酸溶液调至 pH＝6，放置析出结晶，抽滤，结晶用少量水洗，得苯妥英粗品。

4. 成盐与精制

将苯妥英粗品置于 100 mL 烧杯中，按粗品与水为 1∶4 的比例加入水[3]，水浴加热至 40 ℃，加入 20％ NaOH 溶液至全溶，加活性炭少许，在搅拌下加热 5 min，趁热抽滤，滤液加氯化钠至饱和。放冷，析出结晶，抽滤，少量冰水洗涤，干燥得苯妥英钠，称重，计算产率。

5. 结构确证

（1）红外吸收光谱法
（2）标准物 TLC 对照法
（3）核磁共振光谱法

注释：

[1] 氰化钠为剧毒药品，微量即可致死，故使用时应严格遵守下列规则：

① 使用时必须戴好口罩、手套，若手上有伤口，应预先用胶布贴好。

② 称量和投料时，避免撒落他处，一旦撒出，可在其上倾倒过氧化氢溶液，稍过片刻，再用湿抹布抹去即可。粘有氰化钠的容器、称量纸等要按上法处理，不允许不加处理乱丢乱放。

③ 投入氰化钠前，一定要用 20% NaOH 溶液调至 pH=8，pH 低，可产生剧毒的氰化氢气体（氰化氢为无色气体，空气中最高允许量为 10 mg/L）。

[2] 硝酸为强氧化剂，使用时应避免与皮肤、衣服等接触，氧化过程中，硝酸被还原产生氧化氮气体，该气体具有一定刺激性，故须控制反应温度，以防止反应剧烈，大量氧化氮气体逸出。

[3] 制备钠盐时，水量稍多，可使产率受到明显影响，要严格按比例加水。

五、思考题

1. 试述 NaCN 及维生素 B_1 在安息香缩合反应中的作用（催化机理）。

2. 制备联苯甲酰时，反应温度为什么要逐渐升高？氧化剂为什么不用硝酸，而用稀硝酸？

3. 苯妥英钠精制的原理是什么？

实验 2-9　综合型实验：盐酸普鲁卡因的合成与紫外分光光度法测定

第一部分：

一、实验目的

1. 通过局部麻醉药盐酸普鲁卡因的合成，学习酯化、还原等单元反应。

2. 掌握利用水和二甲苯共沸脱水的原理进行羧酸的酯化操作。

3. 掌握水溶性大的盐类用盐析法进行分离及精制的方法。

4. 学会运用 TLC 和 ^{1}H NMR 方法进行产物的鉴定。

二、实验原理

盐酸普鲁卡因（Procaine Hydrochloride）为局部麻醉药，作用强，毒性低，临床上主要用于浸润、脊椎及传导麻醉。盐酸普鲁卡因化学名为对氨基苯甲酸 2-二乙氨基乙酯盐酸盐，化学结构式为：

$$H_2N\!-\!\!\!\bigcirc\!\!\!-COOCH_2CH_2NEt_2 \cdot HCl$$

盐酸普鲁卡因为白色细微针状结晶或结晶性粉末，无臭，味微苦而麻，熔点为 153～157 ℃。易溶于水，溶于乙醇，微溶于氯仿，几乎不溶于乙醚。

合成路线如下：

$$O_2N\!-\!\!\!\bigcirc\!\!\!-COOH \xrightarrow[\text{二甲苯}]{HOCH_2CH_2NEt_2} O_2N\!-\!\!\!\bigcirc\!\!\!-COOCH_2CH_2NEt_2 \xrightarrow{Fe,HCl}$$

$$H_2N-\underset{}{\bigcirc}-COOCH_2CH_2NEt_2 \cdot HCl \xrightarrow{20\% \ NaOH} H_2N-\underset{}{\bigcirc}-COOCH_2CH_2NEt_2$$

$$\xrightarrow{HCl} H_2N-\underset{}{\bigcirc}-COOCH_2CH_2NEt_2 \cdot HCl$$

三、实验材料与仪器

对硝基苯甲酸，β-二乙氨基乙醇，二甲苯，止暴剂，铁粉，稀盐酸，饱和硫化钠，保险粉等。

三颈瓶，分水器，回流冷凝管，温度计，锥形瓶，蒸馏烧瓶，过滤装置，抽滤装置等。

四、实验步骤

1. 对硝基苯甲酸-β-二乙氨基乙醇（俗称硝基卡因）的制备

在装有温度计、分水器[1] 及回流冷凝管的 500 mL 三颈瓶中，投入对硝基苯甲酸 20 g、β-二乙氨基乙醇 14.7 g、二甲苯 150 mL 及止暴剂，油浴加热至回流（注意控制温度，油浴温度约为 180 ℃，内温约为 145 ℃），共沸带水 6 h[2]。撤去油浴，稍冷，将反应液倒入 250 mL 锥形瓶中，放置冷却[3]，析出固体。将上清液用倾泻法转移至减压蒸馏烧瓶中，水泵减压蒸除二甲苯，残留物以 3% 盐酸 140 mL 溶解，并与锥形瓶中的固体合并，过滤，除去未反应的对硝基苯甲酸[4]，滤液（含硝基卡因）备用。

2. 对氨氨基苯甲酸-β-二乙氨基乙醇酯的制备

将上步得到的滤液转移至装有搅拌器、温度计的 500 mL 三颈瓶中，搅拌下用 20% 氢氧化钠溶液调 pH=4.0～4.2。充分搅拌下，于 25 ℃分次加入经活化的铁粉[5]，反应温度自动上升，注意控制温度不超过 70 ℃（必要时可冷却），待铁粉加完后，于 40～45 ℃保温反应 2h[6]。抽滤，滤渣以少量水洗涤两次，滤液以稀盐酸酸化至 pH=5。滴加饱和硫化钠溶液调 pH=7.8～8.0，沉淀反应液中的铁盐，抽滤，滤渣以少量水洗涤两次，滤液用稀盐酸酸化至 pH=6。加少量活性炭[7]，于 50～60 ℃保温反应 10 min，抽滤，滤渣用少量水洗涤一次，将滤液冷却至 10 ℃以下，用 20% 氢氧化钠碱化至普鲁卡因全部析出（pH=9.5～10.5），过滤，得普鲁卡因，备用。

3. 盐酸普鲁卡因的制备

（1）成盐

将普鲁卡因置于烧杯中[8]，慢慢滴加浓盐酸至 pH=5.5[9]，加热至 60 ℃，加精制食盐至饱和，升温至 60 ℃，加入适量保险粉，再加热至 65～70 ℃，趁热过滤，滤液冷却结晶，待冷至 10 ℃以下，过滤，即得盐酸普鲁卡因粗品。

（2）精制

将粗品置于烧杯中，滴加蒸馏水至维持在 70 ℃时恰好溶解。加入适量的保险粉[10]，于 70 ℃保温反应 10 min，趁热过滤，滤液自然冷却，当有结晶析出时，外用冰浴冷却，使结晶析出完全。过滤，滤饼用少量冷乙醇洗涤两次，干燥，得盐酸普鲁卡因，测熔点，以对硝基苯甲酸计算总产率。

4. 结构确证

（1）红外吸收光谱法

（2）标准物 TLC 对照法

（3）核磁共振光谱法

注释：

[1] 羧酸和醇之间进行的酯化反应是一个可逆反应。反应达到平衡时，生成酯的量比较少（约 65.2%），为使平衡向右移动，需向反应体系中不断加入反应原料或不断除去生成物。本反应利用二甲苯和水形成共沸混合物的原理，将生成的水不断除去，从而打破平衡，使酯化反应趋于完全。由于水的存在对反应产生不利的影响，故实验中使用的药品和仪器应事先干燥。

[2] 考虑到教学实验的需要和可能，将分水反应时间定为 6 h，若延长反应时间，产率尚可提高。

[3] 也可不经放冷，直接蒸去二甲苯，但蒸馏至后期，固体增多，毛细管堵塞操作不方便。回收的二甲苯可以套用。

[4] 对硝基苯甲酸应除尽，否则影响产品质量，回收的对硝基苯甲酸经处理后可以套用。

[5] 铁粉活化的目的是除去其表面的铁锈，方法是：取铁粉 47 g，加水 100 mL、浓盐酸 0.7 mL，加热至微沸，用水倾泻法洗至近中性，置水中保存待用。

[6] 该反应为放热反应，铁粉应分次加入，以免反应过于激烈，加入铁粉后温度自然上升。铁粉加完后，待其温度降至 45 ℃进行保温反应。在反应过程中铁粉参加反应后，生成绿色沉淀 $Fe(OH)_2$，接着变成棕色 $Fe(OH)_3$，然后转变成棕黑色的 Fe_3O_4。因此，在反应过程中应经历绿色、棕色、棕黑色的颜色变化。若不转变为棕黑色，可能反应尚未完全，可补加适量铁粉，继续反应一段时间。

[7] 除铁时，因溶液中有过量的硫化钠存在，加酸后可使其形成胶体硫，加活性炭后过滤，便可使其除去。

[8] 盐酸普鲁卡因水溶性很大，所用仪器必须干燥，用水量需严格控制，否则影响产率。

[9] 严格掌握 pH=5.5，以免芳胺成盐。

[10] 保险粉为强还原剂，可防止芳胺氧化，同时可除去有色杂质，以保证产品色泽洁白，若用量过多，则成品含硫量不合格。

五、思考题

1. 在盐酸普鲁卡因的制备中，为何用对硝基苯甲酸为原料先酯化，然后再进行还原，能否反之，先还原后酯化，即用对硝基苯甲酸为原料进行酯化？为什么？
2. 酯化反应中，为何加入二甲苯做溶剂？
3. 酯化反应结束后，放冷除去的固体是什么？为什么要除去？
4. 在铁粉还原过程中，为什么会发生颜色变化？说出其反应机理。
5. 还原反应结束，为什么要加入硫化钠？
6. 在盐酸普鲁卡因成盐和精制时，为什么要加入保险粉？解释其原理。

第二部分：

一、实验目的

1. 掌握紫外分光光度法测定药物含量的原理与计算方法。

2. 熟悉紫外分光光度仪的构造和实验操作。

二、实验原理

盐酸普鲁卡因分子结构中含有苯环，具有紫外吸收光谱特征，因此，可采用紫外分光光度法进行盐酸普鲁卡因原料药的含量测定。

三、实验材料与仪器

盐酸普鲁卡因、蒸馏水等。
紫外分光光度仪，容量瓶等。

四、实验步骤

1. 测定波长的选择

精密称取盐酸普鲁卡因适量，以蒸馏水为溶剂，配制成 10 mg/L 的溶液，以水为空白，紫外分光光度法在波长 200～400 nm 内扫描[1]。盐酸普鲁卡因在 290 nm 波长处有最大吸收峰，故以 290 nm 为测定波长。

2. 标准曲线的制备

精密称取盐酸普鲁卡因对照品 10 mg，置于 100 mL 容量瓶中，加水适量，振摇使其溶解并稀释至刻度，摇匀，再分别加水稀释制成每毫升中含盐酸普鲁卡因 2 μg、4 μg、6 μg、8 μg、10 μg、12 μg 的溶液，在 290 nm 波长处测定吸光度[2,3]，求得回归方程，并判断盐酸普鲁卡因在 2～12 mg/L 的浓度范围内，吸光度与浓度是否呈良好的线性关系。

3. 回收率实验

分别精密称取盐酸普鲁卡因对照品 10 mg、20 mg、30 mg、40 mg、50 mg，置于烧杯中，分别加水溶解，转移至 100 mL 容量瓶中，加水稀释至刻度。分别吸取上述溶液 2.0 mL 稀释至 100 mL，摇匀，在 290 nm 波长处测定吸光度 A 值，代入回归方程求得浓度，计算回收率。

4. 实验样品含量测定

取上述实验自制盐酸普鲁卡因 1.0 mg，置于烧杯中，加适量水溶解，转移至 100 mL 容量瓶中，加水稀释至刻度，制成每毫升含普鲁卡因 10 μg 的溶液，在 290 nm 波长处测定吸光度 A 值，代入回收方程计算含量。

注释：
[1] 正确使用石英吸收池。
[2] 吸光度读数需 3 次，取平均值计算含量。
[3] 读数后及时关闭光闸以保护光电管。

五、思考题

1. 测定波长为什么选择最大吸收波长？
2. 怎样判断在特定浓度范围内，吸光度与浓度是否呈良好的线性关系？
3. 含量测定时样品的浓度是否必须在标准曲线制备时的样品浓度范围内？

第三章

天然药物化学实验

天然药物化学实验须知

所有进入天然药物化学实验室的学生均有责任和义务营造良好的学习氛围，服从教师的安排，并遵守实验室的规章制度。具体要求如下：

① 进入实验室之前需进行实验室安全教育培训，并经考核合格后方可进入实验室进行实验。

② 实验前必须预习实验内容，了解实验原理和操作规程；实验过程中认真操作，仔细观察实验现象，做好实验记录；实验结束后及时撰写完整实验报告，按时上交。

③ 进入实验室需做好个人防护：着长袖长裤，禁止穿拖鞋、高跟鞋，女生长发需扎好，需穿好实验服、戴好防护镜等。实验室中严禁吵闹喧哗、吸烟、玩电子产品等与实验无关的事情。

④ 实验中应节约爱护公用物品，妥善处理药品、废液。

⑤ 操作有毒或腐蚀性气体时，应在通风橱中进行操作，必要时可穿戴防护用具进行工作。

⑥ 操作易燃性有机溶剂，如回流、蒸馏、减压蒸馏时，不能用明火直接加热，需放沸石或一端封死的毛细管，若在加热时发现无沸石则应冷却后再加，防止暴沸冲出。减压系统应装有安全瓶。加液时应停火或远离火源，一般无漏气开口，冷凝水要通畅。启封易挥发溶剂瓶盖时，脸部要避开瓶口，慢慢打开，防止气体冲脸。

⑦ 实验开始前应清点并检查仪器是否完整，装置是否正确；实验结束后应关好门、窗、水、电、煤气，将实验室打扫干净，并清点归还仪器后方可离去。

第一节　天然药物化学实验基础

中药的化学成分非常复杂，通常包括初生代谢产物，如糖类、氨基酸、蛋白质、酶、油脂等；也包括次生代谢产物，即通常所说的有效成分，如生物碱、苷类、挥发油、有机酸等；当然也包括色素、无机盐和鞣质等一些杂质成分。为了能够更好地得到需要的有效成分，就需要一套合理的提取与分离方法，现将天然药物化学成分的一些常见的提取分离方法逐一介绍。

一、提取技术概述

1. 溶剂提取法

根据"相似相溶"原理，选择与化合物极性相当的溶剂将化合物从植物组织中溶解出来，同时，由于某些化合物的增溶或助溶作用，其极性与溶剂极性相差较大的化合物也可溶解出来，该方法也是最为常见的提取方法。依据所提取成分的性质及所选溶剂的特点不同，有如下提取方法：浸渍法、渗漉法、煎煮法、回流提取法和连续回流提取法。各方法的使用范围和优缺点可以参见表 3-1，图 3-1 为常见索氏连续回流提取法装置示意图。溶剂提取后，为了进行后续的分离操作，常需要将溶剂蒸干，目前常用的回收溶剂的方法有：蒸馏、减压蒸馏、旋转蒸发、薄膜蒸发、喷雾干燥和冷冻干燥等。

表 3-1　各种溶剂提取方法的比较

提取方法	溶剂	操作	使用范围	优缺点
浸渍法	水或有机溶剂	不加热	各类成分，尤其热不稳定成分	出膏率低，易发霉，需加防腐剂
渗漉法	有机溶剂	不加热	脂溶性成分	消耗溶剂量大，费时长
煎煮法	水	直火加热	水溶性成分	易挥发、热不稳定不宜用
回流提取法	有机溶剂	水浴加热	脂溶性成分	热不稳定不宜用，溶剂量大
连续回流提取法	有机溶剂	水浴加热	亲脂性较强成分	用索氏提取器时间长，但效率最高

2. 水蒸气蒸馏法

水蒸气蒸馏法是将水蒸气通入含有挥发性成分的药材中，使药材中挥发性成分（在 100 ℃时有一定蒸气压）随水蒸气蒸馏出来的提取方法，装置示意图如图 3-2 所示。本方法适用于能随水蒸气蒸馏而不被破坏并难溶于水的成分的提取，常用于挥发油、小分子的香豆素类、小分子的醌类成分的提取。

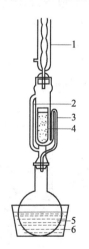

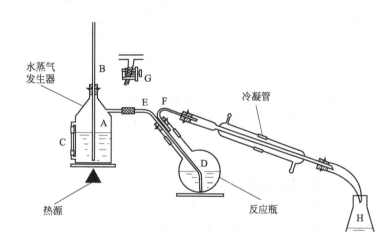

图 3-1　索氏连续回流
提取法装置示意图

1—冷凝管；2—溶剂蒸
气上升管；3—虹吸管；
4—装有药粉的滤纸袋；
5—溶剂；6—水浴

图 3-2　水蒸气蒸馏法装置示意图
A—水；B—温度计；C—液位计；D—反应液；E—长导管；
F—短导管；G—"T"形夹；H—冷凝液

3. 升华法

固体物质受热不经过熔融，直接变成蒸气，遇冷后又凝固为固体化合物，称为升华。升华法装置示意如图 3-3 所示。本方法适用于具有升华性成分的提取，如樟脑、大黄中游离蒽醌类成分，茶叶中的咖啡因等。

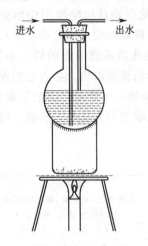

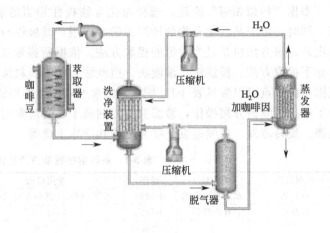

图 3-3　升华法装置示意图　　　　　　图 3-4　超临界 CO_2 脱除咖啡豆中的
　　　　　　　　　　　　　　　　　　　　　　　咖啡因流程图

4. 超临界流体萃取法

超临界流体萃取（supercritical fluid extraction，SFE）是一种利用某物质在超临界区域形成的流体，对中药中的有效成分进行萃取分离的新型技术，集提取和分离于一体。这里浸提中药成分的溶剂是处于超临界状态下的流体，因此其萃取温度较低，萃取压力较高，目前应用最广的超临界流体是 CO_2。超临界 CO_2 萃取主要用于中药材挥发油成分或脂溶性成分的提取。超临界 CO_2 脱除咖啡豆中的咖啡因流程图如图 3-4 所示。间歇操作时将药材细粉置于压力釜中，通入超临界状态的 CO_2，被萃取的中药成分溶于 CO_2 并自釜中引出，在分离釜中由于减压而使 CO_2 成为气态并将中药成分离析，CO_2 气体被压缩重新送回压力釜中。本法特别适合于药材中脂溶性成分的浸出，调整工艺参数，或加入适量夹带剂后可提高对不同成分的萃取选择性，因此所得产物的纯度高。本法达到相平衡所需时间短，在低温下进行操作特别适合热敏性成分的萃取，且无溶剂残留。

5. 超声波提取法

超声波提取法指利用超声波增加物质分子运动频率和速度，增加溶剂穿透力，提高药物溶出率的浸提方法。超声波提取装置示意如图 3-5 所示。其原理是通过空化作用的瞬间压力击破药材细胞，使溶剂易于渗入细胞内。除此之外，超声波还会通过机械运动、扩散、热效应、乳化及化学效应等次级作用加速中药细胞内成分的扩散、释放和溶解，从而达到促进快速提取的目的。

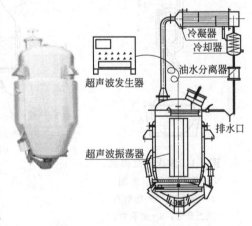

图 3-5　超声波提取法装置示意图

6. 半仿生提取法

半仿生提取法（semi-biolonic extraction, SBE）指的是从生物药剂学的角度，依据仿生学原理，模拟口服药物在人体胃肠道的环境，对天然药物进行半生理模拟提取的方法。该方法既可考虑单体成分又能考虑活性混合物，具有生产周期短、有效成分损失少等特点。

7. 酶解提取法

酶解提取法是指利用酶具有专一催化等特点优化传统提取工艺，利用酶高度选择性分解破坏中药材细胞壁结构，从而有利于药材细胞内黄酮、生物碱类等成分的提取。该方法具有提取时间短、产物稳定性好、工艺简单易行等特点。

8. 仿生提取法

仿生提取法（bionic extraction，BE）是指依据模拟口服药经人体胃肠道环境运转原理，综合运用模拟人体胃肠道环境以及酶法提取的原理，以胃肠道模拟环境为基础，依据数理统计方法优选最佳提取条件（pH、温度、时间、搅拌速度等）。主要应用于提取口服药，该法反应温和、安全环保无污染，具有广阔的研究前景。

二、分离技术概述

中药经各种方法提取后所得的提取液仍是包含许多成分的混合物，需要经过进一步的分离精制，才能得到所需的成分或单体化合物。下面对常见的一些分离手段做简要的总结。

1. 系统溶剂分离法

中药或天然药物提取液中常含有极性不同的各种化学成分，系统溶剂分离法就是根据它们在不同极性溶剂中溶解度的差异，选择 3～4 种不同极性的溶剂组成溶剂系统，由低极性到高极性分布对浓缩后的总提取物进行提取分离。此法是早年研究天然产物有效成分的一种最主要的方法，主要用于分离提取含有极性不同的各种化学成分的中药提取液，适合于对某一中药或天然药物进行系统的化学成分研究，目前仍是研究成分不明的天然产物最主要的方法之一。

2. 两相溶剂萃取法

两相溶剂萃取法是在提取液中加入一种与其不相混溶的溶剂，充分振摇以增加相互接触的机会，使原提取液中的某种成分逐渐转移到加入的溶剂中，而其他成分仍留在原提取液中，如此反复多次，将所需成分萃取出来的分离方法。除了上述简单的萃取方法之外，现在根据这一原理产生了许多仪器化的萃取方法，如逆流连续萃取法，逆流分布法（counter current distribution，CCD），液滴逆流色谱法（droplet counter current chromatography，DCCC），气相色谱法（gas chromatography，GC），液相色谱法（liquid chromatography，LC）等。

3. 沉淀法

沉淀法是在天然药物的提取液中加入某些试剂，与其中成分发生沉淀反应生成沉淀或降低其溶解性而从溶液中析出，从而获得有效成分或去除杂质的方法。采用沉淀法分离化合物，若生成沉淀的是有效成分，则要求沉淀反应必须可逆；若沉淀物为杂质，则沉淀反应可以是不可逆反应。常见的沉淀方法有：盐析法、酸碱沉淀法、试剂沉淀法和铅盐沉淀法等。盐析法是指在天然产物的水提液中，加入大量的无机盐，使其达到一定浓度或饱和，促使有效成分在水中的溶解度降低而沉淀析出，与其他水溶性较大的杂质分离。常用作盐析的无机盐包括氯化钠、硫酸钠、硫酸镁、硫酸铵等。

4. 结晶与重结晶法

结晶法是分离纯化固体成分的重要方法之一，通常情况下大多数天然药物化学成分在常温下是固体物质，具有结晶的通性。若物质能够形成结晶，则代表其纯度达到了相当的纯度。获得结晶并制备成单体纯品，是鉴定天然产物成分，研究其分子结构的重要一步。其具体的方法是用适量的溶剂在加热至沸点的情况下将化合物溶解，制成过饱和溶液，趁热过滤去除不溶性杂质，放置冷处，以析晶。

5. 透析法

透析法是利用提取液中小分子物质或能在水、乙醇提取液中溶解成离子的物质可透过透析膜，而大分子物质（如多糖、蛋白质、鞣质、树脂等）不能透过透析膜的性质，借以达到分离的一种方法。此法常用于分离纯化皂苷、蛋白质、多肽、多糖等大分子成分，以除去无机盐、单糖、双糖等小分子杂质。

6. 分馏法

分馏法是分离液体混合物的一种方法，利用混合物中各成分的沸点不同，在分馏过程中产生高低不同的蒸气压，借以收集到不同温度的馏分，达到分离目的。

7. 色谱法

色谱法又称层析法，是一种现代的物理化学分离分析方法，也是现代天然成分分离分析的主要方法。按色谱原理的不同可以分为吸附色谱、分配色谱、离子交换色谱和凝胶过滤色谱。吸附色谱按吸附剂的不同又可以分为硅胶色谱、氧化铝色谱和聚酰胺色谱。色谱原理可以参照天然药物化学教材，在此不再赘述。

三、浓缩和干燥技术概述

天然药物经过提取分离手段得到体积较大的提取液，通常需要采用适宜的方法进行浓缩和干燥以去除提取液中的溶剂，减少药物体积和重量，提高药物稳定性，保证药物质量，达到便于运输、储藏、加工等目的。下面对常见浓缩和干燥技术进行介绍：

1. 蒸发

蒸发一般指的是通过加热方式使提取液中溶剂汽化挥发从而达到浓缩的目的。主要分为常压蒸发、减压蒸发、循环式蒸发和非循环式蒸发等。常用于水提取液的浓缩过程。

2. 蒸馏

蒸馏一般是指加热提取液使其汽化，汽化气体经冷凝回收从而达到浓缩的目的。实际应用中按操作压力不同可分为常压蒸馏和减压蒸馏。适用有机溶剂提取液的浓缩，在减少环境污染的同时进行资源回收利用。

3. 热干燥技术

热干燥技术是利用热能使浓缩提取物中的溶剂汽化蒸发，继而得到干燥固体的过程。在干燥时可按热传递方式不同分为传导干燥、对流干燥、辐射干燥和介电加热干燥。

4. 旋转蒸发干燥

旋转蒸发操作较简单，在减压状态下降低溶剂沸点，通过旋转装有样品的烧瓶加大样品表面积从而快速蒸发溶剂。溶剂挥发后进入冷凝管，冷凝后收集，最终得到干燥样品。

5. 冷冻干燥技术

冷冻干燥技术是指将样品预冻后置于高真空状态下，通过升华的方式除去样品中的水分。该技术得到的样品疏松多孔结构，易于复溶。

第二节 天然药物化学实验

实验 3-1 三颗针中小檗碱与小檗胺的提取分离

三颗针为小檗属（*Berberis*）植物（图 3-6），种类繁多，是黄连、黄柏的重要代用品。根中含多种生物碱，有季胺类生物碱，如小檗碱（Berberine，根中含 1.2%～3%，而根皮中含 3%～5.5%）、少量巴马亭（Palmatine）、药根碱（Jatrorrhigine）、非洲防己碱（Columbamine）、木兰花碱（Magnoflorine）；有叔胺碱，如小檗胺（Berbamine，含 0.45%～3.84%）、尖刺碱（Oxyacanthine）、异粉防己碱（Isotetrandrine）等。

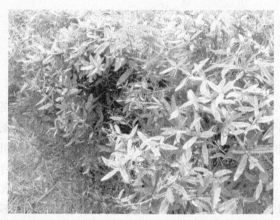

图 3-6 三颗针植物形态图

小檗碱是一种常用的抗菌药，对菌痢、肠炎、上呼吸道感染等疾病有良好的疗效。小檗胺有升白、降压、利胆及镇咳等作用，对预防和治疗白细胞减少疗效较好。

一、实验目的

1. 了解小檗碱、小檗胺的结构与性质。
2. 了解小檗碱及小檗胺的各种提取分离方法，掌握用酸水法提取分离的方法。
3. 了解小檗碱及小檗胺的鉴别反应及薄层色谱法鉴别。

二、实验原理

1. 小檗碱

小檗碱（Berberine），又名黄连素，为黄色针晶，能缓缓溶于水（1：20）、乙醇（1：100），易溶于热水及热乙醇，难溶于乙醚、石油醚、苯及氯仿。它在自然界多以季铵盐的形式存在，其盐酸盐、氢碘酸盐、硝酸盐均难溶于水，易溶于热水，且各种盐的纯化都比较容易。其化学结构式为：

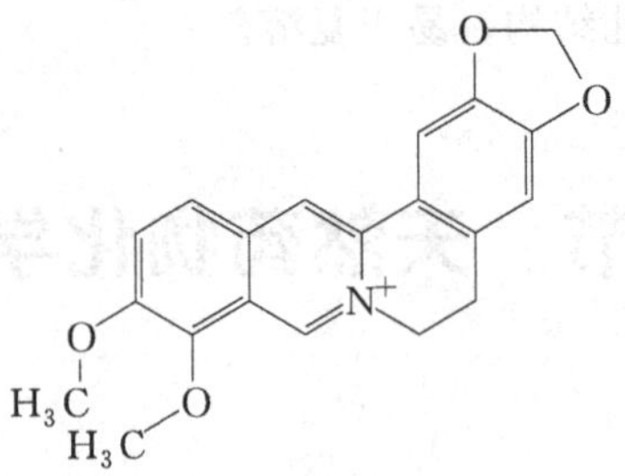

小檗碱

2. 小檗胺

小檗胺（Berbamine）为白色或无色结晶，难溶于水，易溶于乙醇，可溶于乙醚、氯仿、石油醚。其化学结构式为：

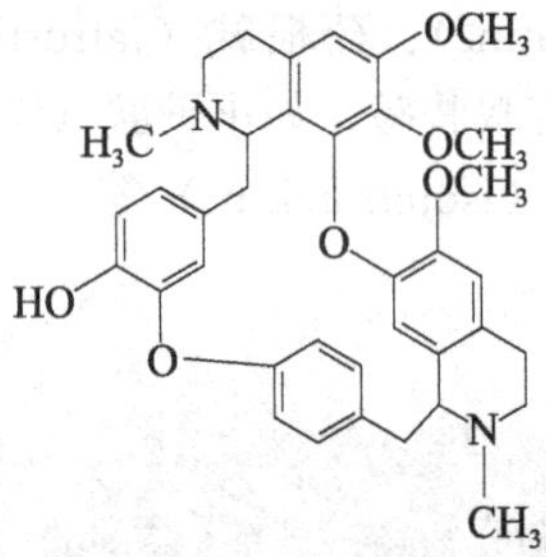

小檗胺

本实验的提取分离原理是：小檗碱、小檗胺的硫酸盐易溶于水，而小檗碱的盐酸盐难溶于水，小檗胺的盐酸盐可溶于水；此外，游离的小檗碱为季铵碱，可溶于水；游离的小檗胺是叔胺碱，难溶于水。因此，将植物原料用稀 H_2SO_4 溶液浸泡，然后用石灰乳调至 pH 为 12 左右，小檗碱游离而溶于水，小檗胺含酚羟基形成钙盐也溶于水。黏液质与过量硫酸生成不溶性钙盐而沉淀析出，再加 NaCl，并用盐酸调 pH 为 8 左右，小檗碱形成难溶性的小檗碱盐酸盐而析出，小檗胺游离析出。最后利用小檗碱盐酸盐在热水中溶解度较大的性质与小檗胺分离。

三、实验材料与仪器

三颗针粗粉，0.4％（V/V）H_2SO_4 溶液，石灰乳，浓盐酸；8％ NaCl 溶液，NaHCO$_3$，活性炭，5％ NaOH 溶液，氯仿-甲醇-氨水（15∶4∶0.5）展开剂，碘蒸气，改良碘化铋钾试剂等。

三颈瓶，纱布，普通漏斗，抽滤装置，硅胶 G 薄层板等。

四、实验步骤

1. 小檗碱与小檗胺的提取分离

取三颗针粗粉 100 g，置于 1000 mL 三颈瓶内，加 700 mL 0.4％（V/V）H_2SO_4 溶液回流 5 min，然后室温浸泡 24 h，纱布过滤，搅拌下加入石灰乳至 pH＝12，静置 30 min，抽滤。滤液中加入质量分数为 8％的 NaCl 溶液，静置，待沉淀完全后，滴加浓盐酸至 pH＝

1～2，静置后抽滤即析出盐酸小檗碱粗品，小檗胺则溶解于滤液中。

2. 精制

（1）小檗碱

将粗品加热水至刚好溶解，用石灰水调 pH 至 8.5～9，趁热滤除杂质，用浓盐酸调 pH 至 2，继续冷却至室温以下即有盐酸小檗碱结晶析出，用冰水洗涤、抽滤，得到黄色盐酸小檗碱结晶，并在 50～60 ℃下烘干。

（2）小檗胺

将所得滤液用 $NaHCO_3$ 调 pH 至 8～8.5，于 80 ℃热水中保温 30 min，静置，抽滤，用少量冰水洗涤，所得沉淀于 60 ℃下干燥，称重得小檗胺的粗品。将上步所得沉淀，60 ℃下干燥，置于 500 mL 烧杯中，加 20 倍量乙醇加热溶解，加入 2% 活性炭，再加热煮沸 5 min，趁热过滤，滤液蒸除乙醇，剩 1/4 量，冷却，滴加蒸馏水至不再析出沉淀为止，用 5% NaOH 溶液调 pH 至 8～8.5，80 ℃水浴加热 5 min 左右，放置，抽滤，干燥，再以 10 倍量乙醚溶解，过滤，回收乙醚，得白色固体，室温下风干得小檗胺。

三颗针中小檗碱与小檗胺的提取分离实验流程图见图 3-7。

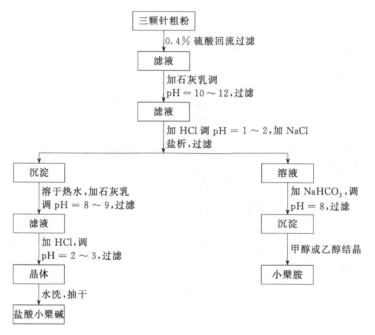

图 3-7　三颗针中小檗碱与小檗胺的提取分离实验流程图

3. 薄层色谱

层析板：硅胶 G 薄层板。

展开剂：氯仿-甲醇-氨水（15：4：0.5）

样品：小檗碱盐酸盐乙醇液，小檗碱盐酸盐标准品液，小檗胺乙醇液，小檗胺标准品液。

显色：碘蒸气或改良碘化铋钾。

五、注意事项

1. 浸泡用的硫酸浓度以 0.4% 为宜，此时生成的硫酸小檗碱在水中溶解度较大。若加入过量，小檗碱就形成酸式硫酸盐，在水中的溶解度就会降低（1：100），从而影响小檗碱的提取量。

2. 冷浸时间不宜过长，次数也不宜过多，否则浸出的杂质量也相对增加，一般 24 h 可浸出 92% 的成分，所以浸出两次即可。

3. 在 pH=8.5 时小檗胺沉淀较完全，但不易凝聚，故 80 ℃保温，使其凝聚而沉降。

4. 小檗碱精制时调 pH 至 2，是为了使小檗胺等叔胺型生物碱留在溶液中除去，以便得到较纯的小檗碱，操作时若溶液已冷却析出晶体，应加热成澄明溶液后再用盐酸调 pH 至 2。

六、思考题

1. 三颗针中的主要成分和黄连相同，那它能不能代替黄连药用呢？

2. 小檗胺干燥时为什么选择在室温下风干？

3. 影响产品脱色效率的主要因素有哪些？

实验 3-2 槐米中芦丁的提取与鉴定

芦丁（Rutin）亦称芸香苷（Rutinoside），广泛存在于植物界中，其中以槐米（为槐树 Sophora japonica L. 的花蕾）和荞麦叶中含量较高，本实验以槐米为原料提取芦丁，其含量为 12%~16%。

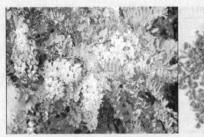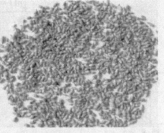

图 3-8 槐花以及槐米形态图

芦丁为维生素 P 类药物，有助于保护毛细血管的正常弹性，临床上主要作防治高血压的辅助药物；还有调整毛细管壁的渗透作用，临床上作毛细血管性止血药。此外，芦丁对于放射性伤害所引起的出血症也有一定治疗作用。

一、实验目的

1. 以芦丁为例学习黄酮类化合物的提取方法。

2. 掌握黄酮类成分的主要性质及黄酮苷、苷元和糖部分的鉴定方法。

二、实验原理

槐花米中的已知成分主要为芦丁、槲皮素和皂苷。

1. 芦丁

芦丁（芸香苷，Rutin）为淡黄色针晶，水中结晶者含 3 分子结晶水，分子式为 $C_{27}H_{30}O_{16} \cdot 3H_2O$。100 mmHg（1 mmHg=133.3 Pa）和 110 ℃下加热 12 h 后，变为无水物。无水物于 25 ℃变为棕色，115~117 ℃软化，214~215 ℃发泡分解。1 g 芦丁溶于约

300 mL 冷水、200 mL 沸水、7 mL 沸甲醇，溶于吡啶、甲酰胺和碱液，微溶于乙醇、丙酮、乙酸乙酯，不溶于氯仿、二硫化碳、乙醚、苯和石油醚。其化学结构式为：

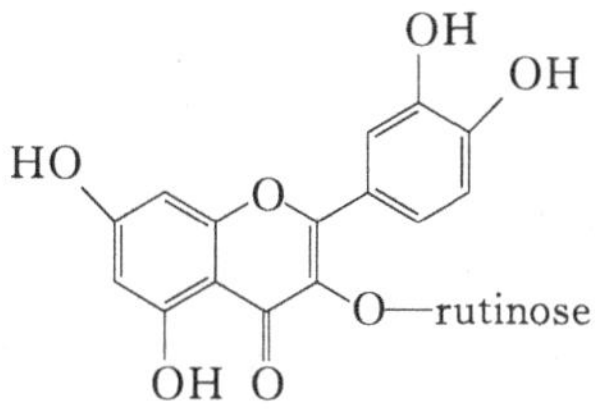

芦丁

2. 槲皮素

槲皮素（Quercetin）为芦丁的苷元，分子式为 $C_{15}H_{10}O_7$，分子量为 302.23；含两分子结晶水，为黄色针晶（稀乙醇），5～7 ℃失去结晶水，314 ℃熔解，溶于热乙醇（1:60）、冷乙醇（1:650），可溶于甲醇、冰醋酸、乙酸乙酯、丙酮、吡啶，不溶于石油醚、乙醚、氯仿和水。实验室一般以稀硫酸水解，乙醇重结晶而制得。其化学结构式为：

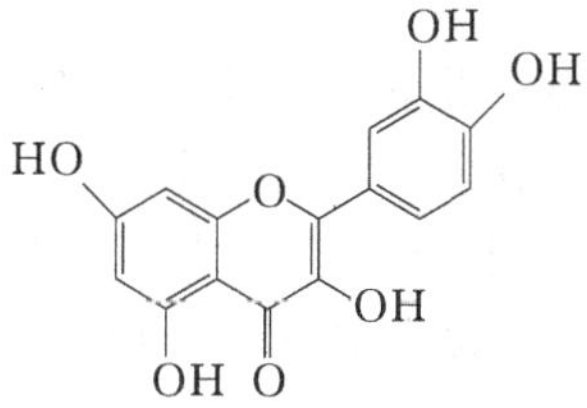

槲皮素

3. 皂苷

皂苷（Saponin）粗品为白色粉末，熔点为 210～220 ℃（dec），易溶于吡啶，能溶于 200 倍的甲醇。其经酸水解得下列两种苷元及糖。糖为葡萄糖，即葡萄糖醛酸和葡萄糖醛酸内酯。

① 白桦脂醇（Betulin），为无色针晶，熔点为 251～252 ℃，能溶于醋酸、丙酮、醋酸乙酯、甲醇、乙醇、氯仿、苯等，难溶于石油醚和水。其化学结构式为：

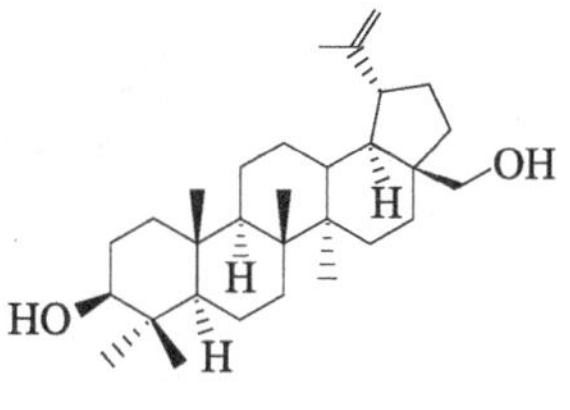

白桦脂醇

② 槐花二醇（Sophoradiol），为无色针晶，熔点为 219～220 ℃或 224 ℃，能溶于石油醚、苯、丙酮、甲醇，难溶于水。

三、实验材料与仪器

槐花米，硼砂，石灰乳，浓盐酸，95％乙醇，镁粉，醋酸铅试剂，α-萘酚，CH_3Cl_3-MeOH-HCOOH（15:5:1）展开剂；$CHCl_3$-$CH_3COCH_2CH_3$-HCOOH（5:3:1）展开剂，1％ $FeCl_3$ 溶液，1％ $K_3[Fe(CN)_6]$水溶液，氯仿-甲醇-丁酮-乙酰丙酮（16:10:5:1）展开剂，三氯化铝乙醇液，$BaCO_3$ 细粉，正丁醇-醋酸-水（4:1:5，BAW），苯胺-邻苯甲酸试

液等。

滤布，抽滤装置，烧杯，脱脂棉，研钵，试管，硅胶 G 薄层板，聚酰胺薄层板等。

四、实验步骤

1. 芦丁的提取和精制

方法一：热碱提取酸沉淀法

① 在 500 mL 烧杯中加水 250 mL、硼砂 1 g。在加热至沸腾时，投入槐花米，继续加热直到煮沸 2~3 min，在搅拌下小心加入石灰乳，调 pH 至 8.5~9，保持微沸 30 min，趁热用尼龙布挤压过滤。

② 在 60~70 ℃下用浓盐酸调 pH 至 4。静置 6 h 以上析出沉淀。滤布抽滤，用蒸馏水洗涤沉淀 1~2 次至中性。

③ 粗称重后按芦丁在热水中 1：200 的比例加蒸馏水进行重结晶。将沉淀悬浮于蒸馏水中，加热煮沸 15 min，趁热过滤。

④ 充分静置冷却后，过滤（滤布），60~70 ℃干燥，称重。

方法二：热水提冷析出法

① 芦丁的提取：取 20 g 槐花米于烧杯中用水漂洗干净，捞取上浮的花蕾，弃去下沉的杂质，将洗净的花蕾置于 1000 mL 烧杯中，加沸水 500 mL 煮沸 45 min，不断补充蒸发掉的水，趁热过滤（可用脱脂棉），再用 200 mL 水提取 30 min，合并两次滤液，浓缩至 1/2 体积放置过夜，析出芦丁，抽滤，沉淀用少量冷水洗涤三次，抽干，60 ℃下干燥，称重，计算产率。

② 重结晶：将粗制芦丁研细，加 95% 乙醇回流溶解（每 2 g 芦丁需加 70 mL 左右乙醇），趁热过滤，取 1/2 滤液浓缩至原体积的 1/4~1/3，放置，析出结晶，抽滤，干燥称重，得精制芦丁，计算产率。

芦丁的提取和精制实验流程图如图 3-9 所示。

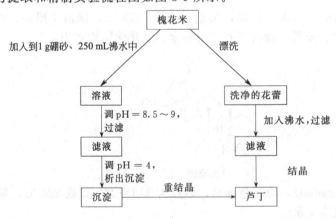

图 3-9　芦丁的提取和精制实验流程图

2. 鉴定

① 盐酸-镁粉反应：取芦丁少量，加乙醇数滴溶解，加浓盐酸 5 滴，再加少量镁粉，观察颜色变化。

② 醋酸铅沉淀反应：取芦丁少许溶于热水，加醋酸铅试剂数滴，观察结果。

③ Molish 反应：分别取芦丁和槲皮素少量，置于 2 支试管中加乙醇数滴，加 α-萘酚几

滴振摇使其溶解，倾斜试管，沿管壁滴加浓硫酸 5 滴，静置，观察两层溶液界面处颜色变化，并比较芦丁和槲皮素的区别。

3. 色谱鉴定

芦丁和槲皮素的薄层层析鉴定：

(1) 硅胶板鉴定

吸附剂：硅胶 G 薄层板。

展开剂：① $CHCl_3$-MeOH-HCOOH（15：5：1）；

② $CHCl_3$-$CH_3COCH_2CH_3$-HCOOH（5：3：1）。

显色剂：1% $FeCl_3$ 和 1% $K_3[Fe(CN)_6]$ 水溶液，使用时等体积混合。

(2) 聚酰胺板鉴定

固定相：聚酰胺薄层板。

样品：①精制芦丁，②芦丁标准品，③精制槲皮素。

展开剂：氯仿-甲醇-丁酮-乙酰丙酮（16：10：5：1）。

显色：① 可见光下观察色斑，再于紫外灯下观察荧光斑点；

② 喷洒三氯化铝乙醇液后观察。

4. 芦丁的酸水解

称取精制芦丁约 2 g，研细，加 H_2SO_4 150 mL，置于 500 mL 锥形瓶中，放沸石，直火加热沸腾后，保持 2 h。然后放冷抽滤，滤液保留作糖分的鉴定；水洗沉淀后，粗品用 95% 乙醇 20 mL 回流溶解，趁热过滤，放置，加水稀释至 50%，得黄色针晶。

5. 糖的鉴定

纸层析鉴定：取水解母液 20 mL，水浴加热，同时于搅拌下加 $BaCO_3$ 细粉中和至中性，滤除 $BaCO_3$ 后，滤液在水浴上浓缩至 2～3 mL，得样品液，以葡萄糖和鼠李糖标准品作对照。

展开剂：正丁醇-醋酸-水（4：1：5，BAW）。

显色剂：喷苯胺-邻苯甲酸试液，喷后 105 ℃ 烘 10 min，显棕红色斑点。

6. 糖脎的制备及鉴定

水解母液小心用 45% NaOH 溶液中和，滤除棕红色沉淀物，水浴加热浓缩至约 30 mL，滤后加 1 g 盐酸苯肼和 2 g 乙酸钠，沸水浴上加热 30～40 min，析出黄色混合糖脎，停止加热冷却。取结晶少许，于显微镜下观察，鼠李糖脎为簇状针晶，葡萄糖脎为扫帚状聚针晶。滤取糖结晶，水洗，干燥后，溶于丙酮，滤除不溶物。滤液加水使其成 30% 丙酮液，即析出葡萄糖脎抽滤后以少量丙酮重结晶 1 次，熔点为 209 ℃；母液加水稀释，析出鼠李糖脎，稀乙醇重结晶，熔点为 135 ℃。

五、注意事项

1. 本实验直接用沸水提取芦丁，产率稳定，且操作简便。

2. 硼砂因能与芦丁结合，起保护邻二酚羟基不被氧化破坏的作用。实验证明，提取时加入硼砂，产品质量要好些。

3. 加石灰乳既能达到碱溶解提取芦丁的目的，还可以除去槐花米中大量的黏液质和酸性树脂（形成钙盐沉淀），但 pH 不能过高和长时间煮沸，因为会导致芦丁的降解。

4. pH 过低会使芦丁形成鲜盐而降低产率。

六、思考题

1. 根据芦丁的性质还可采用何种方法提取？简要说明理由。
2. 简述苷类水解的方法。
3. 怎样确定芦丁分子中只含有一分子葡萄糖及一分子鼠李糖？

实验 3-3　大黄中的蒽醌类化合物的提取

大黄为蓼科植物掌叶大黄（*Rheum palmatum L.*）、唐古特大黄（*Rheum tanguticum Maxim. ex Balf.*）或药用大黄（*Rheum officinale Baill.*）的干燥根及根茎。秋末茎叶枯萎或次春发芽前采挖，除去细根，刮去外皮，切瓣或段，绳穿成串干燥或直接干燥。大黄具有泻热通肠、凉血解毒、逐瘀通经的作用。大黄及大黄饮片形态图见图 3-10。

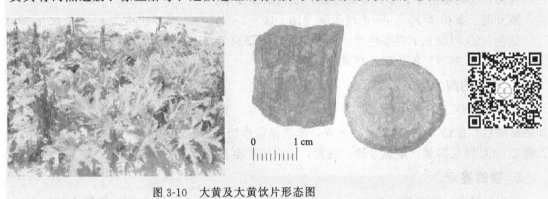

图 3-10　大黄及大黄饮片形态图

一、实验目的

1. 掌握 pH 梯度萃取法和提取分离大黄中各种蒽醌苷元的原理及实验方法。
2. 了解蒽醌类化合物的颜色反应及色谱检查方法。

二、实验原理

大黄中含有多种游离的羟基蒽醌类化合物以及它们与糖所形成的苷，已知的主要成分有下面 5 种，如表 3-2 所示。

$$\text{（结构式：9,10-蒽醌，1,8-二OH，R}_1\text{、R}_2\text{取代）}$$

表 3-2　大黄中主要成分

R₁	R₂	名称	晶形	熔点/℃
H	COOH	大黄酸（Rhein）	黄色针晶	318～320
CH₃	OH	大黄素（Emodin）	橙色针晶	256～257
H	CH₂OH	芦荟大黄素（Aloe-emodin）	橙色细针晶	206～208
CH₃	OCH₃	大黄素甲醚（Physcion）	砖红色针晶	207
H	CH₃	大黄酚（Chyrsophanol）	金色片状结晶	196

本实验是根据大黄中的蒽醌类苷元成分能溶于氯仿的性质，采用氯仿提取；又利用羟基蒽醌类化合物酸性强弱不同，用pH梯度萃取法进行分离。具有羧基或多个β位酚羟基的蒽醌可溶于5%碳酸氢钾溶液；具有一个β位酚羟基的蒽醌可溶于5%碳酸钠溶液；只具有α位酚羟基的蒽醌，酸性弱，只溶于氢氧化钠或氢氧化钾溶液。

三、实验材料与仪器

大黄粗粉，15%硫酸溶液，5% KHCO₃溶液，冰醋酸，5% Na₂CO₃溶液，5% NaOH溶液，无水乙醇，0.5% KOH溶液，氯仿-乙酸乙酯-醋酸（4∶1∶0.2）展开剂等。

圆底烧瓶，加热装置，冷凝管，抽滤装置，硅胶G薄层板等。

四、实验步骤

1. 大黄中蒽醌苷元的提取分离

大黄中蒽醌类化合物的提取实验流程图如图3-11所示。

① 大黄中蒽醌苷元的提取：取大黄粗粉100 g置于1000 mL圆底烧瓶中，用体积比为1∶5的15%硫酸溶液与氯仿混合溶液150 mL，连续提取大黄粗粉3次，每次2 h，提取温度为56 ℃；滤出浸液，合并所得浸液，回收氯仿至剩余氯仿约100 mL，用蒸馏水洗至pH=6。

② 大黄酸的分离：将上一步所得氯仿液用5% KHCO₃溶液萃取四次（80 mL、60 mL、40 mL、40 mL），合并KHCO₃溶液，用盐酸中和至不再析沉淀，析出棕黄色沉淀（若不出现沉淀，水浴上加热），抽滤，水洗，70 ℃烘干，用少量冰醋酸重结晶，析出黄色针晶为大黄酸，抽滤，烘干，称重。

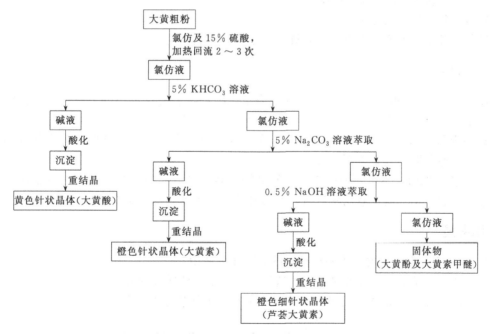

图3-11　大黄中蒽醌类化合物的提取实验流程图

③ 大黄素的分离：经NaHCO₃溶液提取过的氯仿液，继续用5% Na₂CO₃溶液萃取四次（80 mL、60 mL、40 mL、40 mL）。合并Na₂CO₃溶液，用盐酸中和至不再析出沉淀，析出棕黄色沉淀（若不出现沉淀，水浴上加热），抽滤，水洗，70 ℃烘干，用少量无水乙醇

重结晶，析出橙色针状晶体为大黄素，抽滤，烘干，称重。

④ 芦荟大黄素、大黄素甲醚和大黄酚混合物的分离：经 Na_2CO_3 提取过的氯仿液，再用 5% NaOH 溶液提取四次（80 mL、60 mL、40 mL、40 mL），合并 NaOH 提取液，用盐酸中和至不再析出沉淀，析出黄色沉淀，抽滤，水洗，70 ℃烘干，称重。

⑤ 芦荟大黄素的分离：将上一步所得沉淀物溶于少量氯仿（约 30 mL），用 0.5% KOH 溶液提取三次（20 mL、10 mL、10 mL），合并提取液，用盐酸中和至中性，析出棕黄色沉淀，抽滤，70 ℃烘干，用少量乙酸乙酯重结晶，析出橙色细针晶为芦荟大黄素，抽滤，烘干，称重。

⑥ 大黄素甲醚和大黄酚混合物的分离：经 0.5% KOH 溶液提取过的氯仿液再用 5% KOH 溶液提取三次（20 mL、10 mL、10 mL），合并提取液，用盐酸中和至中性，析出黄色沉淀，抽滤。水洗，70 ℃烘干，用少量乙酸乙酯重结晶，得大黄素甲醚和大黄酚混合物，抽滤，烘干，称重。

⑦ 大黄素甲醚和大黄酚的分离可采用硅胶柱层析的方法，本次实验不作要求。

2. 颜色反应及色谱检查

① 取以上各产物少量，分别置于试管中，加 5% NaOH 溶液数滴，观察颜色变化。
② 取以上各产物少量，分别置于试管中，加浓 H_2SO_4 数滴，观察颜色变化。
③ 取以上各产物少量，分别置于试管中，加少量甲醇溶解，再滴加醋酸镁的甲醇溶液数滴，观察颜色变化。
④ 薄层色谱
吸附剂：硅胶 G 薄层板。
展开剂：氯仿-乙酸乙酯-醋酸（4:1:0.2）。
检品：各产物的乙醇液。
显色：可见光下观察色斑，紫外灯下观察荧光斑点。

五、注意事项

1. 大黄中蒽醌的存在形式以结合状态为主，游离状态的仅占小部分，为了提高游离蒽醌的产率，在提取过程中采取酸水解和萃取相结合的方法。

2. 在萃取过程中，也可采用一次性加入萃取溶剂的方法。实验证明，分次萃取的分离效果与一次性萃取的效果差别不大。

3. 两相萃取时，不可猛力振摇，只能轻轻旋转摇动，时间可长一些，以免造成严重乳化现象而影响分层。氯仿液用水洗时，尤其易乳化，可加入氯化钠盐析，使两层分离。

六、思考题

1. 为何新采集的大黄一般要贮存一段时间才可使用？
2. pH 梯度萃取法的原理是什么？适用于哪些中草药成分的分离？
3. 大黄中五种蒽醌类成分的酸性和极性大小应如何排序？为什么？

实验 3-4 穿山龙中薯蓣皂苷元的提取分离

薯蓣皂苷元（Diosgenin）俗称薯蓣皂素，是薯蓣皂苷（Dioscin）水解后的苷元部分，广泛存在于薯蓣科（*Dioscoreaceae*）植物中，含量较高。我国薯蓣科植物资源丰富，有 60

多种，分布南北各地，大多数含有薯蓣皂苷。提取薯蓣皂苷元的材料常用盾叶薯蓣（*Di-oscorea zingiberensis C. H. Wright*）、穿山薯蓣（*Dioscorea. nipponica Makino*，俗称穿山龙）等。薯蓣皂苷元是我国近代制药工业中合成甾体激素和甾体避孕药的重要原料。本实验以穿山龙为原料提取薯蓣皂苷元。穿山龙中含有多种甾体皂苷，经水解后除去多糖，得单一薯蓣皂苷元。含量可达 1.5%～2.6%。薯蓣及穿山龙形态图如图 3-12 所示。

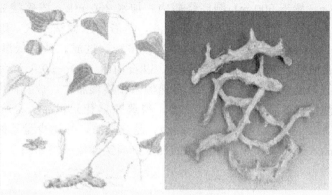

图 3-12　薯蓣及穿山龙形态图

一、实验目的

1. 掌握甾体皂苷元的结构与性质。
2. 掌握甾体皂苷元的提取分离方法。
3. 掌握甾体皂苷元的检查方法及薄层色谱鉴别。

二、实验原理

薯蓣皂苷（Dioscin）为无定形粉末或白色针状结晶，其 C3 位羟基与 1 分子葡萄糖和 2 分子鼠李糖相连，熔点为 275～278 ℃，可溶于甲醇、乙醇，难溶于乙醚等弱极性有机溶剂，不溶于水。薯蓣皂苷元（Diosgenin）为白色粉末，熔点为 204～207 ℃，可溶于有机溶剂乙醚、汽油中，不溶于水。

本实验利用薯蓣皂苷经水解（酸水解、酶水解）后生成的薯蓣皂苷元难溶于水、易溶于有机溶剂的性质，用石油醚等有机溶剂将其从水解后的原料中提取出来。

薯蓣皂苷　　　　　　　　　　　　薯蓣皂苷元

三、实验材料与仪器

穿山龙粗粉，浓硫酸、石油醚，活性炭，2%血细胞悬浮液，三氯甲烷，冰醋酸，乙酰氯，5％磷钼酸乙醇溶液等。

圆底烧瓶，回流冷凝装置，乳钵，索氏提取器，抽滤装置，硅胶 G 薄层板。

四、实验步骤

1. 薯蓣皂苷元的提取和纯化

取穿山龙粗粉 50 g，置于 500 mL 圆底烧瓶中，加水 250 mL、浓硫酸 20 mL，室温浸泡过夜，再加热回流 4～6 h，冷却后，倾出酸水液，药渣用水漂洗三次，除去夹杂的硫酸后，倒入乳钵中，加 Na_2CO_3 粉末，调 pH 至中性，水洗、过滤。药渣低温（80 ℃）干燥 12 h，置于乳钵中研成细粉，置于索氏提取器中，以石油醚（60～90 ℃）为溶剂，连续回流提取 4～5 h。回收石油醚至剩 10～15 mL，迅速倾入小锥形瓶中，放置使之充分冷却，抽滤，并用少量石油醚洗涤抽滤器上的结晶，干燥，得薯蓣皂苷元粗品。将所得粗品用 95％乙醇 40 mL 加热溶解后，活性炭脱色（1％～2％），趁热抽滤，并用少量乙醇洗涤滤渣，干燥，得薯蓣皂苷元纯品。穿山龙中薯蓣皂苷元的提取分离实验流程图如图 3-13 所示。

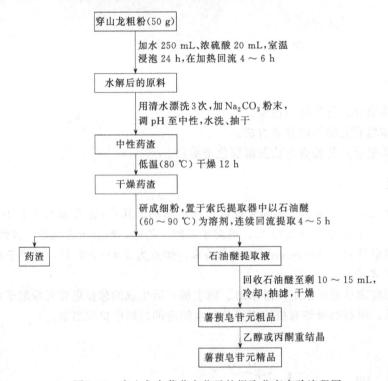

图 3-13　穿山龙中薯蓣皂苷元的提取分离实验流程图

2. 薯蓣皂苷的理化性质

(1) 泡沫试验

取穿山龙粗粉 1 g，加水 10 mL 于 80 ℃水浴上加热 30 min，过滤，取供试液 2 mL 于试管中，紧塞试管口后猛力振摇 1 min，试管内液体则产生大量的持久性的似蜂窝状泡沫（有皂苷），放置 10 min，泡沫量无显著变化。

(2) 溶血试验

取 2 支试管，一支加生理盐水 1 mL，另一支加生理盐水 0.5 mL、泡沫试验滤液 0.5 mL，两试管分别加入 2％血细胞悬浮液 1 mL，混合均匀后放置，观察溶血现象。

3. 薯蓣皂苷元的鉴定

(1) 乙酸酐-浓硫酸反应 (Liebermann-Burchard 反应)

取薯蓣皂苷元结晶适量，加冰醋酸 0.5 mL 使其溶解，继续加乙酸酐搅匀，加浓硫酸试剂 2～3 滴，观察并记录现象。

(2) 三氯甲烷-浓硫酸反应 (Salkowski 反应)

取薯蓣皂苷元适量，加三氯甲烷 1.5 mL 使其溶解，沿试管壁加等量的浓硫酸，观察并记录现象。

(3) 冰醋酸-乙酰氯反应

取薯蓣皂苷元适量，加冰醋酸 1 mL 使其溶解，加乙酰氯数滴及氯化锌数粒，加热观察并记录现象。

4. 薄层色谱

吸附剂：硅胶 G 薄层板。

样品：5％自制薯蓣皂苷元的乙醇液。

对照品：5％薯蓣皂苷元标准品的乙醇液。

展开剂：石油醚-乙酸乙酯（7：3）。

显色剂：5％磷钼酸乙醇溶液，加热至斑点呈蓝色。

五、注意事项

1. 由于残留的硫酸仍具有氧化作用，原料经酸水解后应充分洗涤呈中性，以免烘干时炭化。

2. 在干燥水解原料的过程中，应注意压散团块并勤翻动，以缩短干燥时间。

3. 由于石油醚极易挥发损失，故在连续回流提取过程中，水浴温度不宜过高，能使石油醚微沸即可。此外还可适当加快冷凝水的流速，以增加冷凝效果。

4. 回收石油醚的蒸馏操作，无需另换蒸馏装置。只需将索氏提取器中的滤纸筒取出，再照原样装好，继续加热回收烧瓶中的溶剂，待溶剂液面增加至高于虹吸管顶部弯曲处 1 cm，暂停回收，取下提取器，将其中石油醚移置另外容器中，如此反复操作，直到石油醚回收至较少量。

六、思考题

1. 穿山龙水解所得薯蓣皂苷元应如何贮存？

2. 使用索氏提取器有什么优点？应注意哪些问题？

3. 使用石油醚作提取溶剂时，操作中应注意哪些事项？

实验 3-5　牛蒡子中牛蒡苷元的提取分离

牛蒡（*Arctium lappa L.*）系菊科牛蒡属植物，为传统药用植物，其果实（牛蒡子）、叶和根均可入药。牛蒡的名称始见于南北朝时的《名医别录》，又因其果壳多刺沟，故有"恶实""鼠粘子""蝙蝠刺""夜叉头"等别名。牛蒡及牛蒡子形态图见图 3-14。

牛蒡子性味辛苦而寒，具疏散风寒、宣肺透疹、消肿解毒之功效，用于风热感冒、咽喉肿痛等。

牛蒡含多种化学成分，主要有木脂素、挥发油、酚羟基类及硫炔类化合物等，还含有少量生物碱、甾醇和维生素。木脂素成分主要为牛蒡苷（Arctiin）、牛蒡苷元（Arctigenin）、牛蒡苷乙酸酯（Arctigenin acetate）、牛蒡子-4′-β-龙胆二糖苷（Arctigenin-4′-β-gentiobioside）、牛蒡酚 A～H（Arctigenin A～H）等。其中牛蒡苷、牛蒡苷元以及牛蒡酚具有一定的抗肿瘤生长活性。

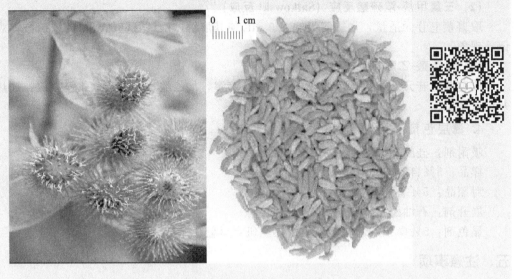

图 3-14　牛蒡及牛蒡子形态图

一、实验目的

1. 以牛蒡子为例，学习木脂素类化合物的提取方法。
2. 分离出牛蒡苷元，并且了解其性质和鉴定方法。
3. 了解硅胶柱层析的基本操作。

二、实验原理

牛蒡子中的主要成分是 5％～7％牛蒡苷（Arctiin）和 1％～3％的牛蒡苷元（Arctigenin）。两者都是木脂素类化合物，同时牛蒡苷元是牛蒡苷的水解产物。可以通过 5％稀硫酸水解牛蒡苷得到牛蒡苷元。

牛蒡苷的分子式为 $C_{27}H_{34}O_{11}$，分子量为 534，为黄色胶状。牛蒡苷元，分子式为 $C_{21}H_{24}O_6$，分子量为 372，为黄色胶状。结构式如下：

牛蒡苷　　　　　　　　　　牛蒡苷元

三、实验材料与仪器

牛蒡子，75％乙醇，5％稀硫酸，三氯甲烷，石油醚-乙酸乙酯（2∶1）展开剂，二氯甲烷-甲醇（20∶1）展开剂，茴香醛浓硫酸试剂，碘蒸气等。

圆底烧瓶，回流冷凝装置，减压浓缩装置，色谱柱，硅胶 G 薄层板等。

四、实验步骤

1. 牛蒡苷元的提取和精制

（1）牛蒡子的提取

取牛蒡子 75 g，置于 1000 mL 圆底烧瓶中，加入 75％乙醇 500 mL，加热回流提取 2 h，倾倒出提取液，药渣再用 75％乙醇回流提取两次。将三次提取液合并，减压浓缩。

（2）牛蒡苷的水解

将粗提取物置于 500 mL 圆底烧瓶中，加入 5％稀硫酸 150 mL，加热回流 5 h 后，冷却至室温，用 CH_2Cl_2 萃取 2～3 次，合并萃取液，用饱和食盐水洗涤，减压浓缩蒸干。此时牛蒡子中的牛蒡苷基本水解成牛蒡苷元。

（3）牛蒡苷元精制

水解后产物黏性较大会增加分离难度，主要是由于其中含糖类化合物。这里选择用 5～10 cm 硅胶先进行预纯化，降低提取物黏性。并且牛蒡苷元的极性较小，用 CH_2Cl_2 洗脱基本不会被硅胶吸附，不会影响牛蒡苷元的产率。预纯化后的提取物黏性明显降低，但其中仍含有多种化合物，需要用硅胶进一步纯化，这里选择湿法上样，石油醚-乙酸乙酯（2∶1）体系进行洗脱。收集纯化后的牛蒡苷元，得到黄色胶状固体。

牛蒡子中牛蒡苷元的提取分离实验流程图如图 3-15 所示。

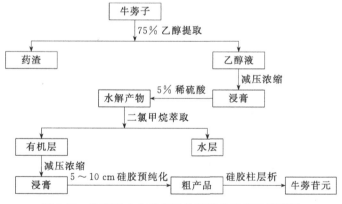

图 3-15　牛蒡子中牛蒡苷元的提取分离实验流程图

2. 色谱鉴定

样品：牛蒡苷元及其对照品。

吸附剂：硅胶 G 薄层板。

展开剂：二氯甲烷-甲醇（20∶1）。

显色剂：茴香醛浓硫酸试剂，110 ℃加热 5 min；或碘蒸气或紫外灯 254 nm 下观察。

五、注意事项

1. 在配制 5％稀硫酸时需注意浓硫酸的使用。

2. 牛蒡苷的水解过程需要进行 TLC 跟踪检测，来判断水解完成程度。同时水解完后的产物易形成胶状固体，需要用超声波或加热溶解。

3. 实验中使用二氯甲烷、乙酸乙酯、石油醚等易挥发有机溶剂时应保持室内通风。

六、思考题

1. 为了得到牛蒡苷元，为什么要先对浸膏进行水解，这样做有什么好处？

2. 对于具有内酯结构的木脂素可利用其溶于碱液的性质，与其他亲脂性成分分离，但为什么对于有旋光活性的木脂素不适用？

第四章

药物分析实验

药物分析实验须知

为确保实验教学质量，每位参加实验者应认真做到如下几点：

① 每次实验之前，请认真进行预习。明确实验的目的要求，熟悉原理和操作要点、测定结果的计算方法、实验中误差的可能来源，预先安排好实验进程，估计实验中可能发生的问题及处理办法。

② 严格按实验步骤操作，认真掌握操作技术，细心观察实验现象，积极思考，学会运用所学理论解释实验现象，研究实验中的一些问题。

③ 实验过程中应尊重实验事实，及时做好完整而真实的原始记录。进入实验室要带好实验记录本。要用钢笔或圆珠笔书写，字体端正，直接写在实验记录本上，绝不允许先记在纸条上、手上或其他本子上，然后再誊写，也不允许暂记在脑子里等下一个数据一起记录。原始记录是实验报告的一部分。记录本不准撕页，如记录有误，只能将写错处用双线画去（但要求仍能看清原来写错的数值），在其旁写上正确数据，不得涂改，涂改的原始记录无效。

④ 为防止试剂、药品污染，取用时应仔细观察标签。杜绝错盖瓶盖或不随手加盖的现象发生。当不慎发生试剂污染时，应及时报告任课教师。此外，取出的试剂、药品不能再倒回原瓶。

⑤ 爱护仪器，小心使用，破损仪器应及时登记、补发。动用精密仪器，需经教师同意，用完后登记签名。

⑥ 实验时确保安全，时刻注意防火、防爆。发现事故苗头及时报告，不懂时不要擅自动手处理。

⑦ 清洁液一般只限于洗涤滴定管、吸量管、容量瓶等。注意节约蒸馏水，清洗玻璃仪器应遵守少量多次的原则。

⑧ 爱护公物，节约水电、药品和试剂。可回收利用的废溶剂应回收至指定的容器中，不可任意弃去。腐蚀性残液切勿倒进水槽。

⑨ 实验完毕应认真清理实验台，仪器洗净后放回原处，锁好柜子，经教师同意后，方

可离开。值日生还应负责整理公用试剂、打扫地面卫生、清除垃圾及废液缸中污物，并检查水、电、门窗等安全事宜。

⑩ 认真总结实验结果，并进行必要的讨论，按指定格式填写实验报告。

第一节　药物分析实验基础

药物分析实验是药物分析课程的一个重要组成部分。要求学生扎实系统地学习《中国药典》常用分析方法的基本原理和实验技术。通过实验，加深对所学专业知识的理解；熟练掌握各种分析方法和操作技术；全面了解药物分析工作的性质和任务。培养学生严肃认真、实事求是的科学态度和工作作风。

本实验内容的编写，主要依据《中国药典》及部分国外药典所收载的内容，从中选出较为典型的药物及方法为实例，包括药物鉴别、杂质检查、含量测定等内容；方法包括典型的容量分析法、光谱分析法、色谱分析法等内容；涉及对象包括了原料药、片剂、复方制剂等。

一、容量仪器的校正

在定量分析中应用的容量仪器，都需要很准确的容积，否则在使用时就会影响分析结果的准确性，故必须事先进行校正。

测量体积的基本单位是毫升（mL），也就是真空中 1 g 纯水在 4 ℃（水在 4 ℃时密度最大）时所占的体积，但 4 ℃并不是适宜的工作条件，故一般以 20℃作为标准。水的体积在 4 ℃以上时随温度上升而膨胀（玻璃容器的体积也随温度变化而变化，但玻璃膨胀系数很小，可以忽略不计）。在空气中称重，因空气的浮力，质量也会减少。因此，这些因素应加以校正。可以由水的密度表（表4-1）中查出相应温度的水在空气中的质量，通过计算可得到较准确的校正结果。

表 4-1　水在真空和空气中的密度表

温度/℃	1mL 水在真空中的质量/g	1mL 水在空气中的质量/g
15	0.99913	0.99793
16	0.99897	0.99780
17	0.99880	0.99766
18	0.99862	0.99751
19	0.99843	0.99735
20	0.99823	0.99718
21	0.99802	0.99700
22	0.99780	0.99680
23	0.99757	0.99660
24	0.99732	0.99630
25	0.99707	0.99617
26	0.99681	0.99593
27	0.99654	0.99569
28	0.99626	0.99544
29	0.99597	0.99518
30	0.99567	0.99491

1. 容量瓶的校正

将待校正的容量瓶洗净，干燥，取烧杯盛放一定量蒸馏水，容量瓶及蒸馏水同时放于天平室中 20 min，使温度与空气的温度一致，记下蒸馏水的温度。先将空的容量瓶连同瓶塞一起称定其质量（精确至四位有效数字），然后加蒸馏水至刻度，注意刻度之上不可留有水珠，否则应用干燥滤纸擦干，塞上瓶塞，再称定质量，减去空瓶质量即得容量瓶中水的质量，用表 4-1 中温度换算后 1 mL 水的质量除以容量瓶的体积（mL）。

如容量瓶无刻度或与原刻度不符时，应标上刻度或校正原来的刻度。方法是用纸条沿容量瓶中水的凹面成切线贴成一圆圈，然后倒去水，在纸条上涂上石蜡，再沿纸条在石蜡上刻一圆圈，沿圆圈涂上氢氟酸，使氢氟酸与玻璃接触。2min 后，洗去过量的氢氟酸并除去石蜡，即可见容量瓶上的新刻度。

根据规定，容量瓶容积允许的误差范围见表 4-2。

表 4-2 容量瓶容积允许的误差范围

容积/mL	允许误差/mL	
	盛容量	倾出量
10	±0.02	±0.04
25	±0.03	±0.06
50	±0.05	±0.10
100	±0.10	±0.20
200	±0.10	±0.20
250	+0.10	+0.20
500	±0.15	±0.30

2. 移液管的校正

取一只干燥锥形瓶，称定质量，然后取内壁已洗净的移液管，按照移液管的使用方法，吸取蒸馏水至刻度，将蒸馏水放入已称定质量的锥形瓶中，称定质量，记下蒸馏水的温度，从表中查出水的密度，以此密度除放出的水的质量，即得到移液管的容积。

刻度吸管的校正方法，可以按下面滴定管的校正法进行。

根据规定，移液管容积允许的误差范围见表 4-3。

表 4-3 移液管容积允许的误差范围

容积/mL	2	5	10	20	25	50	100
允许误差/mL	±0.006	±0.01	±0.02	±0.03	±0.04	±0.05	±0.08

3. 滴定管的校正

取干燥的 50 mL 锥形瓶，称定质量。然后将待校正的滴定管装入蒸馏水至零刻度处，记下水的温度，从而定量放出一定体积的水至锥形瓶中（根据滴定管大小及管径均匀情况，每次可放 5 mL 或 10 mL，精确读取滴定管读数至小数点后第二位。称定锥形瓶中水的质量，然后再放一定体积再称重，如此一段一段地校正。然后从表 4-1 中查出水在实验温度时的密度，以此密度除放出的质量，即得到真实容积。可将各段校正值列表备用。

校正实验每段必须重复两次，每次校正值的误差应小于 0.02 mL，校正时必须控制滴定管的流速，约 3～4 滴/s，读数必须准确。根据规定，滴定管误差：50 mL 为 ±0.06 mL，25 mL 为 ±0.05 mL。

4. 注意事项

① 所用蒸馏水至少在天平室内放置 1 h 以上。

② 待校正的仪器，应仔细洗涤至内壁完全不挂水珠。

③ 校正时所用锥形瓶，必须干净，瓶外须干燥。

④ 一般每个仪器应校正两次。

二、药物分析实验误差及数据处理

任何测量都是由测量者取部分物质作为样品，根据被测组分的理化性质，如质量、体积、pH 等，使用各种仪器和试剂获得数据。由于受分析方法、测量仪器、试剂和分析工作者主观因素等方面的限制，存在着难以避免的误差，也就是说，任何测量都不能绝对准确。在一定条件下，测量结果只能接近真实值，而不能达到真实值。所以在药物分析实验中必须根据对结果准确度的要求，合理安排实验，对实验结果的可靠性作出合理的判断，并能正确表达。

1. 测量误差

测量值和真实值之差称为测量误差，它是衡量测量值不准确性的一个指标，反映结果的准确性。误差越小，准确性越高。测量误差用两种方法表示，即绝对误差和相对误差。

(1) 绝对误差

绝对误差是测量值与真实值之差。若以 χ 代表测量值，μ 代表真实值，则绝对误差 δ 为：

$$\delta = \chi - \mu \tag{4-1}$$

绝对误差以测量值的单位为单位，可以是正值，也可以是负值。测量值越接近真实值，绝对误差越小。

(2) 相对误差

相对误差以真实值的大小为基础，表示误差值所占的比例，以式(4-2)表示：

$$相对误差 = \frac{绝对误差}{真实值} \times 100\% = \frac{\delta}{\mu} \times 100\% \tag{4-2}$$

(3) 真实值

真实值是可以接近而不可达到的理论值。在实际工作中，常把纯化学试剂的理论含量作为真实值，而实际上并无绝对纯的试剂，即真实值本身也都有一定的误差。实际上是把用可靠的方法对试祥进行多次测定所得的平均值作为真实值。

(4) 系统误差

误差可分为系统误差和偶然误差两大类。系统误差也叫可定误差，它是由某种确定的原因引起的，一般有固定的方向（正或负）和大小，重复测定时重复出现。根据系统误差的来源，可将其分为方法误差、试剂误差、仪器误差及操作误差等几种。

① 方法误差：由于分析方法本身不完善或选用不当所造成的误差叫方法误差。如重量分析中的沉淀溶解、共沉淀或沉淀分解等因素造成的误差；容量分析中的反应不完全、干扰离子的影响、指示剂不合适、化学计量点和滴定终点不相符，以及其他副反应的发生及标准溶液本身的误差等原因造成的误差。为了知道分析方法的误差，可用标准品做对照试验，以求得方法误差的大小。对于误差较大的分析方法必须寻找新的分析方法加以改正。

② 试剂误差：由于试剂不纯而造成的误差称为试剂误差。可更换试剂加以克服，也可用空白试验来测量误差的大小加以校正。

③ 仪器误差：由于仪器不够准确造成的误差叫仪器误差。例如：天平的灵敏度低，砝码本身质量不准，容量瓶、滴定管、移液管的刻度不准等都能带来误差，因此，可将这些仪

器加以校正，并求出其校正值以克服这些误差。

④ 操作误差：由于分析者操作不符合要求造成的误差叫操作误差。对滴定终点颜色改变的判断不当，习惯偏深或偏浅，便会产生这种误差，通过对照试验或有经验的分析人员校正可减免。

（5）偶然误差

偶然误差也称不可定误差或随机误差，是由偶然的因素引起的。例如，实验室的温度、湿度等的变化所造成的误差，其大小和正负都不固定。但如果多次测定就会发现绝对值大的误差出现的概率小，绝对值小的误差出现的概率大，正负偶然误差出现的概率大致相等，因此它们之间常能互相完全或部分抵消。通过增加平行测定的次数，便可减少测定结果中的偶然误差；也可通过统计方法估计出偶然误差值，并在测定结果中予以正确表达。

2. 准确度与精密度

（1）准确度

准确度是指测量值与真实值接近的程度，用于表示测量的准确性。测量值与真实值越接近，就越准确。准确度的大小用误差来表示。误差越大，准确度越低。例如，某一物质的真实质量是 1.0001g，某人称成 1.0008g，另一人称成 1.0002g，前者的绝对误差为 0.0007g，后者的绝对误差为 0.0001g，后者的准确度比前者高。

（2）精密度

精密度是指一组测量值彼此符合的程度。一组测量值之间越接近，精密度就越高。由于真实值通常是未知的，故在实际工作中经常用多次分析结果的平均值作为衡量标准，与各次测得的数值进行比较，其间的差称为偏差。偏差表示分析测定的再现性。

① 偏差：是指测量值与平均值之差。偏差越大，精密度越低。若令 $\overline{\chi}$ 代表一组平行测定值的平均值，则单次测量值 χ_i 的偏差 d 为：$d = \chi_i - \overline{\chi}$。$d$ 值有正有负。

② 平均偏差 $(\overline{d})$：即各单个偏差绝对值的平均值。应当注意，平均偏差都是正值。

③ 相对平均偏差：平均偏差与平均值之比。

④ 标准偏差 (S)：反映一组供试品测定值离散程度的统计指标。

⑤ 相对标准偏差：由于测量数值大小不同，只用标准差不足以说明测定的精密情况，可以用相对标准差（RSD）来说明精密度。

（3）准确度与精密度的关系

一组测量值的精密度高，其平均值的准确度不一定就高，因为每个测量值中都可能包含一种恒定的系统误差，使测量值总是偏高或偏低。精密度低的测量值，其准确度常常较低，即使它的平均值与真实值很接近也是出于偶然，并不可取。只有精密度和准确度都高的测量值才最为可靠，结果才准确。测量值的准确度表示测量的正确性，测量值的精密度表示测量的重现性。精密度是保证准确度的先决条件；只有在消除了系统误差后，才可用精密度同时表达准确度。

3. 提高分析准确度的方法

要想得到准确的分析结果，必须设法避免在分析过程中出现各种误差。提高分析准确度的主要方法有以下 4 个方面。

（1）选择合适的分析方法

各种分析方法的准确度和灵敏度是不同的。例如重量分析和容量分析，灵敏度虽不算高，但对于高含量组分的测定，能获得比较准确的结果，相对误差一般在千分之几的范围。

相反，对于低含量组分的测定，重量分析法和容量分析法的灵敏度一般较低，而仪器分析法的灵敏度较高、相对误差虽然仍较大，但对于低含量组分的测定，因允许有较大的相对误差，这时用仪器分析法是比较合适的。在选择分析方法时，除考虑方法的灵敏度外，还要考虑共存组分或杂质的干扰问题。总之，必须根据分析对象、样品情况及对分析结果的要求来选择合适的分析方法。

（2）减少测量误差

为了保证分析结果的准确度，必须尽量减少各步骤的测量误差。

在称量步骤中要设法减小称量误差。一般分析天平的称量误差为 ±0.1 mg，用减重法称量两次，可能引入的最大误差是 ±0.2 mg。为了使称量的相对误差小于 0.1%，取样量就不能小于 0.2 g。在滴定过程中要设法减小滴定管读数误差。一般滴定管读数可有 ±0.01 mL 的误差，一次滴定需要读两次数，可能造成的最大误差是 0.02 mL。为了使滴定的相对误差小于 0.1%，消耗滴定液的量就必须在 20 mL 以上。对测量准确度的要求，要与方法准确度的要求相适应。假如某比色法测定时要求相对误差小于 2%，则称取 0.5 g 样品时，称量的绝对误差不大于 0.5 g×2%＝0.01 g 即可，不一定都要求称准到 0.0001 g。

（3）增加平行测定次数

在消除系统误差的前提下，增加平行测定次数可以减小偶然误差。

（4）消除测量过程中的系统误差

① 仪器校正：由仪器不准引起的系统误差可以通过仪器校正来克服。如对砝码、移液管和滴定管等进行校正。

② 对照试验：这是检查系统误差的有效方法，把含量已知的标准试样或纯物质当作样品，以所用方法进行定量分析，由分析结果与其已知含量的差值，便可得出分析的误差；用此误差值可对测定结果加以校正。应当指出，用纯物质作样品进行对照试验不如用标准试样好，因为纯物质中不存在样品中的非被测成分，情况和实际不一致。

③ 回收试验：在没有标准试样又不宜用纯物质进行对照时，可以往样品中加入已知量被测物质，用同法进行分析。由分析结果中被测组分的增大值与加入量之差，便能估计出分析的误差以评估方法的准确度，必要时应改进方法。

④ 空白试验：在不加样品的情况下，用与样品相同的方法、步骤进行分析，把所得结果作为空白值从样品分析结果中减去。这样可以消除由于试剂不纯或容器不符合要求所产生的误差。

4. 有效数字的处理

（1）有效数字

任何一种测定，其准确度都有一定的限度。测量值的记录，必须与测量的准确度相符合。在分析工作中实际能测量到的数字称之为有效数字。记录有效数字时，规定只允许数的末位欠准，而且只能上下差 1。例如，用 50 mL 量筒量取 25 mL 溶液，应记成 25 mL，取两位有效数字，因为末位上的 5 已可能有 ±1 mL 的误差。使用 25 mL 移液管量取 25 mL 溶液，应记成 25.00 mL，取四位有效数字，因为在小数点后第二位上的 0 才可能有 ±1，即 ±0.01 mL 的误差。记录测量值时，一般只保留一位可疑值。记录的位数超过恰当的有效数字的位数，不仅不能提高称量值的实际可靠性，反而给运算带来许多麻烦。

从 0 到 9 这十个数字中，只有 0 可以是有效数字，也可以是只作定位用的无效数字。例如，在数据 0.06050 中，6 后面的两个 0 都是有效数字，而 6 前面的两个 0 则都不是，它们只表明这个质量小于 0.1 g，所以 0.06050 是四位有效数字。

对于很小的数，用 0 定位不便，可以用 10 的方次表示。例如，0.06050 可写成 6.050×10^{-2}，仍然是四位有效数字。习惯上小数点前只留一位整数，很大的数也采用这种表示方法。例如 2500 L，若有三位有效数字则写成 2.50×10^3 L。

首位为 8 或 9 的数据，有效数字可多计一位。pH、lgK 等对数数值，其有效数字的位数仅取决于小数部分数字的位数，因为整数部分只代表原值的方次。例如，pH＝8.02 的有效数字应为两位。

(2) 数的修约规则

在数据处理过程中，各测量值的有效数字位数可能不同。在运算时，按一定规则舍弃多余的位数，不但可以节省时间，而且可以避免计算误差。按运算法则确定有效位数后，舍弃多余的位数，称为数的修约。其基本原则如下：

① 四舍六入五成双规则规定：测量值中被修约的那个数等于或小于 4 时舍弃，等于或大于 6 时，进位。等于 5 时（5 后无数），若进位后测量值的末位数成偶数，则进位；成奇数，则舍弃。若 5 后还有数，说明修约数比 5 大，则进位。

② 只允许对原测量值一次修约至所得位数，不能分次修约。例如将 4.1349 修约为三位数，只能为 4.13，不能先修约成 4.135，再修约成 4.14。

③ 运算过程中，为了减少舍入误差，可多保留一位有效数字（不修约），在算出结果后，再按运算法则，将结果修约至应有的有效数字位数。特别在运算步骤长，涉及数据多的情况下，尤其需要。

④ 在修约标准偏差值或其他表示不确定度时，修约的结果应使准确度的估计值变得更差一些。例如 S＝0.213，若取两位有效数字，宜修约为 0.22，取一位为 0.3。

在进行统计检验时，S 值应多留 1～2 位数字参加运算，计算所得的统计量可多保留 1 位数字与临界值比较，以避免因数字修约而造成错误。

(3) 运算法则

在计算分析结果时，每个测量值的误差都要传递到结果中。必须根据误差传递规律，按有效数字运算法则，合理取舍，才不致影响结果准确度的表达。

在做数学运算时，有效数字的处理，加减法与乘除法不同。做加减法是各数值绝对误差的传递，所以结果的绝对误差必须与各数中绝对误差最大的那个相当。通常为了便于计算，可按照小数点后位数最少的那个数保留其他各数的位数，然后再相加减，例如下面三式：

$$
\begin{array}{rrr}
0.5362 & 10.0051 & \\
0.0014 & 1.9724 & 4.2598 \\
+0.25 & +0.0003 & -4.2595 \\
\hline
0.79 & 11.9778 & 0.0003 \\
(1) & (2) & (3)
\end{array}
$$

在（1）式中，三个数的绝对误差不同，结果的有效数字位数只由绝对误差最大的第三个数决定，即两位。(2)、(3) 式中各数的绝对误差都一样，故确定结果有效数字的位数很简单。不过也要看到，(2) 式中第三个数只有一位有效数字，而结果有六位。(3) 式中的两个数都有五位有效数字，而结果只有一位。以（1）式为例，可先把三个数修约成 0.54、0.00 及 0.25，然后再相加。

在乘除法中，因为是各数值相对误差的传递，所以结果的相对误差必须与各数中相对误差最大的那个相当。通常为了便于计算，可按照有效数字位数最少的那个数保留其他各数的位数，然后再相乘除。例如，在 0.12×9.678234 的运算中，可先写成 0.12×9.7，然后相乘。正确的结果是 1.2，不是 1.164。

5. 可疑数据的取舍

在测量中有时会出现过高或过低的测量值，叫做可疑数据或逸出值。例如，测得 4 个数据：22.30、20.25、20.30 和 20.32。显然第一个测量值可疑。因此怀疑它可能是由于测量中发生了什么差错，自然想在计算平均值和标准偏差时把它舍弃。但是舍弃一个测量值要有根据，不能采取"合意者取之，不合意者舍之"的不科学态度。

在准备舍弃某测量值之前，首先应检查该数据是否记错，核对计算有无错误，回想实验过程中是否有不正常现象发生等。如果找到了原因，就有了舍弃这个数据的明确理由。若不能找到确实原因，就要用统计检验的方法确定可疑值是否来源于同一总体，以决定取舍。在测量次数多，能对总体的标准偏差有正确估计的情况下，可以使用 t 检验。由于测量值多，一个逸出值对平均值的影响小，所以问题容易解决。在测量次数少，如 3~5 次的情况，问题就比较困难，因为这时不易把总体的标准偏差估计准确，而且可疑值对于平均值的影响也大。

对于舍弃可疑值的问题，曾提出过许多标准，但对于次数少的测量数据，可疑值的取舍问题，尚无完善标准。目前用得最多的统计学方法是 G 检验法。

(1) G 检验法

G 检验法也叫格鲁布斯（Grubbs）检验法。此法的优点是在判断可疑值的过程中，引入了正态分布的两个最重要的样本参数平均数和标准差，故方法准确性较好。

G 检验法的检验步骤如下：

① 计算出包括可疑值在内的平均值；
② 计算可疑值与平均值之差；
③ 计算出包括可疑值在内的标准偏差；
④ 用标准偏差除可疑值与平均值之差，得 G 值；
⑤ 查 G 的临界值表，若计算的 G 值大于表中查到的临界值，就可以把可疑值舍弃。

(2) $4\overline{d}$ 法

根据正态分布规律，偏差超过 3σ 的个别测定值的概率小于 0.3%，故当测定次数不多时，这一测定值通常可以舍去。对于少量实验数据，只能用 S 代替 σ，用 $\overline{d}$ 代替 δ，故可以粗略地认为，偏差大于 $4\overline{d}$ 的个别测定值可以舍去。很明显，这样处理是会存在较大误差的。但是，由于这种方法比较简单，不必查表，故至今仍为人们所采用。显然，这种方法只能用于处理一些要求不高的实验数据。用 $4\overline{d}$ 法判断可疑值取舍时，首先求出可疑值除外的其余数据的平均值和平均偏差，然后将可疑值与平均值进行比较，如果绝对差值大于 $4\overline{d}$，则可疑值舍去，否则保留。

三、定量分析方法

原料药、制剂的含量测定和杂质的限量测定，是评价药品质量优劣的重要手段。《中国药典》含量测定项下及有关物质的测定中所采用的定量分析方法主要包括容量分析法、光谱分析法和色谱分析法。

1. 滴定分析法

滴定分析法（或称容量分析法）是一种化学分析法，是将一种已知其准确浓度的试剂溶液（称为标准溶液）滴加到被测物质的溶液中，直到化学反应完全时为止，根据所用试剂溶液的浓度和体积求得被测组分含量的滴定分析法。该方法特点是：

① 加入标准溶液物质的量与被测物质的量恰好是化学计量关系；

② 适于组分含量在1%以上各种物质的测定；

③ 快速、准确、仪器设备简单、操作简便；

④ 用途广泛。

滴定分析法对滴定反应的要求包括：

① 反应要按一定的化学方程式进行，即有确定的化学计量关系；

② 反应必须定量进行，反应接近完全（＞99.9%）；

③ 反应速度要快，有时可通过加热或加入催化剂方法来加快反应速度；

④ 必须有适当的方法确定滴定终点，简便可靠的方法是能选出合适的指示剂。

滴定分析法的标准溶液是指已知准确浓度的溶液，所用的基准物质是指能直接配成标准溶液的物质。基准物质须具备的条件包括：

① 组成恒定，实际组成与化学式符合；

② 纯度高，一般纯度应在99.5%以上；

③ 性质稳定，保存或称量过程中不分解、不吸湿、不风化、不易被氧化等；

④ 具有较大的摩尔质量，称取量大，称量误差小；

⑤ 使用条件下易溶于水（或稀酸、稀碱）。

标准溶液配制时，其浓度大小选择的依据包括：

① 滴定终点的敏锐程度；

② 测量标准溶液体积的相对误差；

③ 分析试样的成分和性质；

④ 对分析结果准确度的要求。

配制标准溶液的方法包括：

① 直接配制：准确称量一定量的基准物质，溶解于适量溶剂后定量转入容量瓶中，定容，然后根据称取基准物质的质量和容量瓶的体积即可计算出该标准溶液的准确浓度。

② 间接配制：先配制成近似浓度，然后再用基准物或标准溶液标定，标定一般要求至少进行3~4次平行测定，相对偏差在0.1%~0.2%之间。

滴定分析误差（一般要求相对误差为±0.1%）主要包括：

① 称量误差：每次称量误差为±0.0001 g，一份试样称量误差为±0.0002 g，若相对误差为±0.1%，则每一份试样的称量至少为0.2 g。

② 量器误差：滴定管读数误差为±0.01 mL，一份试样量取误差为±0.02 mL，若相对误差为±0.1%，则每一份试样体积量取至少为±20 mL。

③ 方法误差：主要是终点误差（滴定终点与化学计量点不符引起的误差），通常来源于a. 指示剂不能准确地在化学计量点时改变颜色；b. 标准溶液的加入不可能恰好在指示剂变色时结束（接近终点时半滴半滴加入）；c. 指示剂本身会消耗少量标准溶液，需要做空白试验；d. 杂质消耗标准溶液。

滴定方法主要有以下4种：

① 直接滴定。

② 返滴定法（剩余量滴定，俗称回滴）：当反应较慢或反应物是固体时，加入符合计量关系的滴定剂，反应常常不能立即完成，此时可以先加入一定量过量的滴定剂，使反应加速，等反应完成后，再用另一种标准溶液滴定剩余的滴定剂。返滴定法主要用于下列情况：

采用直接滴定法时，缺乏符合要求的指示剂，或者被测离子对指示剂有封闭作用；被测离子与 EDTA 的配位速度很慢；被测离子发生水解等副反应，影响测定。

③ 置换滴定。

④ 间接滴定。

滴定分析法主要包括酸碱滴定法、配位滴定法、氧化还原滴定法、沉淀滴定法及电位滴定法。

(1) 酸碱滴定法

酸碱滴定法是利用酸和碱在水中以质子转移反应为基础的一种容量分析方法，也称中和法。可用于测定酸、碱和两性物质。其基本反应为：

$$H^+ + OH^- \rightleftharpoons H_2O$$

用酸作滴定剂可以测定碱，用碱作滴定剂可以测定酸。最常用的酸标准溶液是盐酸，有时也用硝酸和硫酸。标定它们的基准物质是碳酸钠。

最常用的碱标准溶液是氢氧化钠，有时也用氢氧化钾或氢氧化钡，标定它们的基准物质是邻苯二甲酸氢钾或草酸。

如果酸、碱不太弱，就可以在水溶液中用酸、碱标准溶液滴定。解离常数 K_a 和 K_b 是酸和碱的强度标志。当酸或碱的浓度为 0.1 mol/L，而且 K_a 或 K_b 大于 10^{-7} 时，就可以准确地滴定，一般可准确至 0.2%。多元酸或多元碱是分步解离的，如果相邻的解离常数相差较大，即大于 10^4，就可以进行分步滴定，这种情况下准确度不高，误差约为 1%。

盐酸滴定碳酸钠分两步进行，相应的滴定曲线上有两个化学计量点，因此可用盐酸来测定混合物中碳酸钠和碳酸氢钠的含量，先以酚酞（最好用甲酚红-百里酚蓝混合指示剂）为指示剂，用盐酸滴定碳酸钠至碳酸氢钠，再加入甲基橙指示剂，继续用盐酸滴定碳酸氢钠为二氧化碳，由前后消耗的盐酸的体积差可计算出碳酸氢钠的含量。

某些有机酸或有机碱太弱，或者它们在水中的溶解度小，因而无法确定终点时，可选择有机溶剂为介质，情况就大为改善。这就是在非水介质中进行的酸碱滴定。在非水溶剂中进行的滴定分析方法称为非水滴定法。该法可用于酸碱滴定、氧化还原滴定、配位滴定及沉淀滴定等。在药物分析中，以非水酸碱滴定法应用最为广泛，适用于：

① 难溶于水的有机物；

② 在水中不能直接被滴定的弱酸（$c_a K_a \ll 10^{-8}$）或弱碱（$c_b K_b \ll 10^{-8}$）；

③ 在水中不能被分步滴定的强酸或强碱。

其特点为扩大滴定分析的应用范围。

很多药品是很弱的有机碱，可以在冰醋酸介质中用高氯酸滴定。

有的非酸或非碱物质经过适当处理可以转化为酸或碱。然后也可以用酸碱滴定法测定。例如，测定有机物的含氮量时，先用浓硫酸处理有机物，再加浓碱并蒸出 NH_3，经吸收后就可以用酸碱滴定法测定，这就是克氏定氮法。又如测定海水或废水中总盐量时，将含硝酸钾、氯化钠的水流经阳离子交换柱后变成硝酸和盐酸，就可以用标准碱溶液滴定。

(2) 配位滴定法

配位滴定法是以配位反应为基础的一种滴定分析法，可用于对金属离子进行测定。

作为配位滴定的反应必须符合的条件：

① 生成的配合物要有确定的组成，即中心离子与配位剂严格按一定比例化合。

② 生成的配合物要有足够的稳定性。配位反应速度要足够快。

③ 有适当的反映理论终点到达的指示剂或其他方法。

在配位滴定中，通常利用一种能与金属离子生成有色配合物的显色剂指示滴定过程中金属离子浓度的变化。这种显色剂称为金属离子显色剂，又称为金属指示剂。

金属指示剂应具备的条件：

① 显色配合物与指示剂的颜色显著不同。

② 显色反应灵敏、迅速，有良好的变色可逆性。

③ 显色配合物的稳定性要适当。

常用金属指示剂：铬黑 T（EBT），钙指示剂（NN 指示剂）。

（3）氧化还原滴定法

氧化还原滴定法是以溶液中氧化剂和还原剂之间的电子转移为基础的一种滴定分析方法。与酸碱滴定法和配位滴定法相比较，氧化还原滴定法应用非常广泛，许多具有氧化性或还原性的有机化合物可以用氧化还原滴定法来测定。

① 以氧化还原反应为基础的容量分析方法。它以氧化剂或还原剂为滴定剂，直接滴定一些具有还原性或氧化性的物质；或者间接滴定一些本身并没有氧化还原性，但能与某些氧化剂或还原剂起反应的物质。氧化滴定剂有高锰酸钾、重铬酸钾、硫酸铈、碘、碘酸钾、高碘酸钾、溴酸钾、铁氰化钾、氯胺等；还原滴定剂有亚砷酸钠、亚铁盐、氯化亚锡、抗坏血酸、亚铬盐、亚钛盐、亚铁氰化钾、肼类等。

② 氧化还原反应的反应机理较复杂，常伴随多种副反应，或容易引起诱导反应，而且反应速率较低，有时需要加热或加催化剂来加速。这些干扰都需针对具体情况，采用不同的方法加以克服，否则会影响滴定的定量关系。

③ 氧化还原滴定的化学计量点可借助仪器来确定，但通常借助指示剂来判断。有些滴定剂溶液或被滴定物质本身有足够深的颜色，如果反应后褪色，则其本身就可起指示剂的作用，例如高锰酸钾。而可溶性淀粉与痕量碘能产生深蓝色，当碘被还原成碘离子时，深蓝色消失，因此在碘量法中，通常用淀粉溶液作指示剂。本身发生氧化还原反应的指示剂，例如二苯胺磺酸钠、次甲基蓝等，则在滴定到达化学计量点附近时，它也发生氧化还原反应，且其氧化态和还原态的颜色有明显差别，从而指示出滴定终点。

④ 在氧化还原滴定中，往往需要在滴定之前，先将被测组分氧化或还原到一定的价态，然后进行滴定。这一步骤称为预先氧化或还原处理。通常要求预处理时所用的氧化剂或还原剂与被测物质的反应进行完全，反应快，过量的试剂容易除去，并要求反应具有一定的选择性。

⑤ 氧化还原滴定法的指示剂有三类：

a. 氧化还原指示剂，如二苯胺磺酸钠在酸性溶液中以无色的苯胺磺酸形式存在，在被标准滴定溶液氧化时，生成紫色的二苯胺联苯磺酸。

b. 专用指示剂，能和氧化剂还原剂生成特殊色泽，明显提高观测灵敏度，如在碘量法滴定中，可溶性淀粉溶液和碘标准滴定溶液生成深蓝色吸附性化合物，可逆。

c. 自身指示剂，如高锰酸钾标准滴定溶液滴定草酸时，滴定终点为高锰酸钾标准滴定溶液的紫色出现。

（4）沉淀滴定法

沉淀滴定法是以沉淀反应为基础的一种滴定分析方法。

沉淀滴定法必须满足的条件：

① 沉淀溶解度必须足够小；

② 沉淀反应必须迅速完成，并很快达到平衡；

③ 有适当方法指示化学计量点；

④ 沉淀反应必须具有确定的化学计量关系，即沉淀剂和被测组分之间有确定的计量比。

生成沉淀的反应很多，但符合容量分析条件的却很少，实际上应用最多的是银量法，即利用 Ag^+ 与卤素离子的反应来测定 Cl^-、Br^-、I^-、SCN^- 和 Ag^+。银量法共分三种，分别以创立者的姓名来命名。

① 莫尔法：在中性或弱碱性的含 Cl^- 试液中，加入指示剂铬酸钾，用硝酸银标准溶液滴定，氯化银先沉淀，当砖红色的铬酸银沉淀生成时，表明 Cl^- 已被定量沉淀，指示终点已经到达。此法方便、准确，应用很广。

② 福尔哈德法：

a. 直接滴定法　在含 Ag^+ 的酸性试液中，加 $NH_4Fe(SO_4)_2$ 为指示剂，以 NH_4SCN 为滴定剂，先生成 AgSCN 白色沉淀，当红色的 $[Fe(SCN)]^{2+}$ 出现时，表示 Ag^+ 已被定量沉淀，终点已到达。此法主要用于测 Ag^+。

b. 返滴定法　在含卤素离子的酸性溶液中，先加入一定量的过量的 $AgNO_3$ 标准溶液，再加指示剂 $NH_4Fe(SO_4)_2$，以 NH_4SCN 标准溶液滴定过剩的 Ag^+，直到出现红色为止。两种试剂用量之差即为卤素离子的量。此法的优点是选择性高，不受弱酸根离子的干扰。但用本法测 Cl^- 时，宜加入硝基苯，将沉淀包住，以免部分的 Cl^- 由沉淀转入溶液。

③ 法扬斯法：在中性或弱碱性的含 Cl^- 试液中加入吸附指示剂荧光黄，当用 $AgNO_3$ 滴定时，在化学反应计量点以前，溶液中 Cl^- 过剩，AgCl 沉淀的表面吸附 Cl^- 而带负电，指示剂不变色。在化学计量点后，Ag^+ 过剩，沉淀的表面吸附 Ag^+ 而带正电，它会吸附荷负电的荧光黄离子，使沉淀表面显示粉红色，从而指示终点已到达。此法的优点是方便。

(5) 电位滴定法

电位滴定法是在滴定过程中通过测量电位变化以确定滴定终点的方法。和直接电位法相比，电位滴定法不需要准确测量电极电位值，因此，温度、液体接界电位的影响并不重要，其准确度优于直接电位法。普通滴定法是依靠指示剂颜色变化来指示滴定终点，如果待测溶液有颜色或浑浊时，终点的指示就比较困难，或者根本找不到合适的指示剂。电位滴定法是靠电极电位的突跃来指示滴定终点。在滴定到达终点前后，待测离子浓度往往连续变化 n 个数量级，引起电位的突跃，被测成分的含量仍然通过消耗滴定剂的量来计算。

根据指示电极的不同，电位滴定法可以进行酸碱滴定、氧化还原滴定、配合滴定和沉淀滴定。酸碱滴定时使用 pH 玻璃电极为指示电极；在氧化还原滴定中，可以以铂电极作指示电极；在配合滴定中，若用 EDTA 作滴定剂，可以用汞电极作指示电极；在沉淀滴定中，若用硝酸银滴定卤素离子，可以用银电极作指示电极。在滴定过程中，随着滴定剂的不断加入，电极电位 E 不断发生变化，电极电位发生突跃时，说明滴定到达终点。微分曲线比普通滴定曲线更容易确定滴定终点。

如果使用自动电位滴定仪，在滴定过程中可以自动绘出滴定曲线，自动找出滴定终点，自动给出体积，滴定快捷方便。

进行电位滴定时，被测溶液中插入一个参比电极、一个指示电极组成工作电池。随着滴定剂的加入，由于发生化学反应，被测离子浓度不断变化，指示电极的电位也相应地变化。在化学计量点附近发生电位的突跃。因此测量工作电池电动势的变化，可确定滴定终点。

电位滴定的基本仪器装置包括滴定管、滴定池、指示电极、参比电极、搅拌器、测电动势的仪器。

电位滴定法是用绘制电位确定曲线的方法确定滴定终点。电位滴定曲线即是随着滴定的进行，电极电位值（电池电动势）E 对标准溶液的加入体积 V 作图。

电位滴定法比起用指示剂的容量分析法有许多优越的地方，首先可用于有色或混浊的溶液的滴定，使用指示剂是不行的，在没有或缺乏指示剂的情况下，用此法解决；还可用于浓度较小的试液或滴定反应进行不够完全的情况；灵敏度和准确度高，并可实现自动化和连续测定。因此其用途十分广泛。

按照滴定反应的类型，电位滴定可用于中和滴定（酸碱滴定）、沉淀滴定、络合滴定、氧化还原滴定。

2. 光谱分析法

当物质吸收辐射能或热能后，物质内部发生能级跃迁。记录由能级跃迁所产生的辐射能随波长的变化所得的图谱称为光谱。利用物质的光谱进行定性、定量和结构分析的方法称为光谱分析法，简称光谱法。通过测定被测物在光谱的特定波长处或一定波长范围内的吸光度或发光强度，对该物质进行定性或定量分析的方法称为分光光度法。《中国药典》收载的光谱分析法有：紫外-可见分光光度法、荧光分析法、红外分光光度法、原子吸收分光光度法等。

(1) 紫外-可见分光光度法

紫外-可见分光光度法是以紫外或可见单色光照射吸光物质的溶液，用仪器测量入射光被吸收的程度（常用吸光度表示），记录吸光度随波长变化的曲线，或波长一定时，用吸光度和吸光物质浓度之间的关系来进行定性或定量分析。本法是根据物质分子对波长为 $200\sim 760$ nm 这一范围的电磁波的吸收特性所建立起来的光谱分析方法。

① 原理

朗伯-比尔定律表示如下：

$$A = \lg \frac{1}{T} = Ecl \tag{4-3}$$

式中，A 为吸光度；T 为透光率；E 为吸收系数，常用的表示方法为 $E_{1\ cm}^{1\%}$，其物理意义为当溶液浓度为 1％（g/mL），液层厚度为 1 cm 时的吸光度；c 为 100 mL 溶液中所含物质的质量（按干燥品或无水物计算），g/100 mL；l 为液层厚度，cm。

上述公式中吸收系数也可以摩尔吸光系数 ε 来表示，其物理意义是溶液浓度为 1 mol/L 和液层厚度为 1 cm 时的吸光度。

② 紫外-可见分光光度法的特点

灵敏度高，可达 10^{-6} g/mL，适用于低浓度样品的分析；准确度较高，相对误差不大于 2％，其准确度虽不如滴定分析法高，但已满足微量组分测定的准确度要求，而对微量组分的测定，滴定分析法是难以进行的；分光光度计仪器价格较低廉，操作简单；易于普及；近年来，由于一些灵敏度高、选择性好的显色剂不断出现，常可不经分离直接进行吸光度分析，有效地简化了测量步骤，提高了分析速度；应用广泛；许多化合物都可直接或间接地用吸光光度法进行测定，应用计算分光光度法可不经分离而直接测定混合物中各组分的含量。

③ 紫外-可见分光光度法仪器校正和检定

温度变化对机械部分的影响导致仪器的波长经常会略有变动。要定期对所用仪器进行全面校正和检定。测定前校正测定波长，常用汞灯中的较强谱线或用仪器中氘灯的谱线进行校正。吸收度的准确度，可用重铬酸钾的硫酸溶液检定。

④ 紫外-可见分光光度法对溶剂的要求

测定供试品之前，应先检查所用的溶剂在供试品所用的波长附近是否符合要求，即用

1cm 石英吸收池盛溶剂，以空气为空白（即光路中不置任何物质）测定其吸光度，溶剂和吸收池的吸光度：220～240 nm 时不得超过 0.40；241～250 nm 时不得超过 0.20；251～300 nm 时不得超过 0.10；300 nm 以上时不得超过 0.05。

⑤ 紫外-可见分光光度法测定方法

以配制供试品溶液的同批溶剂为空白对照，采用 1 cm 的石英吸收池，在规定的吸收峰波长±2 nm 以内测试几个点的吸光度，以核对供试品的吸收峰波长位置是否正确。吸收峰波长应在该品种项下规定的波长±1 nm 以内；否则应考虑试样的真伪、纯度以及仪器波长的准确度，并以吸光度最大的波长作为测定波长。一般供试品溶液的吸光度读数，以在 0.3～0.7 之间的误差较小。由于吸收池和溶剂本身可能有空白吸收，所以测定供试品溶液的吸光度后应减去空白读数，再计算含量。

a. 对照品比较法。分别配制供试品溶液和对照品溶液，对照品溶液中所含被测成分的量应为供试品溶液中被测成分示量的（100±10）%，所用溶剂也应完全一致，在规定的波长测定供试品溶液和对照品溶液的吸光度后计算。

$$含量 = \frac{C_x \times D}{W} \times 100\% \quad \left(其中\ C_x = \frac{A_x}{A_r} \times C_r\right) \tag{4-4}$$

式中，C_x 为供试品溶液的浓度；A_x 为供试品溶液的吸光度；C_r 为对照品溶液的浓度；A_r 为对照品溶液的吸光度；D 为稀释倍数；W 为供试品取样量。

b. 吸收系数法。配制供试品溶液，在规定的波长处测定其吸光度，再以该样品在规定条件下的吸收系数计算其含量。用本法测定时，应注意仪器的校正和检定。

$$C_x = \frac{A_x}{百分吸收系数} \tag{4-5}$$

c. 计算分光光度法。采用此法应慎重。方法有多种，使用时均应按各品种项下规定的方法进行。当吸光度处在吸收曲线的陡然上升或下降的部位测定时，影响精度的因素较多，故对照品和供试品测试条件应尽可能一致。若测定时不用对照品，如维生素 A 测定法，则应在测定时仔细地校正和检定仪器。

(2) 荧光分析法

某些物质受紫外光或可见光照射激发后能发射出比激发光波长更长的荧光。当激发光停止照射后，荧光随之消失。同一种分子结构的物质，用同一波长的激发光照射，可以发射相同波长的荧光。当激发光强度、波长、所用溶剂及温度等条件固定时，物质在一定浓度范围内，其荧光强度（也叫发射光强度）与溶液中该物质的浓度成正比关系，可以进行定性或定量分析。

① 荧光分析法的特点

a. 灵敏度一般较紫外-可见分光光度法更高，可达 10^{-9} g/mL。

b. 荧光分析法应在低浓度溶液中进行。

c. 干扰因素也多，因此必须做空白试验。

d. 对易被光分解的样品，可选择一种激发光和发射光波长与之近似而对光稳定的物质配成适当浓度的溶液作为基准溶液代替对照品溶液校正仪器的灵敏度。

e. 荧光衍生试剂可扩大荧光分析法的应用范围。

f. 取样少，方法快速。

g. 应用不如紫外-可见分光光度法广泛。

② 荧光分析法中干扰因素的排除

a. 溶剂：溶剂不纯引入的误差比较大。除在测定样品时必须做空白试验外，必要时，空白溶剂应用磨口玻璃蒸馏器蒸馏后再使用。

b. 溶液：溶液中的悬浮物对光有散射作用，必要时，应先用垂熔玻璃滤器过滤或用离心法除去悬浮物；溶液中溶解的氧有降低荧光的作用，必要时可在测定前通入惰性气体除氧；测定时需注意溶液的 pH 和试剂的纯度等对荧光强度的影响。

c. 玻璃仪器：所用的玻璃仪器与测定池等必须保持洁净。

d. 温度：温度对荧光强度有较大影响，测定时应控制使温度一致。

③ 应用

a. 直接荧光光度法。

b. 作为 HPLC 的检测器（用得多）。

④ 荧光分析法的含量测定方法

由于不易测定绝对荧光强度，故荧光分析法都是在一定条件下，用对照品溶液测定荧光强度与浓度的线性范围后，再在每次测定前，用一定浓度的对照品溶液校正仪器的灵敏度；然后在相同条件下，读取对照品溶液及其试剂空白的荧光读数、供试品溶液及其试剂空白的荧光读数，计算供试品浓度。

荧光分析法的含量测定的计算：

$$C_i = \frac{R_i - R_{ib}}{R_r - R_{rb}} \times C_r \tag{4-6}$$

式中，C_i 为供试品溶液浓度 mol/L；C_r 为对照品溶液浓度 mol/L；R_i 为供试品溶液读数；R_{ib} 为供试品溶液试剂空白的读数；R_r 为对照品溶液的读数；R_{rb} 为对照品溶液试剂空白的读数。

因荧光分析法中的浓度与读数的线性较窄，故 $(R_i - R_{ib})/(R_r - R_{rb})$ 应在 0.50～2.0 之间，如有超过，应在调节溶液浓度后再测。

3. 色谱分析法

色谱分析法是一种分离分析方法。它先将各组分从混合物中分离再逐个分析，因此是分析混合物的最有力手段。此法具有高灵敏度（可达 $10^{-15} \sim 10^{-12}$ g/mL）、高选择性、高效能、高速度及应用广泛等特点。根据其分离原理，有吸附色谱、分配色谱、离子交换色谱与排阻色谱等方法。

吸附色谱是利用吸附剂对被分离物质的吸附能力不同，用溶剂或气体洗脱，以使组分分离。常用的吸附剂有氧化铝、硅胶、聚酰胺等有吸附活性的物质。

分配色谱是利用溶液中被分离物质在两相中分配系数不同，以使组分分离。其中一相为液体，涂布或使之键合在固体载体上，称固定相；另一相为液体或气体，称流动相。常用的载体有硅胶、硅藻土等。

离子交换色谱是利用被分离物质在离子交换树脂上的离子交换势不同而使组分分离。常用的有不同强度的阳、阴离子交换树脂，流动相一般为水或含有有机溶剂的缓冲液。

排阻色谱又称凝胶色谱或凝胶渗透色谱，是利用被分离物质分子量大小的不同和在填料上渗透程度的不同，以使组分分离。常用的填料有分子筛、葡聚糖凝胶、微孔聚合物、微孔硅胶或玻璃珠等，可根据载体和试样的性质，选用水或有机溶剂为流动相。

色谱法的分离方法，有柱色谱法、纸色谱法、薄层色谱法、气相色谱法、高效液相色谱法等。分离后各成分的检出，应采用各单体中规定的方法。通常用柱色谱、纸色谱或薄层色谱分离有色物质时，可根据其色带进行区分，对有些无色物质，可在 245～365nm 的紫外灯下检视。纸色谱或薄层色谱也可喷显色剂使之显色。薄层色谱还可用加有荧光物质的薄层硅胶，采用荧光猝灭法检视。用纸色谱进行定量测定时，可将色谱斑点部分剪下或挖取，用溶剂溶出该成分，再用分光光度法或比色法测定；也可用色谱扫描仪直接在纸或薄层板上测出。柱色谱、气相色谱和高效液相色谱可用接于色谱柱出口处的各种检测器检测。柱色谱还可分部收集流出液后用适宜方法测定。

色谱所用溶剂应与试样不起化学反应，并应用纯度较高的溶剂。

(1) 气相色谱法

① 气相色谱的简介：气相色谱法（gas chromatography，GC）是色谱法的一种。色谱法中有两个相，一个相是流动相，另一个相是固定相。如果用液体作流动相，就叫液相色谱，用气体作流动相，就叫气相色谱。气相色谱法由于所用的固定相不同，可以分为气固色谱（GSC）和气液色谱（GLC），用固体吸附剂作固定相的称为气固色谱，例如活性炭、硅胶等；用涂有固定液的载体作固定相的称为气液色谱，例如在惰性材料硅藻土上涂一层角鲨烷等。按色谱分离原理来分，气相色谱法亦可分为吸附色谱和分配色谱两类，在气固色谱中，固定相为吸附剂，气固色谱属于吸附色谱，气液色谱属于分配色谱。按色谱操作形式来分，气相色谱属于柱色谱，根据所使用的色谱柱粗细不同，可分为一般填充柱和毛细管柱两类。一般填充柱是将固定相装在一根玻璃或金属的管中，管内径为 2～6 mm。毛细管柱则又可分为空心毛细管柱和填充毛细管柱两种。空心毛细管柱是将固定液直接涂在内径只有 0.1～0.5 mm 的玻璃或金属毛细管的内壁上。填充毛细管柱是近几年才发展起来的，是将某些多孔性固体颗粒装入厚壁玻璃管中，然后加热拉制成毛细管，一般内径为 0.25～0.5 mm。

在实际工作中，气相色谱法是以气液色谱为主。

② 气相色谱法的特点：气相色谱法是指用气体作为流动相的色谱法。由于样品在气相中传递速度快，样品组分在流动相和固定相之间可以瞬间达到平衡，因此气相色谱法是一个分析速度快和分离效率高的分离分析方法。近年来采用高灵敏选择性检测器，使得它又具有分析灵敏度高、应用范围广等优点。

③ 气相色谱法的原理：气相色谱的流动相为惰性气体，气固色谱法中以表面积大且具有一定活性的吸附剂作为固定相。当多组分的混合样品进入色谱柱后，由于吸附剂对每个组分的吸附力不同，经过一定时间后，各组分在色谱柱中的运行速度也就不同。吸附力弱的组分容易被解吸下来，最先离开色谱柱进入检测器，而吸附力最强的组分最不容易被解吸下来，因此最后离开色谱柱。这样各组分能够在色谱柱中彼此分离。气液色谱属于分配色谱，是利用被分离物质在两相中分配系数不同，在色谱柱内分离后，各种成分先后进入检测器，用记录仪记录色谱图。

注入进样口的供试品被加热气化，并被载气带入色谱柱，在柱内各成分被分离后，先后进入检测器，色谱信号用记录仪或数据处理器记录。

气相色谱法一般要求：载气为氮气；色谱柱为填充柱或毛细管柱，填充柱的材质为不锈钢或玻璃；进样口温度应高于柱温 30～50 ℃；进样量一般不超过数微升；柱径越细进样量应越少；检测器为氢火焰离子化检测器，检测温度一般高于柱温，并不得低于 100 ℃，以免水汽凝结，通常为 250～350 ℃；一般色谱图约于 30 min 内记录完毕。

④ 气相色谱仪的组成：气相色谱仪由气路系统、进样系统、分离系统、温控系统、检测记录系统五大系统组成。

组分能否分开，关键在于色谱柱；分离后组分能否鉴定出来，则在于检测器。所以分离系统和检测系统是仪器的核心。

⑤ 气相色谱仪的检测器：被测组分经色谱柱分离后，是以气态分子与载气分子相混合的状态从柱后流出的，人肉眼不可能识别。因此，必须要有一个装置或方法，将混合气体中组分的真实浓度（mg/mL）或质量流量（g/s）变成可测量的电信号，且信号的大小与组分的量成正比。此装置称气相色谱检测器，其方法称气相色谱检测法。因此，气相色谱检测器是一种能检测气相色谱流出组分及其变化的器件。

检测器通常由两部分组成：传感器和检测电路。

传感器是利用被测物质与载气的各种理化性质的差异，来感应被测物质的存在及其量的变化。如热导检测器（thermal conductivity detector，TCD）就是利用被测物质的热导率和载气热导率的差异；火焰离子化检测器（flame ionization detector，FID）、氮磷检测器（nitrogen phosphorus detector，NPD）等都是利用被测组分在一定条件下可被电离，而载气不被电离；火焰光度检测器（flame photometric detector，FPD）就是利用被测物质在一定条件下，可发射不同波长的光，而载气（N_2）却不发光；等等。所以，传感器是将被测物质变换成相应信号的装置，是检测器的核心。检测器性能的好坏，主要取决于传感器。

检测电路是将传感器产生的各种信号转变成电信号的装置。从传感器送出的信号是多种多样的，有电阻、电流、电压、离子流、频率、光波等。检测电路的作用是测定出这些参数的变化，并将其变成可测量的电信号。如 TCD 中热丝阻值的变化，利用惠斯通电桥变成电信号；各种气相电离产生的电子或离子流，用电场收集、微电流放大器放大后，才显示出它的变化；各种光度法产生的不同波长光的强度，是利用光电倍增管或 PDA 进行光电转换，然后微电流放大得到结果的；等等。

目前有很多种检测器，其中常用的检测器是：火焰离子化检测器、热导检测器、氮磷检测器、火焰光度检测器、电子捕获检测器（electron capture detector，ECD）等。

a. 热导检测器：TCD 是利用被测组分和载气的热导率不同而响应的浓度型检测器，有的亦称热丝检测器或热导计、卡他计（katherometer 或 catherometer）。它是知名的整体性能检测器，属物理常数检测方法。虽然 TCD 灵敏度较低，但它对所有物质都有响应。另外，它结构简单、性能可靠、定量准确、价格低廉、经久耐用，又是非破坏性检测器，可与其他检测器联用等。特别是近二十余年来，随着毛细管柱的发展，TCD 在流路、形状、池体积、热丝材料、电桥检测电路、温度控制精度、灵敏度、线性范围和采集数据速度等方面，均作了很大改进和提高。现在池体积小至几微升，可与填充柱或毛细管柱直接相连，可作为快速 GC、微型 GC 和便携式 GC 的检测器；不仅适于作常量分析、也可直接做痕量分析。

b. 火焰离子化检测器：FID 是利用氢火焰作电离源，使有机物电离，产生微电流而响应的检测器，又称氢火焰离子化检测器。它是众多的气相电离检测器之一，是破坏性的、典型的质量型检测器。FID 的突出优点是灵敏度高、线性范围宽，对几乎所有的有机物均有响应，特别是对烃类，其响应与碳原子数成正比，故有碳计数器之称。它对 H_2O、CO_2 和 CS_2 等无机物无响应，对气体流速、压力和温度变化不敏感。它性能可靠，结构简单，操作方便。它的死体积几乎为零，可与毛细管柱、快速和特快速 GC 毛细管柱直接相连。因此，目前 FID 得到了普遍应用。FID 的主要缺点是需要三种气源及其流速控制系统。

c. 氮磷检测器：NPD 是气相色谱检测器中的电离型检测器之一，检测低基流背景下信号电流的增加。NPD 对氮、磷化合物灵敏度高、专一性好，专用于痕量氮、磷化合物的检测。NPD 与早期 AFID 比较，有以下三个主要区别：i. 用非挥发性的硅酸铷玻璃珠作热电离源，而不是挥发性碱盐；ⅱ．硅酸铷玻璃珠是熔融在一根螺旋铂丝上，用电加热珠，而不是用火焰加热；ⅲ．氢气流仅几毫升/分，为"冷氢焰"，而不是"热氢焰"。由于有了这些改进，NPD 使用寿命长、稳定性、重复性好，最小检测极限大大降低。操作方便易控制，使该检测器成为最常用的检测器之一。

氮是有机化学中第二大类杂原子，有机磷化合物也是十分重要的有机物。NPD 最适于对复杂样品中痕量氮、磷化合物的检测。

d. 电子捕获检测器：ECD 是利用放射源或非放射源产生大量低能热电子，亲电子的有机物如多卤化物进入检测器，俘获电子而使基流降低产生信号。它是最早出现的灵敏度极高的选择性检测器，其应用面仅次于 TCD 和 FID。

e. 火焰光度检测器：FPD 是利用富氢火焰使含硫、磷杂原子的有机物分解，形成激发态分子，当它们回到基态时，发射出一定波长的光。此光强度与被测组分量成正比。所以它是以物质与光的相互关系为机理的检测方法，属于光度法。因它是分子激发后发射光，故它是光度法中的分子发射检测器。FPD 是一种高灵敏度和高选择性的检测器，其主要特征是对硫为非线性响应。它是六个最常用的气相色谱检测器之一，主要用于含硫、磷化合物、特别是硫化物的痕量检测，近年也用于有机金属化合物或其他杂原子化合物的痕量检测。

f. 原子发射检测器：原子发射检测器（atomic emission detector，AED）是近年飞速发展起来的多元素检测器。它是利用等离子体作激发光源，使进入检测器的被测组分原子化，然后原子被激发至激发态，再跃迁至基态，发射出原子光谱。根据这些线光谱的波长和强度即可进行定性和定量分析。所以，AED 属于光度检测法。由于它是原子而不是分子激发后发射光，故称为原子发射检测器。

g. 质谱和红外检测器：气相色谱法具有极强的分离能力，但它对未知化合物定性能力差。质谱（mass spectrometry，MS）对未知化合物具有独特的鉴定能力，但它要求被测组分是纯化合物或 2～3 个组分的混合物。将 GC 与 MS 联用，彼此扬长避短，无疑是复杂混合物分离和检测的有力工具。GC-MS 既可对未知化合物定性，又可对痕量组分定量。它灵敏度高、使用范围广，是应用最早、最多的联用技术。但它也有一些不足之处，主要是对几何异构体辨别能力差，甚至完全无法辨认。

近年来，在生化、药物、农药、环保、天然有机物质等领域，随着研究工作的深入，越来越多地发现异构体之间的生化差异很大，甚至截然相反。因此对弄清异构体具体结构与光学性质的要求也越来越高。而红外光谱（infrared spectroscopy，IR）对分子化合物具有较强的"指纹"识别能力，因此，GC 与 IR 联用，同样是复杂混合物分离和检测的有力工具，特别是对几何异构体。

⑥ 气相色谱法的流程：载气由高压钢瓶中流出，经减压阀降压到所需压力后，通过净化干燥管使载气净化，再经稳压阀和转子流量计后，以稳定的压力、恒定的速度流经气化室与气化的样品混合，将样品气体带入色谱柱中进行分离。分离后的各组分随着载气先后流入检测器，然后载气放空。检测器将物质的浓度或质量的变化转变为一定的电信号，经放大后在记录仪上记录下来，就得到色谱流出曲线。

根据色谱流出曲线上得到的分析成分的峰的位置、峰的保留时间（从注入试样液到出现成分最高峰的时间），在一定条件下，就能得到物质所具有特殊值，可以进行定性分析，根据峰面积或峰高的大小，可以进行定量分析。峰面积可用面积测定仪测定，按半宽度法求得（即以峰 1/2 处的峰宽×峰高求得）。峰高的测定方法是从峰高的顶点向横坐标作垂线，找出此垂线与峰的两下端连接线的交点，即以此交点至峰顶点的距离长度为峰高。

⑦ 注意事项：在对装置进行调试后，按各单体的规定条件调整柱管、检测器、温度和载气流量。进样口温度一般应高于柱温 30～50 ℃。如用火焰离子化检测器，其温度应等于或高于柱温，但不得低于 100 ℃，以免水汽凝结。

⑧ 定量方法：可分以下三种。

a. 内标法：取标准被测成分，按依次增加或减少的已知阶段量，各自分别加入各单体所规定的定量内标准物质中，制备标准溶液。分别取此标准液的一定量注入色谱柱，根据色谱图以标准被测成分的峰面积（或峰高）和内标物的峰面积（或峰高）的比值为纵坐标，以标准被测成分含量和内标物含量之比，或标准被测成分量为横坐标，制成标准曲线。

然后按单体中所规定的方法配制试样液。在配制试样液时，预先加入与配制标准液时等量的内标物。然后按制作标准曲线时的同样条件下得出的色谱图，求出被测成分的峰面积（或峰高）和内标物的峰面积（或峰高）之比，再按标准曲线求出被测成分的含量。

所用的内标物，应采用其峰的位置与被测成分的峰的位置尽可能接近并与被测成分以外的峰位置完全分离的稳定的物质。

b. 绝对标准曲线法：取标准被测成分，按依次增加或减少的法，各自配制成标准液，注入一定量后，按色谱图取标准被测成分的峰面积（或峰高）为纵坐标，而以标准被测成分的含量为横坐标，制成标准曲线。然后按单体中所规定的方法制备试样液。取试样液按制标准曲线时相同的条件得出色谱图，求出被测成分的峰面积（或峰高），再按标准曲线求出被测成分的含量。

c. 峰面积归一化法：以色谱中所得各种成分的峰面积的总和为 100，按各成分的峰面积总和之比，求出各成分的组成比例。

（2）高效液相色谱法

高效液相色谱法（high performance liquid chromatography，HPLC），以前又称"高压液相色谱""高速液相色谱""高分离度液相色谱""近代柱色谱"等。高效液相色谱是色谱法的一个重要分支，以液体为流动相，采用高压输液系统，将具有不同极性的单一溶剂或不同比例的混合溶剂、缓冲液等流动相泵入装有固定相的色谱柱，在柱内各成分被分离后，进入检测器进行检测，从而实现对试样的分析。色谱信号由记录仪或积分仪记录。

① 高效液相色谱法的特点：高效液相色谱法有"三高一广一快"的特点。

a. 高压：流动相为液体，流经色谱柱时，受到的阻力较大，为了能迅速通过色谱柱，必须对载液加高压。

b. 高效：分离效能高。可选择固定相和流动相以达到最佳分离效果，比工业精馏塔和气相色谱的分离效能高出许多倍。

c. 高灵敏度：紫外检测器可达 0.01 ng，进样量在微升数量级。

d. 应用范围广：70% 以上的有机化合物可用高效液相色谱分析，特别是对高沸点、大分子、强极性、热稳定性差的化合物的分离分析，更具有优势。

e. 分析速度快、载液流速快：通常分析一个样品的时间在 15～30 min，有些样品甚至在 5 min 内即可完成，一般小于 1 h。

此外高效液相色谱还有色谱柱可反复使用、样品不被破坏、易回收等优点。但它也有缺点，与气相色谱相比各有所长，相互补充。高效液相色谱的缺点是有"柱外效应"，在从进样到检测器之间，除了柱子以外的任何死空间（进样器、柱接头、连接管和检测池等）中，如果流动相的流型有变化，被分离物质的任何扩散和滞留都会明显导致色谱峰变宽、柱效降低；另外，高效液相色谱检测器的灵敏度不及气相色谱。

② 高效液相色谱仪结构组成：高效液相色谱仪可分为高压输液泵、色谱柱、进样器、检测器、馏分收集器以及数据获取与处理系统等部分。

a. 高压输液泵

功能：驱动流动相和样品通过色谱分离柱和检测系统。

性能要求：流量稳定（±1%）；耐高压（30～60MPa）；耐各种流动相，如有机溶剂、水和缓冲液。

种类：往复泵和隔膜泵。

b. 色谱柱

功能：分离样品中的各个物质。

尺寸：长 10～30 cm、内径 2～5 mm 的内壁抛光的不锈钢管柱。

填料粒度为 5～10 μm，高效微粒固定相；常用的色谱柱填充剂有硅胶和化学键合硅胶，后者以十八烷基硅烷键合硅胶最为常用，辛基硅烷键合硅胶次之，氰基或氨基键合硅胶也有使用。离子交换填充剂用于离子交换色谱，凝胶或玻璃微球等填充剂用于分子排阻色谱等。

c. 进样器

功能：将待分析样品引入色谱系统。

进样器的种类有：ⅰ. 注射器，10 MPa 以下，1～10 μm 微量注射器进样；ⅱ. 停流进样器；ⅲ. 阀进样器，常用、较理想、体积可变，可固定；ⅳ. 自动进样器，有利于重复操作，实现自动化。

d. 检测器

功能：将被分析组分在柱流出液中浓度的变化转化为光学或电学信号。分为：

示差折光化学检测器、紫外吸收检测器、紫外-可见分光光度检测器、二极管阵列紫外检测器、荧光检测器、电化学检测器。

e. 馏分收集器

功能：如果所进行的色谱分离不是为了纯粹的色谱分析，而是为了做其他波谱鉴定，或获取少量试验样品的小型制备，馏分收集是必要的。

方法：ⅰ. 手工法，适于少数几个馏分，操作麻烦，易出差错；ⅱ. 馏分收集器收集法比较理想，微机控制操作准确。

f. 数据获取和处理系统

功能：把检测器检测到的信号显示出来。

③ 流程：溶剂贮存器中的流动相被泵吸入，经梯度控制器按一定的梯度进行混合，然后输出，经测其压力和流量，导入进样阀（器）经保护柱、分离柱后到检测器检测，由数据处理设备处理数据或记录仪记录色谱图。

④ 高效液相色谱法的一般要求：进样量一般为数微升。除另有规定外，柱温为室温，检测器为紫外吸收检测器。常以甲醇、水、乙腈、缓冲液、反离子物质等为流动相。一般色谱图约于 20 min 内记录完毕。流动相及供试品溶液应澄清，要求用过滤器过滤后使用或进样。如果流动相中有缓冲剂，每日使用后应用不含缓冲剂的流动相将仪器管路、泵、进样阀、色谱柱、检测池等充分冲洗。色谱柱保存时应保持填料在湿润状态，两端密塞，可按说明书要求保存。十八烷基硅烷键合硅胶可在甲醇中保存，硅胶可在己烷中保存。因色谱柱品牌不同，分离效果有较大差异。色谱柱长度并不能决定分离效果，较好的填料用短柱即可；流动相流速应取决于柱内径及柱效。由于柱效不同以及柱子性能不同，混合流动相各组分比

例可根据预试验情况调整。在用十八烷基硅烷键合相色谱柱时，色谱峰如果保留时间太长可增加甲醇比例，使其前移，反之可使之后移。如果柱效略低，可以适当提高色谱柱柱温，使柱效稍有提高。

⑤ 高效液相色谱法系统适用性试验：用规定的对照品对仪器进行试验和调整，应达到规定的要求；或规定分析状态下色谱柱的最小理论塔板数、分离度、重复性和拖尾因子。

a. 色谱柱的理论塔板数（n）：在选定的条件下，注入供试品溶液或各品种项下规定的内标物溶液，记录色谱图，量出供试品主成分或内标物峰的保留时间 t_R（以分钟或长度计，下同，但应取相同单位）和半峰高宽（$W_{h/2}$），按 $n = 5.54 \times (t_R/W_{h/2}) \times 2$ 计算色谱柱的理论塔板数。如果测得的理论塔板数低于各品种项下规定的最小理论塔板数，应改变色谱柱的某些条件（如柱长、载体性能、色谱柱充填的优劣等），使理论塔板数达到要求。

b. 分离度（R）：定量分析时，为便于准确测量，要求定量峰与其他峰或内标峰之间有较好的分离度，分离度的计算公式为：

$$R = \frac{2(t_{R_1} - t_{R_2})}{W_1 + W_2} \tag{4-7}$$

式中，t_{R_2} 为相邻两峰中后一峰的保留时间；t_{R_1} 为相邻两峰中前一峰的保留时间；W_1 及 W_2 为此相邻两峰的峰宽。

除另有规定外，分离度应大于 1.5。

c. 重复性：取各品种项下的对照溶液，连续进样 5 次，除另有规定外，其峰面积测量值相对标准偏差应不大于 2.0%。也可按各品种校正因子测定项下，配制相当于 80%、100% 和 120% 的对照溶液，加入规定量的内标溶液，配成 3 种不同浓度的溶液，分别进样 3 次，计算平均校正因子，其相对标准偏差也应不大于 2.0%。

d. 拖尾因子（T）：为保证测量精度，特别当采用峰高法测量时，应检查待测峰的拖尾因子是否符合各品种项下的规定，或不同浓度进样的校正因子误差是否符合要求。拖尾因子计算公式为：

$$T = W_{0.05h}/2d_1 \tag{4-8}$$

式中，$W_{0.05h}$ 为 0.05 峰高处的峰宽；d_1 为峰顶点至峰前沿之间的距离。

除另有规定外，T 应在 0.95～1.05 之间。

⑥ 高效液相色谱法测定方法：定量测定时，可根据供试品的具体情况采用峰面积法或峰高法。

a. 测定供试品中主成分含量的两种常用方法。

Ⅰ. 内标法加校正因子（f）。精密称（量）取药物对照品和内标物，分别配成溶液，精密量取各溶液，配成校正因子测定用的药物对照溶液。取一定量注入仪器，记录色谱图。测量对照品和内标物的峰面积或峰高，按下式计算校正因子：

$$f = \frac{A_S/C_S}{A_R/C_R} \tag{4-9}$$

式中，A_S 为内标物的峰面积（或峰高）；A_R 为药物对照品的峰面积（或峰高）；C_S 为内标物的浓度；C_R 为药物对照品的浓度。

再取各品种项下含有内标物的供试品溶液，注入仪器，记录色谱图，测量供试品中待测成分和内标物的峰面积或峰高，按下式计算含量：

$$C_X = f \cdot \frac{A_X}{A_S'/C_S'} \tag{4-10}$$

式中，A_X 为供试品峰面积（或峰高）；C_X 为供试品的浓度；f 为校正因子；A'_S，C'_S 分别为内标物的峰面积（或峰高）和浓度。

当配制校正因子测定用的对照溶液和含有内标物的供试品溶液使用同一份内标物溶液时，则配制内标物溶液不必精密称（量）取。

Ⅱ．外标法，分为标准曲线法和外标一点法。以供试品的对照品或标准品作对照物质，相比较以求得供试品的含量。

ⅰ．标准曲线法：配制一系列已知浓度的标准液，在同一操作条件下，按同量注入色谱仪，测量其峰面积（或峰高），作出峰面积（或峰高）与浓度的标准曲线；然后在相同的条件下，注入同量供试品，测得待测组分的峰面积（或峰高），根据标准曲线或它的回归方程，计算供试品中待测组分的浓度。

ⅱ．外标一点法：按各品种项下的规定，精密称（量）取对照品和供试品，分别配制成对照品溶液（C_R）和供试品溶液（C_X），分别精密取一定量，注入仪器，记录色谱图，测量对照品的峰面积（A_R）和供试品待测成分的峰面积（A_X）（或峰高），按式(4-11)计算含量：

$$C_X = C_R \cdot \frac{A_X}{A_R} \tag{4-11}$$

b．测定供试品中各杂质及杂质的总量限度时，常用下面方法：

Ⅰ．面积归一化法。测定供试品（或经衍生化处理的供试品）中各杂质及杂质的总量限度采用不加校正因子的峰面积归一法。计算各杂质峰面积及其总和，并求出占总峰面积的百分率，但溶剂峰不计算在内。色谱图的记录时间应由各品种所含杂质的保留时间决定，除另有规定外，可为该品种项下主成分保留时间的倍数。

Ⅱ．主成分自身对照法。当杂质峰面积与成分峰面积相差悬殊时，采用此方法。在测定前，先按各品种项下规定的杂质限度，将供试品稀释成一定浓度的溶液作为对照溶液，进样，调节检测器的灵敏度或进样量，使对照溶液中的主成分色谱峰面积满足准确测量要求。然后取供试品溶液，进样，记录时间，除另有规定外，应为主成分保留时间的倍数。根据测得的供试品溶液的各杂质峰面积及其总和并和对照溶液主成分的峰面积比较，计算杂质限度。

Ⅲ．内标法。测定供试品中杂质的总量限度。

ⅰ．采用不加校正因子的峰面积法。

取供试品，按各品种项下规定的方法配制不含内标物的供试品溶液，注入仪器，记录色谱图1；再配制含有内标物的供试品溶液，在同样的条件下注样，记录色谱图2。记录的时间除另有规定外，应为该品种项下规定的内标峰保留时间的倍数，色谱图上内标峰高应为记录仪满标度的30％以上，否则应调整进样量或检测器灵敏度。

如果色谱图1中没有与色谱图2上内标峰保留时间相同的杂质峰，则色谱图2中各杂质峰面积之和应小于内标物峰面积（溶剂峰不计在内）。如果色谱图1中有与色谱图2上内标物峰保留时间相同的杂质峰，应将色谱图2上的内标物峰面积减去色谱图1中此杂质峰面积，即为内标物峰的校正面积。色谱图2中各杂质峰总面积加色谱图1中此杂峰面积，即为各杂质峰的校正总面积，各杂质峰的校正总面积应小于内标物峰的校正面积。

ⅱ．加校正因子测定供试品中某个杂质含量的方法与测定主成分含量的方法相同。

当配制校正因子测定用的对照溶液和含有内标物的供试品溶液使用同一份内标物溶液时，则配制内标物溶液不必精密称（量）取。

Ⅳ．外标法。测定供试品中某个杂质含量的方法与测定主成分含量的方法相同。由于微量注射器不易精确控制进样量，当采用外标法测定供试品中某杂质或主成分含量时，以定量环进样为好。

第二节 药物分析实验

实验 4-1 葡萄糖的杂质检查

一、实验目的

1. 掌握氯化物、硫酸盐、铁盐、重金属、砷盐及炽灼残渣等杂质的检查原理、操作方法及杂质限量计算。

2. 熟悉纳氏比色管、检砷瓶、高温炉、旋光仪等仪器的使用。

二、实验原理

葡萄糖分子结构中的五个碳均为手性碳原子，具有旋光性。一定条件下的旋光度是旋光性物质的特性常数，测定葡萄糖的比旋度具有初步鉴别及估测纯度的意义。

葡萄糖分子中具有醛基，还原碱性酒石酸铜生成红色氧化亚铜沉淀。

本品除了检查氯化物、硫酸盐、铁盐、重金属、砷盐等一般杂质外，还需检查水溶液的澄清度与颜色（目的是检查水不溶性物质或有色杂质）、乙醇溶液的澄清度（目的是检查醇不溶性杂质，如蛋白质等）、亚硫酸盐与可溶性淀粉（因为制备时使用的醇可能带有亚硫酸盐，而可溶性淀粉为引入的中间体）。

旋光度与溶液的浓度（c）和偏振光透过溶液的厚度（l）成正比。当偏振光通过厚 1 dm 且每 1 mL 中含有旋光性物质 1 g 的溶液，使用光线波长为钠光谱的 D 线（589.3 nm），稳定温度为 t 时，测得的旋光度称为该物质的比旋度。

三、实验材料与仪器

葡萄糖，氨水，酒石酸铜，氢氧化钠，氯化钴，硫酸铜，重铬酸钾，碘，磺基水杨酸，硝酸银，氯化钠，盐酸，氯化钡，硫酸钾，硫氰酸铵，硫酸铁铵，硫代乙酰胺，硝酸铅，三氧化二砷，氯化亚锡，金属锌，醋酸铅棉花，酚酞指示剂，溴化汞试纸等。

高温炉，旋光仪，烘箱、水浴锅，纳氏比色管，检砷装置等。

四、实验步骤

1. 性状

本品为无色结晶或白色结晶性亦或颗粒性粉末；无臭，味甜。

取本品约 10 g，精密称定，加水适量与氨试液 2.0 mL，溶解后转移至 50 mL 容量瓶中，加水稀释至刻度，摇匀，放置 60 min，在 25 ℃时测定比旋度，应为 +52.6°至 +53.2°。

2. 鉴别

取本品约 0.2 g，加水 5 mL 溶解后，缓缓滴入微温的碱性酒石酸铜试液中，即产生氧化亚铜的红色沉淀。

本品的红外光谱图与对照图谱一致。

3. 检查

(1) 酸度

取本品 2.0 g，加新沸过的冷水 20 mL 溶解后，加酚酞指示液 3 滴与氢氧化钠滴定液（0.02 mol/L）0.20 mL，应显粉红色，否则，不符合规定。

(2) 溶液的澄清度与颜色

取本品 5.0 g，加热水溶解后，放冷，用水稀释至 10 mL，溶液应澄清无色；如显浑浊，与Ⅰ号浊度标准液比较，不得更浓；如显色，与对照液（取比色用氯化钴液 3.0 mL、比色用重铬酸钾液 3.0 mL 与比色用硫酸铜液 6.0 mL，加水稀释成 50 mL）1.0 mL 加水稀释至 10 mL 的溶液比较，不得更深。否则，不符合规定。

(3) 乙醇溶液的澄清度

取本品 1.0 g，加乙醇 20 mL，置于水浴上加热回流约 40 min，溶液应澄清。否则，不符合规定。

(4) 亚硫酸盐与可溶性淀粉

取本品 1.0 g，加水 10 mL 溶解后，加碘试液 1 滴，应即显黄色。否则，不符合规定。

(5) 干燥失重

取本品置于与供试品同样条件下干燥至恒重的扁形称量瓶中，将供试品平铺于瓶底，厚度不超过 5 mm，加盖，精密称定。将称量瓶放入洁净的培养皿中，瓶盖半开或置于瓶旁，放入 105 ℃ 干燥箱中干燥。取出后迅速盖好瓶盖，置干燥器内放冷至室温，迅速精密称重（放置时间与称重顺序与空称量瓶一致）。再于 105 ℃ 干燥箱中干燥至恒重，即得。减失重量不得超过 1.0%。

(6) 蛋白质

取本品 1.0 g，加水 10 mL 溶解后，加磺基水杨酸溶液（1→5）3 mL，不得发生沉淀。否则，不符合规定。

(7) 氯化物

取本品 0.60 g，置于 50 mL 纳氏比色管中，加水溶解使之成约 25 mL（溶液如显碱性，可滴加硝酸使其显中性），再加稀硝酸 10 mL（溶液如不澄清，应过滤），加水使之成约 40 mL，摇匀，即得供试品溶液。另取标准氯化钠溶液（10 μg/mL 的 Cl^-）6.0 mL，置于 50 mL 纳氏比色管中，加稀硝酸 10 mL，加水使之成约 40 mL，摇匀，即得对照品溶液。于供试品溶液与对照品溶液中，分别加入硝酸银试液 1 mL，用水稀释至 50 mL，摇匀，在暗处放置 5 min，同置黑色背景上，从比色管上方向下观察，比较，供试品溶液的浑浊程度不得大于对照品溶液。否则，氯化物不符合规定（0.01%）。

(8) 硫酸盐

取本品 2.0 g，置于 50 mL 纳氏比色管中，加水溶解使之成约 40 mL（溶液如显碱性，可滴加盐酸使其显中性；溶液如不澄清，应过滤），加稀盐酸 2 mL，摇匀，即得供试品溶液。另取标准硫酸钾溶液（100 μg/mL SO_4^{2-}）2.0 mL，置于 50 mL 纳氏比色管中，加水使之成约 40 mL，加稀盐酸 2 mL，摇匀，即得对照品溶液。于供试品溶液与对照品溶液中，分别加入 25% 氯化钡溶液 5 mL，用水稀释至 50 mL，充分摇匀，放置 10 min，同置黑色背景上，从比色管上方向下观察，比较，供试品溶液的浑浊程度不得大于对照品溶液。否则，硫酸盐不符合规定（0.01%）。

（9）铁盐

取本品 2.0 g，置于 50 mL 纳氏比色管中，加水 20 mL 溶解后，加硝酸 3 滴，缓缓煮沸 5 min，放冷，加水稀释使之成 45 mL，加硫氰酸铵溶液（30→100）3.0 mL，摇匀，如显色，与标准铁溶液（10 μg/mL Fe^{3+}）2.0 mL 用同一方法制成的对照液比较，不得更深。否则，铁盐不符合规定（0.001%）。

（10）重金属

取 25 mL 纳氏比色管三支，甲管（标准管）中加标准铅溶液（Pb^{2+} 浓度为 10 μg/mL）2.0 mL 与醋酸盐缓冲液（pH=3.5）2.0 mL 后，加水稀释成 25 mL；乙管（供试品管）中加入供试品 5.0 g 与醋酸盐缓冲液（pH=3.5）2.0 mL 后，加水溶解并稀释成 25 mL；丙管（标准加样管）中加入与乙管相同重量的供试品，加配制供试品溶液的溶剂适量使溶解，再加与甲管相同量的标准铅溶液与醋酸盐缓冲液（pH=3.5）2.0 mL 后，用水稀释成 25 mL；再在甲、乙、丙三管中分别加硫代乙酰胺试液各 2.0 mL，摇匀，放置 2 min，同置于白纸上，自上向下透视，当丙管中显出的颜色不浅于甲管时，乙管中显示的颜色与甲管比较，不得更深。如丙管中显出的颜色浅于甲管，应取样按第二法重新检查（0.0004%）。否则，重金属不符合规定。

（11）砷盐

检砷装置的准备：取 0.1 g 醋酸铅脱脂棉，撕成疏松状，每次少量，用细玻璃棒轻轻而均匀地装入导气管中，装管高度为 60～80 mm。用镊子取出一片溴化汞试纸（不可用手接触生成砷斑部分），置于旋塞顶端平面上，盖住孔径，旋紧旋塞。

标准砷斑的制备：精密量取标准砷溶液（1 μg/mL As）2.0 mL，置于另一检砷器中，加盐酸 5.0 mL 与水 21.0 mL，再加碘化钾试液 5.0 mL 与酸性氯化亚锡试液 5 滴。在室温放置 10 min 后，加锌粒 2.0 g，迅速将已置有醋酸铅脱脂棉及溴化汞试纸的导气管密塞于瓶口上，并将检砷瓶置于 25～40 ℃的水浴中反应 45 min。取出溴化汞试纸，即得标准砷斑。

取本品 2.0 g 置于检砷瓶中，加水 5.0 mL 溶解后，加稀硫酸 5.0 mL 与溴化钾溴试液 0.5 mL，置于水浴上加热约 20 min，使保持稍过量的溴存在，必要时，再补加溴化钾溴试液适量，并随时补充蒸发的水分。放冷，加盐酸 5.0 mL 与水适量使之成 28.0 mL，加碘化钾试液 5.0 mL 与酸性氯化亚锡试液 5 滴。在室温放置 10 min 后，加锌粒 2.0 g，迅速将已置有醋酸铅脱脂棉及溴化汞试纸的导气管密塞于瓶口上，并将检砷瓶置于 25～40 ℃的水浴中反应 45 min。取出溴化汞试纸，将生成的砷斑与一定量标准砷溶液制成的标准砷斑比较，颜色不得更深，否则，砷盐不符合规定（0.0001%）。

（12）炽灼残渣

瓷坩埚的处理：按不同重量分别编号（用蓝墨水与三氯化铁溶液的混合液涂写），置于电炉上烘烤至字迹牢固地附于坩埚上，洗净擦干，置于高温炉中，将盖子斜盖在坩埚上，于 800 ℃炽灼至恒重。按编号的顺序放入干燥器内。

取本品 1.0 g 置于已炽灼至恒重的坩埚中，精密称定，斜置于通风柜内的电炉上，缓缓灼烧至完全炭化（检品全部成黑色，并不冒浓烟），放冷至室温，加硫酸 0.5 mL 使其恰好湿润，低温加热至硫酸蒸气除尽后，放入高温炉中，盖子斜盖于坩埚上。于 700～800 ℃炽灼使其完全灰化。待温度降下时取出，放在内铺洁净白瓷板的带盖珐琅盘内或坩埚架上，稍冷后移置干燥器内，放冷至室温，迅速精密称定。

再于 700～800 ℃炽灼至恒重，即得。所得炽灼残渣不得超过 0.1%，否则，炽灼残渣不符合规定。

五、注意事项

1. 杂质限度检查应遵循平行操作原则。即供试管与对照管的实验条件应尽可能一致，包括实验用具的选择、试剂与试液的量取方法及加入顺序、反应时间的长短等。

2. 比色、比浊前应使比色管内试剂充分混匀。所用比色管刻度高低差异应尽量小，使用过的比色管应及时清洗，注意不能用毛刷刷洗，可用硫酸洗液浸泡。

3. 砷盐检查时应注意：

① 新的检砷瓶使用前应检查是否符合要求，可将所有检砷瓶依法制备标准砷斑，所得砷斑应显色一致，同一套仪器应能辨别出标准砷溶液 1.5 mL 与 2.0 mL 所呈砷斑的差异。所使用的检砷瓶和试样应按本法做空白试验，均不得生成砷斑或生成可辨认的斑痕。

② 不能用定性滤纸制备溴化汞试纸。

③ 应使用干燥的导气管。

④ 锌粒的大小以通过 1 号筛为宜。

⑤ 砷斑遇光、热、湿气即变浅或褪色，因此砷斑制成后应立即观察比较。

⑥ 反应时温度应保持在 25～40℃。

4. 炽灼残渣测定时应注意：

① 炭化时应将坩埚斜置，先滴加少量硫酸，使样品部分湿润，然后小火缓缓炭化，稍冷，再补加数滴硫酸，继续小火炭化至硫酸蒸气完全除尽。切不可直接加热坩埚底部使供试品全部受热起泡。所用的硫酸应做空白试验。

② 当取出经高温灼烧的坩埚时，应先将坩埚钳预热。取出的坩埚应稍冷后再置于干燥器的中间，切勿靠壁放置。

六、思考题

1. 葡萄糖的检查项目中哪些属于一般杂质？哪些属于特殊杂质？试述检查意义。

2. 关于氯化物及硫酸盐检查中的操作注意事项有哪些？

3. 关于重金属及砷盐检查中的操作注意事项有哪些？

4. 炽灼残渣测定中平行操作的实验条件有哪些？怎样恒重？

5. 为什么应在葡萄糖溶液中加入氨试液并放置一段时间后才能测定比旋度？

实验 4-2 折射法测定葡萄糖的含量

一、实验目的

1. 掌握折射法测定葡萄糖含量的基本原理和操作方法。

2. 熟悉折射仪的使用。

二、实验原理

光线自一种透明介质进入另一透明介质的时候，由于两种介质的密度不同，光速发生变化，即发生折射现象。一般折射率系指光线在空气中的速度之比，用 n_D^t 表示。D 为钠光谱的 D 线（589.3nm），t 为测定时的温度，折射率与水溶液中溶质浓度的关系可用下式表示：

$$n_D^t = n_{D,水}^t + F \cdot P$$
$$P = (n_D^t - n_{D,水}^t)/F \tag{4-12}$$

式中，P 为质量浓度，即 100 mL 水溶液中含溶质的质量（g）；n_D^t 为供试液的折射率；$n_{D,水}^t$ 为同温度时水的折射率；F 为折射因素，即被测溶液浓度每增加 1% 时，其折射率的变化值。

20℃时，$n_{D,水}^t = 1.3330$，葡萄糖的折射因素 $F = 0.00142$，所以测定折射率可求得其含量。

三、实验材料与仪器

葡萄糖样品，蒸馏水等。

折射仪，分析天平，水浴锅。

四、实验步骤

将折射仪置于光线充足的台面上，与恒温水浴连接，将折射仪棱镜的温度调至 (20±1)℃。分开两面棱镜，用擦镜纸清洁镜面，在下面棱镜中央滴蒸馏水 1～2 滴，闭合棱镜。等蒸馏水与棱镜的温度一致后，转动分界调节螺旋，使标尺读数为 1.3330；再旋转调节补偿棱镜的螺旋，消除虹彩使明暗分界线清晰。然后用小钥匙插入观察镜的筒旁小孔内的螺钉上，轻轻转动，直到明暗线恰好移到十字交叉线的交叉点上，此时折射仪的零点调整完毕。再分开两面棱镜，轻轻用擦镜纸清洁镜面，在下面棱镜中央滴供试液 1～2 滴，闭合棱镜。等供试液与棱镜的温度一致后，旋转调节补偿棱镜的螺旋，消除虹彩使明暗分界线清晰；再转动分界调节螺旋，使明暗交界线对准在十字交叉线的交叉点上。根据标尺刻度记录读数，读数应准确至小数点后第四位，重复观察及记录读数三次，读数间的差数不应大于 0.0003，所得读数的平均值，即为供试品的折射率。

按下式计算 100 mL 供试液中含有的葡萄糖的质量（g），并计算含量。

$$100 \text{ mL 供试液中含有的葡萄糖的质量} = \frac{(n_D^t - n_{D,水}^t)}{F} \tag{4-13}$$

五、注意事项

1. 将折射仪与恒温水浴连接，使折射仪棱镜的温度调至 (20±1)℃，在整个测定过程中要注意温度的恒定。

2. 测定过程中请不要用玻璃管或硬物接触折射仪的棱镜，以免损伤。

3. 测定完毕，旋开棱镜，用滤纸把供试液吸干，再滴加 1～2 滴蒸馏水洗镜面，吸干，反复几次，即可洗净。并且要除净金属壳的积水，以免侵蚀仪器。

六、思考题

1. 折射法与其他测定葡萄糖含量的方法相比，有哪些特点？

2. 折射法测定葡萄糖含量的注意事项有哪些？

实验 4-3 复方乙酰水杨酸片中乙酰水杨酸、非那西丁和咖啡因的含量测定（经典容量分析法）

一、实验目的

1. 掌握复方制剂中各成分含量测定的基本原理和操作方法。

2. 熟悉利用药物性质排除干扰组分的方法。

二、实验原理

1. 乙酰水杨酸

乙酰水杨酸溶于中性乙醇，直接用 0.1 mol/L 氢氧化钠滴定游离羧基。处方中加入酒石酸或枸橼酸为稳定剂，测定时消耗氢氧化钠滴定液使测定结果偏高，采用氯仿提取可消除影响。

2. 非那西丁

第一步，将非那西丁水解得到芳香伯胺；第二步，芳香伯胺发生重氮化定量反应。

3. 咖啡因

以 [B] 代表咖啡因的结构，定量反应原理：

$$2[B] + 4I_2 + 2KI + H_2SO_4 \Longrightarrow 2\{[B] \cdot HI \cdot I_4\} \downarrow + K_2SO_4$$

过量的碘用硫代硫酸钠滴定：

$$I_2 + 2Na_2S_2O_3 \Longrightarrow 2NaI + Na_2S_4O_6$$

三、实验材料

复方乙酰水杨酸片，氯仿，氢氧化钠，盐酸，亚硝酸钠，含锌碘化钾淀粉指示液，碘，硫代硫酸钠，溴化钾，硫酸，乙醇，酚酞指示液，淀粉指示液等。

磁力搅拌器，电位滴定仪，旋转蒸发仪。

四、实验步骤

取本品 20 片，精密称定，研细，备用。

1. 乙酰水杨酸的测定

精密称取细粉适量（相当于乙酰水杨酸约 0.4 g），置于分液漏斗中，加水 15 mL，摇匀，用氯仿振摇提取 4 次（20 mL、10 mL、10 mL 和 10 mL）。氯仿液用同一份 10 mL 的水洗涤，合并氯仿液，置于水浴上蒸干。残渣加中性乙醇（对酚酞指示液显中性）20 mL 溶解后，加酚酞指示液 3 滴，用 0.1 mol/L 氢氧化钠溶液滴定，即得（每 1 mL 的 0.1 mol/L 氢氧化钠液相当于 18.02 mg 的 $C_9H_8O_4$）。

2. 非那西丁的测定

精密称取细粉适量（相当于非那西丁约 0.3 g），置于锥形瓶中，加稀硫酸 25 mL，缓缓加热回流 40 min。放冷至室温，将析出的水杨酸过滤，滤渣与锥形瓶用盐酸溶液（1→2）40 mL，分数次洗涤，每次 5 mL，合并滤液和洗液。加溴化钾 3 g 溶解后，将滴定管的尖端插入液面下约 2/3 处，在不低于 20 ℃ 的温度下，用 0.1 mol/L 亚硝酸钠液迅速滴定，随滴随搅拌，至近终点时，将滴定管的尖端提出液面，用少量的水将尖端洗涤，洗液并入溶液中，继续缓缓滴定。用细玻璃棒蘸取溶液少许，划过涂有含锌碘化钾淀粉指示液的白瓷板上，即显蓝色的条痕，停止滴定。3 min 后，再蘸取少许，划过后如仍显蓝色条痕，即为已至终点，即得（每 1 mL 的 0.1 mol/L 亚硝酸钠液相当于 17.92 mg 的 $C_{10}H_{13}O_2N$）。

3. 咖啡因的测定

精密称取细粉适量（相当于咖啡因约 50 mg），置于锥形瓶中，加稀硫酸 5 mL，振摇数分钟，使咖啡因溶解。过滤，滤液置于 50 mL 容量瓶中，滤器和滤渣用水洗涤 3 次，每次 5 mL，合并滤液与洗液，精密加 0.025 mol/L 碘液 25 mL，用水稀释至刻度，摇匀，在约 25 ℃避光放置 15 min。过滤，弃去初滤液，精密量取续滤液 25 mL，用 0.025 mol/L 硫代硫酸钠液滴定，至近终点时，加淀粉指示液，继续滴定至蓝色消失，并将滴定的结果用空白试验校正，即得（每 1 mL 的 0.025 mol/L 碘液相当于 2.653 mg 的 $C_8H_{10}O_2N_4 \cdot H_2O$）。

根据以上滴定结果计算出每片中含乙酰水杨酸、非那西丁、咖啡因的量，每片中含乙酰水杨酸标示百分含量应为 95.0%～105.0%；含非那西丁应为 95.0%～105.0%；含咖啡因应为 90.0%～110.0%。

五、注意事项

1. 阿司匹林在滴定时温度不宜过高（一般控制在 5～15 ℃），否则会发生副反应，多消耗 1 分子氢氧化钠，使结果偏高。滴定要迅速，至终点不宜久置，一般滴至粉红色 30 s 不消退。

2. 非那西丁加热回流水解应在小火上进行，但必须保持沸腾，如水解不完全则测得含量偏低。

3. 复方乙酰水杨酸片各组分的标示量分别如下：

乙酰水杨酸：220 mg

非那西丁：　150 mg

咖啡因：　　35 mg

六、思考题

1. 如果是单方乙酰水杨酸片的含量测定，可否直接按中和法测定？中性醇应如何配制？
2. 用重氮化法测定非那西丁含量时为什么要加溴化钾？
3. 测定咖啡因含量为什么要做空白试验？

实验 4-4　复方新诺明片中磺胺甲噁唑及甲氧苄啶的测定（双波长分光光度法）

一、实验目的

1. 掌握双波长分光光度法的基本原理与应用。
2. 熟悉复方制剂的分析特点以及干扰组分的排除方法。

二、实验原理

双波长分光光度法是通过选择二个测定波长 λ_1 与 λ_2 使干扰组分 a 在这个波长处有等吸收，而待测组分 b 在这两个波长处吸光度有显著的差别。用这样两个波长测定混合物的吸光度之差 ΔA（选 λ_1 作参比波长，λ_2 作测定波长，可直接读出 ΔA）与待测物浓度成正比，而与干扰物浓度无关。

复方新诺明片是含磺胺甲噁唑（SMZ）和甲氧苄啶（TMP）的复方片剂。在 0.1 mol/L

氢氧化钠溶液中，SMZ 和 TMP 的吸收光谱重叠，SMZ 在 257 nm 波长处有最大吸收，TMP 在此波长处吸收最小，并在 304 nm 波长附近有一等吸收点，故选 257 nm 为测定波长，在 304 nm 附近选择供测定的参比波长。TMP 在 239 nm 处有较大吸收，此波长又是 SMZ 的最小吸收峰，且在 295nm 附近有一等吸收点。故选定 239nm 为测定波长，在 295nm 附近选择供测定的参比波长。从而分别求出 SMZ 和 TMP 的含量。

SMZ 与 TMP 的紫外吸收图谱分别如图 4-1 和图 4-2 所示。

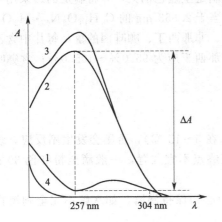

图 4-1　SMZ 的紫外吸收图谱
1—TMP（0.4%氢氧化钠溶液）；
2—SMZ（0.4%氢氧化钠溶液）；
3—SMZ＋TMP；4—辅料

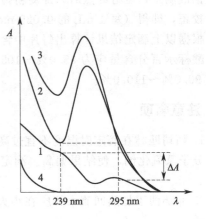

图 4-2　TMP 的紫外吸收图谱
1—TMP（盐酸-氯化钾溶液）；
2—SMZ（盐酸-氯化钾溶液）；
3—SMZ＋TMP；4—辅料

三、实验材料

复方新诺明片，磺胺甲噁唑（SMZ）对照品，甲氧苄啶（TMP）对照品，0.4%氢氧化钠溶液，0.1 mol/L 盐酸溶液，氯化钾等。

紫外分光光度计，分析天平，超声仪。

四、实验步骤

1. 磺胺甲噁唑的测定

取本品 10 片，精密称定，研细，精密称取适量（相当于约 SMZ 50mg 与 TMP 10mg），置于烧杯中，加乙醇适量，超声或振摇使 SMZ 与 TMP 完全溶解，转移至 100 mL 容量瓶中，加乙醇稀释至刻度，摇匀。过滤，取续滤液作为供试品溶液。另精密称取在 105℃ 干燥至恒重的 SMZ 对照品 50 mg 与 TMP 对照品 10 mg，分别置于烧杯中，各加乙醇溶解，转移至 100 mL 容量瓶中并稀释至刻度，摇匀，分别作为对照品溶液Ⅰ与对照品溶液Ⅱ。精密量取供试品溶液与对照品溶液Ⅰ、Ⅱ各 2 mL，分别以 0.4%氢氧化钠溶液稀释，转移至 100 mL 容量瓶中，定容，摇匀。按照分光光度法，取对照品溶液Ⅱ的稀释液，以 257nm 为测定波长（λ_2），在 304nm 波长附近（每间隔 0.5nm）选择等吸收点波长为参比波长（λ_1），要求 $\Delta A = A_{\lambda_1} - A_{\lambda_2} = 0$，再在 λ_2 与 λ_1 波长处分别测定供试品溶液的稀释液与对照品溶液Ⅰ的稀释液的吸光度，求出各自的吸光度差值（ΔA），代入下列公式计算，即得。

2. 甲氧苄啶的测定

精密量取上述供试品溶液与对照品溶液Ⅰ、Ⅱ各 5 mL，分别以盐酸-氯化钾溶液〔取盐酸溶液（0.1 mol/L）75 mL 与氯化钾 6.9g，加水至 1000 mL，摇匀〕稀释，转移至 100 mL 容量瓶中，定容，摇匀。按照分光光度法，取对照品溶液Ⅰ的稀释液，以 239 nm 为测定波长（λ_2），在 295 nm 波长附近（每间隔 0.2 nm）选择等吸收点波长为参比波长（λ_1），要求 $\Delta A = A_{\lambda_2} - A_{\lambda_1} = 0$，再在 λ_2 与 λ_1 波长处分别测定供试品溶液的稀释液与对照品溶液Ⅱ的稀释液的吸光度，求出各自的吸光度差值（ΔA），代入下列公式计算，即得。

3. 计算

样品中 SMZ 含量计算：

$$w_{SMZ} = \frac{\Delta A_{样} \times SMZ\,对照品质量 \times SMZ\,对照品含量(\%) \times 平均片重}{\Delta A_{对} \times 样品质量 \times 标示量} \times 100\% \quad (4\text{-}14)$$

样品中 TMP 含量计算：

$$w_{TMP} = \frac{\Delta A_{样} \times TMP\,对照品质量 \times TMP\,对照品含量(\%) \times 平均片重}{\Delta A_{对} \times 样品质量 \times 标示量} \times 100\% \quad (4\text{-}15)$$

根据式(4-14)、式(4-15)计算出每片中含 SMZ、TMP 的量，药典规定每片中含 SMZ、TMP 的标示百分含量均应为 90%～110%。

五、注意事项

1. 仪器适应性：狭缝不得大于 1 nm；如使用自动扫描仪，波长重现性不得大于 0.2 nm；如使用手动仪器时，波长调节器应同一方向旋转，并用对照液核对等吸收点波长。

2. 为使片粉在乙醇中溶解完全，需充分振摇或超声助溶，其中滑石粉等不溶物应过滤，否则影响测定结果。

3. 弃去初滤液，取续滤液，移液管应用续滤液润洗三次以保持浓度一致。

4. 在 TMP 的测定中，溶剂的 pH 影响 SMZ 的最小吸收波长，故应注意盐酸-氯化钾溶液（pH=2.2）的配制。

5. 参比波长对测定影响较大，故采用对照溶液来确定，此波长可因仪器不同而略有差异。

6. 复方新诺明片中各组分的标示量分别如下：

磺胺甲噁唑（SMZ）：400 mg

甲氧苄啶（TMP）：80mg

六、思考题

1. 用双波长分光光度法测定复方新诺明片中 SMZ 和 TMP 含量的原理是什么？

2. 怎样选择适当的参比波长？为何通常需要选择待测组分的最大吸收或较大吸收的波长处作为测定波长？

实验 4-5 复方新诺明片中双组分的含量测定（高效液相色谱法）

一、实验目的

1. 熟悉高效液相色谱法的分离分析原理。

2. 掌握复方制剂不经分离直接测定各组分含量的方法。

二、实验原理

高效液相色谱法是用高压输液泵将具有不同极性的单一溶剂或不同比例的混合溶剂、缓冲液等流动相泵入装有固定相的色谱柱，经进样阀注入供试品，由流动相带入柱内，在柱内依据不同原理分离后，各成分先后进入检测器，色谱信号由记录仪或工作站记录，从而达到分离分析的目的。

三、实验材料

复方新诺明片，乙腈，三乙胺，氢氧化钠，稀醋酸，磺胺甲噁唑（SMZ）对照品，甲氧苄啶（TMP）对照品等。

高效液相色谱仪，分析天平，超声仪。

四、实验步骤

1. 色谱系统

十八烷基硅烷键合硅胶为填充剂；以乙腈-水-三乙胺（200∶799∶1）（用氢氧化钠试液或冰醋酸调节 pH 至 5.9）为流动相；检测波长为 240 nm。取对照品溶液 20 μL 进样，理论塔板数按 TMP 峰计算不低于 4000，SMZ 与 TMP 峰间的分离度应符合要求。重复进样的相对标准偏差应不大于 2.0%。

2. 对照品溶液的制备

分别精密称取在 105 ℃ 干燥至恒重的 TMP 和 SMZ 的对照品适量，加甲醇溶解并定量稀释成母液，精密量取 5 mL，以流动相稀释，转移至 50 mL 容量瓶中，定容，摇匀，待测。

3. 供试品溶液的制备

取供试品 10 片，精密称定，研细，精密称取片粉适量，置于烧杯中，加甲醇适量，超声或振摇使 SMZ 与 TMP 完全溶解，转移至 100 mL 容量瓶中，用甲醇稀释至刻度，过滤，精密量取续滤液 5 mL，置于 50 mL 容量瓶中，加流动相稀释至刻度，摇匀，待测。

4. 测定法

分别取供试品溶液和对照品溶液各 20 μL 进样，测定峰面积，计算供试品中 TMP 和 SMZ 的含量。

根据上述测定，药典规定每片中含 SMZ、TMP 的标示百分含量均应为 90%～110%。

五、注意事项

1. 流动相的组成及流速均可作适当调整，使系统适应性试验符合要求。

2. 为使片粉在甲醇中溶解完全，需超声或振摇 15 min，其中润滑剂等不溶物应过滤除去，否则影响测定。

3. 弃去初滤液，取续滤液，移液管应用续滤液荡洗三次以保持浓度一致。

4. 对照品溶液与供试品溶液的进样量应平行操作。

5. 进样完毕应充分冲洗。

6. 复方新诺明片中各组分的标示量分别如下：

磺胺甲噁唑（SMZ）：400 mg

甲氧苄啶（TMP）：80 mg

六、思考题

1. 比较用高效液相色谱法和双波长分光光度法测定复方新诺明片中 SMZ 和 TMP 的含量的优劣，各有何特点？
2. 怎样调节流动相使色谱峰的峰形和分离度符合要求？

实验 4-6　盐酸苯海拉明片的含量测定（荧光分光光度法）

一、实验目的

1. 掌握荧光分光光度法测定药物含量的基本原理。
2. 熟悉荧光分光光度计的基本操作方法。

二、实验原理

某些物质受紫外光或可见光照射激发后能发射出比激发光波长较长的荧光。当激发光停止照射后，荧光随之消失。同一种分子结构的物质，用同一波长的激发光照射，可以发射相同波长的荧光。当激发光强度、波长、所用溶剂及温度等条件固定时，物质在一定浓度范围内，其荧光强度与溶液中该物质的浓度成正比关系，可以用作定量分析。盐酸苯海拉明为抗组胺药，在 0.01 mol/L HCl 溶液中具有荧光。本实验采用荧光分光光度法测定盐酸苯海拉明片的含量。

三、实验材料

盐酸苯海拉明片，盐酸苯海拉明对照品，0.01 mol/L HCl 溶液等。
荧光分光光度计，分析天平，离心机，超声仪等。

四、实验步骤

1. 对照液的制备

① 对照液 A：精密称取盐酸苯海拉明对照品适量，用 0.01 mol/L HCl 溶液配制成浓度为 500 μg/mL 的溶液。

② 对照液 B：精密量取对照液 A 5.0 mL 于烧杯中，用 0.01 mol/L HCl 溶液稀释，并转移至 50 mL 容量瓶中，定容，其浓度为 50 μg/mL。

2. 激发与发射光谱测定

用 0.01 mol/L HCl 溶液配制一定浓度的对照品溶液，以溶剂为空白，对激发光谱和发射光谱进行扫描。选择激发波长为 260 nm，发射波长为 288 nm。

3. 供试品溶液的制备与测定

取本品 20 片，除去包衣后精密称定，研细，称取适量细粉（约含盐酸苯海拉明 10 mg）置于烧杯中。加入 0.01 mol/L HCl 溶液约 60 mL，超声处理 5 min，转移至 100 mL 容量瓶中，用 0.01 mol/L HCl 溶液定容，摇匀，静置。取上清液 1.0 mL 置于烧杯中，用 0.01 mol/L HCl 稀释，冷却后转移至 25 mL 容量瓶中，用 0.01 mol/L HCl 溶液定容，取约 5 mL 离心（2500 r/min）10 min，取上清液测荧光。另配制 4.0 μg/mL 对照液同时测定，计算样品含量。

本品含盐酸苯海拉明应为标示量的 93.0%～107.0%。

五、注意事项

1. 荧光测定时所用试剂、水及玻璃仪器均应严格处理。如实验用水应为双蒸水；玻璃仪器也需经过常规洗涤后，用双蒸水冲洗干净，烘干。

2. 由于不易测定绝对荧光强度，故在每次测定之前，用一定浓度的对照溶液校正仪器的灵敏度，然后在相同条件下，读取对照品溶液、供试品溶液及试剂空白的荧光读数。

3. 盐酸苯海拉明片中组分的标示量如下：

盐酸苯海拉明：25 mg

六、思考题

1. 为什么荧光分析法应在低浓度溶液中进行？
2. 为什么荧光分析法必须做空白试验？
3. 对于易被光分解的样品应怎样校正仪器的灵敏度？

实验 4-7　牛黄解毒片中冰片的含量测定（气相色谱法）

一、实验目的

1. 掌握气相色谱法测定牛黄解毒片中冰片含量的原理。
2. 熟悉气相色谱仪的定量方法及操作。

二、实验原理

气相色谱法的流动相为气体，称为载气。色谱柱分为填充柱和毛细管柱两种。填充柱内装吸附剂、高分子多孔小球或涂渍固定液的载体。毛细管柱内壁或载体经涂渍或交联固定液。注入进样口的供试品被加热气化，并被载气带入色谱柱，在柱内依据不同原理分离后，各成分先后进入检测器，色谱信号由记录仪或数据处理器记录。牛黄解毒片是由多种药物组成的中成药，冰片是其中一味药。处方中冰片由龙脑、异龙脑组成。根据冰片易气化进而与其他共存成分分离的特点，采用气相色谱法进行定量分析。内标定量法的关键是选取合适的内标物，内标物峰需与被测物峰邻近，且分离清楚、峰值之间有比较关系。本实验采用十五烷为内标物，根据两峰峰面积之比及校正因子计算冰片的含量。

三、实验材料

牛黄解毒片，十五烷，冰片，乙酸乙酯等。

气相色谱仪，分析天平。

四、实验步骤

1. 定量校正因子的测定

精密称取十五烷约 0.3 g 及冰片约 0.3～0.4 g，加乙酸乙酯溶解，准确配成 10 mL。摇匀，按色谱条件测定，计算相对校正因子：

$$f_i = \frac{A_S}{A_i} \times \frac{W_i}{W_S}$$ (4-16)

式中，f_i 为相对校正因子；A_S 为内标物峰面积；A_i 为被测物峰面积；W_S 为内标物质量；W_i 为被测物质量。

2. 样品测定

取牛黄解毒片 10 片，放于乳钵中研细，转移至 50 mL 带塞锥形瓶中，用乙酸乙酯 15 mL 分次清洗乳钵，收集洗液于锥形瓶中，加盖，摇匀，放置 8 h 以上。过滤，用 10 mL 乙酸乙酯分三次冲洗药渣，然后在滤液中精密加入内标物约 0.4 g，用溶剂准确配至 25 mL，摇匀。按色谱条件进样，根据龙脑和异龙脑总峰面积与十五烷峰面积，用内标法求出冰片含量。

五、注意事项

1. 仪器及色谱条件

气相色谱仪。色谱柱：毛细管柱 0.53 mm×15 m。固定相：SE-15。检测器：FID。气体及流速：N_2（30 mL/min），H_2（45 mL/min），空气（305 mL/min）。温度：柱温，起始温度 110 ℃，保温 3 min，升温速度 35 ℃/min，升温至 150 ℃，保温 1 min；检测器温度 200 ℃，汽化温度 200 ℃。进样量：1.0 μL。

理论塔板数按龙脑峰计算应不低于 2000。

2. 爱护微量注射器，进样时动作应轻捷，防止损坏。

六、思考题

1. 气相色谱法用于定量时可采用哪几种方法？
2. 选用内标法有何优点？

实验 4-8　维生素 AD 胶丸中维生素 A 的含量测定（三点校正法）

一、实验目的

1. 掌握三点校正法测定维生素 A 含量的基本原理。
2. 熟悉胶丸制剂分析的基本操作。

二、基本原理

本品系取维生素 A 与维生素 D_2 或维生素 D_3，加鱼肝油或精制植物油（0 ℃左右脱去固体脂肪）溶解并调整浓度后制成。

本品除含有全反式维生素 A 醋酸酯外，尚含有少量对测定有影响的杂质，主要包括维生素 A_2、维生素 A_3、维生素 A 的氧化物、无生物活性的聚合物鲸醇、维生素 A 的异构体及合成时产生的中间体，它们各具不同的光谱特征和生物效价。全反式维生素 A 醋酸酯在环己烷中最大吸收波长为 328 nm，而以上所述杂质的不相关吸收在 316～340 nm 波长范围内呈一条直线，且随波长的增大吸光度变小。由于物质对光的吸收具有加和性，采用三点校正法可以消除这些杂质的干扰。

三、实验材料与仪器

AD 胶丸，乙醚等。

紫外-可见分光光度计，注射器，分析天平等。

四、实验操作

1. 维生素 AD 胶丸内容物平均质量的测定

取胶丸 20 粒，精密称定，用注射器将内容物抽出，再用刀片切开丸壳，用乙醚逐个洗涤丸壳三次，置于 50 mL 烧杯中，再用乙醚浸洗 1～2 次，置通风处，使乙醚挥发，精密称定，计算出胶丸内容物的平均质量。

2. 供试品溶液的制备与测定

取维生素 AD 胶丸内容物，精密称定，用环己烷溶解并定量稀释制成每 1 mL 中含 9～15 单位的溶液。按照分光光度法，测定其吸收峰的波长，并在表 4-4 给出的各波长处测定吸光度。计算各吸光度与波长 328nm 处吸光度的比值和波长 328nm 处的百分吸收系数（$E_{1\,cm}^{1\%}$）。

表 4-4　药典规定的波长与吸光度比值

波长/nm	吸光度比值	波长/nm	吸光度比值
300	0.555	340	0.811
316	0.907	360	0.299
328	1.000		

如果吸收峰波长在 326～329nm 之间，且所测得的各波长吸光度比值不超过表 4-1 中规定的 ±0.02，可用下式计算含量：

$$每 1\ g\ 供试品中含维生素\ A\ 的单位数 = E_{1\,cm}^{1\%}(328\ nm) \times 1900。 \tag{4-17}$$

如果吸收峰波长在 326～329 nm 之间，但所测得的各波长吸光度比值超过表中规定的 ±0.02，则按下式求出校正后的吸光度，然后再计算含量。

$$A_{328\ nm}(校正) = 3.52 \times (2A_{328\ nm} - A_{316\ nm} - A_{340\ nm}) \tag{4-18}$$

如果校正吸光度与未校正吸光度相差不超过 ±3.0%，则不用校正吸光度，仍以未校正的吸光度计算含量。

如果校正吸光度与未校正吸光度相差在 −15% 至 −3% 之间，则以校正吸光度计算含量。

如果校正吸光度超过未校正吸光度的 −15% 或 +3%，或者吸收峰波长不在 326～329 nm 之间，则供试品须按皂化提取法进行。参照《中国药典》附录维生素 A 测定法第二法。

五、注意事项

1. 维生素 A 遇光易氧化变质，故操作应在半暗室中快速进行。

2. 在应用三点校正法时，除其中一点在最大吸收波长测定外，其余两点均在最大吸收峰的两侧上升或下降陡部的波长处进行测定。如果仪器波长不够准确，就会产生较大误差，因此，在测定前，应校正仪器波长。

3. 所用注射器及刀片必须清洁干燥，用后应以乙醚洗涤干净，不得粘污维生素 A 残留物。

4. 由于本品系用合成维生素 A 醋酸酯加植物油稀释而成，其纯度较高，一般校正后的吸光度与未校正的吸光度之差值不超过 $\pm 3\%$。如果发现校正后的吸光度超过未校正吸光度的 -15% 或 $+3\%$，或吸收峰波长不在 $326 \sim 329$ nm 之间，则不适用本法。

5. 环己烷中可能含有苯等具有紫外吸收的杂质，应按《中国药典》通则分光光度法项下有关要求检查。含量测定用过的环己烷，蒸馏后仍可使用。

六、思考题

1. 在应用三点校正法测定维生素 A 含量时，有哪些需要注意的事项？
2. 胶丸剂的含量测定方法与其他剂型有何不同？

实验 4-9 药物的鉴别试验（综合型实验）

一、实验目的

1. 掌握典型药物的特殊鉴别试验。
2. 掌握根据药物结构特征，区别各类药物，并根据各个药物的专属性试验进行鉴别确证。
3. 熟悉药物的其他鉴别试验。

二、实验材料

实验药品：异烟肼片（Isonizid tablets）、注射用硫酸链霉素（Streptomycin sulfate）、阿司匹林片（Aspirin tablets）、维生素 B_1 片（Vitamin B_1 tablets）、对乙酰氨基酚片（Paracetamol tablets）、苯巴比妥片（Phenobarbital tablets）、炔雌醇片（Ethinylestradiol tablets）、硫酸奎宁片（Quinine sulfate tablets）。

异烟肼($C_6H_7N_3O$，分子量为 137.14)

阿司匹林($C_9H_8O_4$，分子量为 180.16)

对乙酰氨基酚($C_8H_9NO_2$，分子量为 151.16)

苯巴比妥($C_{12}H_{12}N_2O_3$，分子量为 232.24)

炔雌醇($C_{20}H_{24}O_2$，分子量为 296.41)

维生素 B_1($C_{12}H_{17}ClN_4OS \cdot HCl$，分子量为 337.27)

硫酸链霉素[(C$_{21}$H$_{39}$N$_7$O$_{12}$)$_2$·3H$_2$SO$_4$，分子量为1457.40]

硫酸奎宁[(C$_{20}$H$_{24}$N$_2$O$_2$)$_2$·H$_2$SO$_4$·2H$_2$O，分子量为782.96]

三、实验内容

1. 自行设计区别上述药物的方法，写出实验操作方法、理论依据和反应原理。

2. 根据上述八类药物的结构、理化特性与鉴别方法的关系，结合自己的实验设计进行讨论，然后根据实验室条件和实验时数，选择合适的区别与鉴别试验内容。

3. 进行实际操作，对上述没有标签药物进行区别、确证。

四、注意事项

1. 设计实验前需充分了解各类药物的结构与理化特性、个性与共性，即一般鉴别试验与特殊鉴别试验。选择最具某类药物结构特征的鉴别试验来区别不同类型的药物，选择各个药物最具特征的专属反应来确证该药物。

2. 对被检样品同时进行某一试验，由反应结果作出区别结论，通过几个区别试验，将未知样品进行初步分类，然后再用特殊鉴别试验进行一一确证。

五、思考题

药物鉴别试验的目的是什么？请结合药典中收载的药品标准，进一步理解为什么对于同一个药物需要选择几种鉴别试验方法？

实验 4-10　药物的含量测定（设计型实验）

一、实验目的

1. 掌握各典型药物含量测定的基本原理。

2. 根据各典型药物的化学结构及查阅的文献，选择适当的实验方法，对其进行含量测定。

3. 学会根据实验目的要求查阅相关文献，并撰写综述。

4. 能够根据实验设计进行操作，得出实验结论。

5. 掌握常用药物含量测定方法的基本操作及药物含量的计算方法。

6. 培养独立分析问题、解决问题的能力及实际动手能力。

二、实验材料

实验药品：异戊巴比妥片（Amobarbital tablets）、对氨基水杨酸钠肠溶片（Sodium aminosalicylate enteric-coated tablets）、盐酸多巴胺注射液（Dopamine hydrochloride injection）、地西泮片（Diazepam tablets）、维生素 C 片（Vitamin C tablets）、氢化可的松乳膏（Hydrocortisone cream）

各药品化学结构式如下：

异戊巴比妥　　　对氨基水杨酸钠　　　盐酸多巴胺

地西泮　　　　氢化可的松　　　维生素C

三、实验内容

1. 在上述六个药物中任选一个，根据其化学结构、理化特性，以及查阅的相关文献，选择适当方法，设计合理实验流程，对其进行含量测定。

2. 实验前应写出实验设计报告，其内容及格式可以参考前面其他含量测定实验相关内容。

3. 根据实验内容及目的要求，参考前面其他含量测定实验设计原始记录与检验报告各一份。

4. 按照实验设计准备实验，开展实验，测定的药物含量做好原始记录，计算该药物含量，得出检验结论，写出检验报告。

5. 实验结束后，根据本实验情况写一份实验总结。

四、注意事项

1. 设计实验前应充分了解所选择药物的理化特性，选择最恰当的方法测定其含量。借助文献查阅室，对该药物的各种相关分析方法均进行检索，例如不同剂型的分析方法、各种生物样品中的分析方法等。

2. 设计实验时尽量选择最佳方法，以求简便、快速、低耗地得出正确可靠的实验结果。

3. 实验设计报告中的仪器及试剂主要指实验中所要应用的器材、试剂、药品、对照品、标准品等;实验准备主要指实验中所要应用的滴定液、缓冲液、试液、试纸、指示液等的配制。实验方法主要指实验的操作步骤及方法,应写清楚其实验原理,同时尽量简洁。注意事项主要指实验中应格外注意的问题,操作不当易导致实验误差,严重时甚至会引起实验事故。

4. 原始记录及检验报告均应设计合理。原始记录:重要原始数据、实验现象均应有相应的、足够的地方记录,切不可疏漏,也应避免疏漏、繁复。检验报告:相应数据、计算、结果、结论以及必要的图表等均应记录,同样应注意避免疏漏、繁复。

5. 实验总结的书写内容:评价自己的实验设计报告、原始记录及检验报告有何优点,有何不妥之处;在实验中发现了哪些问题,可以怎样改善;以及其他你认为值得讨论的问题。

五、思考题

除了最终选择的实验方法外,还有哪些方法可以选择? 为何在各种方法中选择该法测定药物含量? 其优越性何在?

第五章

药理学实验

药理学实验须知

① 在实验室内，必须遵守实验室的规章制度和操作规程。

② 保持室内卫生，严禁喧哗、打闹；不得擅自翻动室内物品。

③ 实验仪器设备及其附件，未经许可不得随意移动。

④ 实验时不可迟到、早退，中途如有特殊情况需要外出，需向指导教师说明并获得准许。

⑤ 实验前应该预习实验内容，了解实验器械、仪器的性能和使用要点；实验时要按规定进行操作和使用，如果出现故障或损坏，应该及时报告和登记，并按相关规定处理。

⑥ 各实验小组的实验器械、仪器、药品等均由各组负责，不得随意与其他组调换或挪用，有问题找指导教师解决。

⑦ 注意安全：严防电击、动物咬伤或抓伤、中毒。

⑧ 实验结束后，各组应该自觉清洗和整理实验器材；值日生应该做好全室的清洁卫生工作，关好门窗、水电，经指导教师检查许可后方可离开。

第一节　药理学实验基础

一、药理学实验的目的要求

药理学实验课的目的是使学生了解药理学实验研究的设计思路和实验方法，掌握实验基本知识与操作技术，提高学生的实验技能及综合素质，为今后的工作打下初步的基础。具体要求：

（1）重视预习

要求上实验课前要阅读实验讲义，独立完成预习题，了解实验目的、要求、方法，领会设计原理，做到心中有数。

（2）加强基本技能训练

实验过程中，通过实验操作、整理分析并讨论实验结果、正确书写实验报告，通过实验验证理论、巩固并加强对理论知识的理解，培养独立操作能力、独立思考问题和解决问题的能力。

（3）注重科学态度的培养

客观、真实地记录实验结果，认真书写实验报告，培养对科学工作严肃的态度、严密的方法和严格的要求，培养根据客观实际分析问题的能力。

二、药理学实验基本设计原则

药理学研究课题的开展，在明确实验目的或研究目的的前提下，选择合适的研究课题。课题应具有科学性、创新性、可行性等。通过文献检索了解待研究内容的国内外研究现状。选择合适的实验动物及模型，确定实验方法，即根据实验室条件合理选择可行的实验方法，在整体水平或离体器官、组织水平亦或细胞、分子水平进行实验。完整的实验设计应包括实验目的、方法、材料、指标、数据收集与分析、统计学处理、预期结果等。

药理学实验设计应遵循的基本原则是：随机原则、对照原则、重复原则。

1. 随机原则

药理学实验的对象是生物活体或组织标本，存在个体间差异，因此，采用随机原则。可把实验对象在机会均等的条件下分配到实验各组，从而有效地消除分组时主观因素或其他客观因素的干扰，排除偏因，减少误差。但应注意随机不等于随意。

（1）完全随机化法

把实验对象完全随机地分配到各实验组中去，此法最简单、常用，一般适用于单因素大样本实验。如随机数字法、抓阄等。

（2）均衡随机法

先将动物按性别、体重或者其他因素加以均衡，将条件基本相同的动物随机分配于各组中以减少组间的差异。此法效率较高。

2. 对照原则

在药理学实验中，影响实验结果的因素很多，有些因素是可以控制的，有些则难以控制，为了减少多因素及难以控制因素的影响，实验中应同时设立对照组。用对照组和实验组间的比较来消除各种无关因素的影响，使实验结果误差尽可能地缩小，达到正确评价药物效果的目的。没有比较就没有鉴别，对照是比较的基础。没有设立对照组的药理学实验就是缺乏科学性的实验。

根据实验研究内容不同，选用不同的对照形式，常用的有下列 5 种：

（1）空白对照

空白对照是指不加任何处理条件下进行观察的对照。

（2）阴性对照

除不用被研究的药物外，对照组的动物要经受同样的处理，如给予生理盐水或不含药物的溶媒。

（3）阳性对照

阳性对照是指已知经典药物在标准条件下与实验药物进行的对照。它既可验证实验方法是否可靠，又便于受试药与经典药比较，评价药物的效价强度等。

（4）组间对照

实验中设立若干个平行组，进行组间比较。如受试药分成若干剂量，分别给予分组，进行组间比较，以便说明量效关系（或剂量依赖性）。一般至少设 3 个剂量组。

（5）自身对照

对照与实验在同一受试对象上进行，观察同一受试者给药前后变化，即为自身对照。这一对照可以较好地减少个体差异的影响，省时节力。

实验设计中，无论采用何种对照形式，其前提必须要符合"齐同对比"，即同时、同地、同环境、同种、同重（或同体表面积）、同批号的要求，对照方才有意义。

3. 重复原则

重复原则的目的是排除实验结果的偶然性，肯定其客观规律性。由于生物个体差异和实验误差，仅根据一次实验或一个样本所得结果就草率下结论，是不科学的，往往也是错误的。重复是指在类似的条件下，把实验结果重复（复制、重现）出来，稳定的重复性是评价实验结果可靠性的重要依据，在具体应用重复原则指导实验设计时，它主要有两方面的作用。

（1）确定样本大小

一般情况下，小动物，每组 10～30 例，计量资料组间对比时，每组应不少于 10 例，计数资料则每组不少于 50 例。中等动物每组 8～12 例，大动物每组 5～15 例。

按照统计学原理，每组样本数相同时，实验效率最高；量反应比质反应指标效率高；自体实验比分组实验效率高。

（2）控制干扰因素

可从动物方面、测定仪器方面、药物方面减少不确定因素的影响。如药物结构或药物主要成分含量能否明确和控制对实验能否重复至关重要，尤其是中药研究。

4. 药理学实验相关知识与技能

（1）常用药理学实验方法

药理学的实验方法按机体水平不同可分为动物整体实验和离体实验，还可进一步具体地分为分子、亚细胞、细胞、组织、器官等水平。常用的药理学实验方法有：

① 动物整体实验：动物整体实验是研究人类疾病的发生、发展、转归规律和防治方法，以及药物作用机制的重要手段之一。此方法是动物实验最基本的方法，包括正常动物和病理模型。后者指，采用人工的方法使动物在一定致病因素（机械、化学、生物和物理等）作用下，使动物的组织、器官或全身受到一定损伤，产生特定的功能和代谢改变，复制成与人类疾病相似的动物疾病模型。现在应用较多的病理模型有实验性心肌缺血模型、高血压模型、糖尿病模型、消化性溃疡模型等。

② 细胞、组织实验：细胞、组织实验指离体或体外培养的组织或细胞（如脑组织、肝组织、血细胞、心肌细胞、脑细胞、胶原细胞、干细胞等，试管内或培养基内的细菌、病毒等病原体或癌细胞等）的实验体外实验可以按照要求严格控制实验条件，有重复性好、用药量少、节省动物、结果易于分析等优点。但不能代替在体实验。

③ 在体或离体器官实验：整体或在体器官实验是在麻醉情况下对分离暴露的器官或组织进行观察和研究，如观察其正常状态下的功能变化并分析其机制，或观察动物在疾病状态下、药物作用状态下的整体或局部器官组织的功能和代谢改变，从而分析疾病的发生机制和

药物的作用机制。离体实验则是利用动物的离体组织、器官，给予一些在体情况下无法实施的手段（如离体灌流、神经干电生理等），观察该组织、器官的各种生理、病理指标的变化或药物对其的影响。

④ 仪器检测和体液生化测定法：用电生理记录仪对动物各种生物电进行观察和记录，如心电、肌电、脑电等；或对动物体液（血液、尿液等）中各种生物活性物质进行测定，如各种酶、激素、电解质和血液凝固性等。

⑤ 免疫学观察法：注入抗原使动物致敏，制备多种抗血清，或采用免疫荧光技术、酶标记免疫技术、放射免疫测定技术、免疫电镜技术等对动物免疫后各种免疫变化进行检查。

本书着重介绍细胞培养和动物实验的相关知识与技能。其他有关模型复制、统计学处理等药理实验常用手段，请参阅本书附录提供的参考书目。

（2）细胞培养实验室

组织细胞培养操作与其他一般实验室工作的主要区别在于要求保持无菌状态，避免微生物污染及其他有害因素的影响。近年来，由于超净工作台的使用，大大方便了组织细胞培养工作，并使一些常规实验室有可能用于细胞培养。

细胞培养室应设在无菌操作区域，最好为密闭式，能与外界隔离，不受穿行或其他干扰。理想的细胞培养室应划分为更衣间、缓冲间及操作间三部分，目的是保证操作间的无菌环境，避免污染培养细胞，同时可放置恒温培养箱及某些必须的小型仪器。培养室一般采用紫外灯灭菌，有些实验室使用无臭氧紫外线消毒器或电子消毒灭菌器。

（3）细胞培养相关设备

① 超净工作台：目前多数从事培养工作的实验室都已装备了超净（净化）工作台。这种工作台操作简单，安装方便，占用空间小且净化效果很好，为培养工作提供了良好的无菌操作环境。即使在不装备单独的无菌操作间的情况下，只要安装了超净工作台，也能基本上满足简单的细胞培养工作的需要。

其基本原理是将室内空气经粗过滤器初滤，由离心风机压入静压箱再经高效空气过滤器过滤。由此送出的洁净气流从一定的、均匀的断面风速通过无菌区，从而形成无尘、无菌的高洁净度工作环境。根据气流方向特点可分为侧流式（垂直式）、外流式（水平层流式）超净台。

一般使用净化工作台需注意以下几点：

a. 净化工作台安装在清洁无尘的房间内，最好为无菌隔离间内，以免尘土过多使过滤器阻塞，降低净化效果，缩短使用寿命。一般情况下，高效过滤器三年更换一次。更换高效滤器应请专业人员操作，以保持密封良好。要定期将粗过滤器中的过滤布（无纺布）拆下清洗，时间应根据环境洁净程度而定，通常间隔3～6个月清洗一次。

b. 新安装的或长期未使用的工作台，工作前必须对工作台和周围环境用真空吸尘器或不产生纤维的工具进行清洁，再采用药物灭菌法或紫外线灭菌法进行灭菌处理。

c. 每次使用工作台时，应先用75%酒精擦洗台面，并提前以紫外线灭菌灯处理净化工作区内积累的微生物（30～50 min）。在关闭灭菌灯后应启动送风机使之运转2 min后再进行培养操作。

d. 净化工作区内不应存放不必要的物品，以保持洁净气流流型不受干扰。每次使用净化工作台时要及时清除工作台面上的物品，并用酒精擦洗台面使之始终保持洁净。

② 培养箱：体外培养的细胞需要在恒定的温度下才能生存，多数哺乳类细胞的最适温度是37℃，温差一般不应超过±0.5℃。细胞在温度升高2℃时，持续数小时即不能耐受，

40℃以上将很快死亡。因此一般选用自控恒温的 CO_2 培养箱，具有较高的灵敏度，能恒定提供一定量的 CO_2（常用为 5％ CO_2），使培养液的 pH 保持稳定，适用于开放或半开放培养。培养细胞的器皿可用培养皿、培养板或培养瓶，当使用培养瓶时，可将瓶盖旋松半圈，使培养瓶内与外界保持通气状态。由于这种培养方法中培养器皿内部与外界相通，因此培养箱内空气必须保持清洁，定期清洗并以酒精等擦拭灭菌。同时尚需保持箱内的相对湿度为100％，防止培养液蒸发，箱内要放置盛有无菌蒸馏水的水槽。

③ 显微镜：一台简单的倒置显微镜为组织细胞培养所必需，可以用来进行细胞计数、观察有无污染、掌握细胞的生长情况以及组织细胞的形态学分析等。若能配置带有照相系统的高质量相差显微镜，以便随时摄影、记录细胞的情况，将有助于开展科研工作。

超净台、细胞培养箱和显微镜如图 5-1 所示。

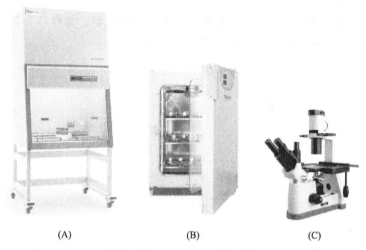

图 5-1　（A）超净工作台、（B）细胞培养箱和（C）显微镜

④ 细胞冷冻贮存器：细胞培养工作中常需贮存细胞株，常用的是液氮容器。液氮温度很低，低至 −196℃，使用时要戴手套防止冻伤。由于液氮不断挥发，应注意观察存留液氮情况，及时定期补充液氮，避免挥发过多而致细胞受损。

⑤ 离心机：进行细胞培养时，常需要制备细胞悬液、调整细胞密度、洗涤和收集细胞等，因此要使用离心机。一般细胞沉降，使用 80～100 g 的离心力即可，太大可能会导致细胞损伤，因此配置 4000 r/min 的国产台式离心机，离心速度为 1000 r/min 即可。

⑥ 冰箱：细胞培养室必须配备有普通冰箱或冷藏箱和低温冰箱（−20℃）。前者用于贮存培养液、Hank's 液等培养用的试剂及短期保存组织标本。−20℃低温冰箱则用于贮存那些需要冷冻保持生物活性及较长时期存放的制剂，如酶、血清等。细胞培养室的冰箱应属专用，不得存放挥发、易燃等对细胞有害的物质，且应保持清洁。

其他相关设备如分析天平、pH 计、高压蒸气灭菌锅、水纯化装置、干燥箱等的使用将在实验操作过程中进行介绍，这里不再一一赘述。

（4）细胞培养常用培养器皿

培养器皿是供细胞接种、培养生长等用的容器，可由透明度好、无毒的中性硬质玻璃或透明光滑的特制塑料制成。目前国内实验室仍多用玻璃培养器皿，其优点是宜于多数细胞生长，易于清洗灭菌，可反复使用，并且透明而便于观察；缺点是易碎。国外则多用塑料制培养器皿，一次性使用，优点是厂家已消毒灭菌密封包装，打开包装即可用于培养操作，非常方便，但费用较高。

① 常用的培养器皿

a. 培养瓶：由玻璃或塑料制成，主要用于培养、繁殖悬浮细胞。进行培养时培养瓶瓶口以螺旋盖覆盖。国产培养瓶的规格常以容量（mL）表示，如：250 mL、100 mL、25 mL 等。

b. 培养皿：由玻璃或塑料制成，主要用于培养繁殖黏附细胞，供盛取、处理分离组织或作细胞毒性、集落形成等实验使用。常用的培养皿规格以直径表示，如：10cm、9cm、6cm、5cm 等。

c. 多孔培养板：为塑料制品，可供细胞克隆及细胞毒性等各种检测实验使用。其优点是节约样本及试剂，可同时测试大量样本。每块培养板有多个培养孔，常用的规格有：96孔、24孔、12孔、6孔、4孔等。

常用的培养器皿如图 5-2 所示。其他相关器具，如移液器、加样器和各种规格的刻度移液管、离心管和吸头等用于贮存、转移培养液或样本。

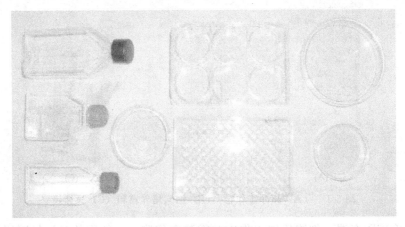

图 5-2　常用的培养器皿

② 培养器皿的清洗和灭菌：细胞培养工作中需要反复使用的器皿必须进行清洗和灭菌才能再次使用。细胞对任何有害物质都十分敏感，因此用过的培养器皿都要严格清洗后再灭菌处理。其主要目的是除去器皿上对细胞生长有影响的物质及各种微生物，这里需要强调的是清洗过程中使用的清洁剂也对细胞有害，需要漂洗干净。

a. 培养器皿的清洗　不同种类的器皿有不同的理化特性，所以清洗方法和程序也有不同，需要分别处理。

Ⅰ. 玻璃器皿　清洗时不仅要求干净透明、无油迹，且不能残留任何毒性物质。为了保证清洗的质量，一般玻璃器皿的清洗分为四个步骤。下面以玻璃培养瓶或培养皿为例，加以说明。

ⅰ. 浸泡：在生产过程中，新的玻璃器皿表面常呈碱性，并带有一些如铅和砷等对细胞有毒的物质，同时常有许多灰尘干涸在上面，使用前必须彻底清洗。先用自来水初步刷洗，在 5% 稀盐酸溶液中浸泡过夜，以中和其碱性物质。使用后的玻璃器皿应立即浸入清水中，避免器皿内蛋白质干涸后黏附于玻璃上导致难以清洗。浸泡时要将器皿完全浸入水中，使水进入器皿内而无气泡空隙遗留。

ⅱ. 刷洗：经浸泡后的玻璃器皿还需刷洗，一般多用毛刷和洗涤剂进行，以去除器皿内外表面的杂质。刷洗时有两点需注意：一是防止损坏器皿内表面光洁度以免影响细胞生长，所以应选择软毛毛刷和优质的洗涤剂，刷洗时用力不要过猛；二是不能留有死角，要特别注意瓶角等部位。刷洗后要将洗涤剂冲净，晾干。

ⅲ. 清洁液浸泡：清洁液由浓硫酸、重铬酸钾及蒸馏水配制而成，具有很强的氧化作用，去污能力很强，对玻璃器皿无腐蚀作用。经清洁液浸泡后，玻璃器皿残留的未刷洗掉的微量杂质可被完全清除。新配制的清洁液为棕红色，经多次使用、水分增多或遇有机溶剂时成为绿色，这时表示清洁液已失效，应废弃而重新配制。清洁液本身具有强腐蚀作用（玻璃除外），因此在配制及使用时需小心，注意安全。配制时注意保护身体裸露部分及面部，要戴耐酸手套、围耐酸围裙，防止损伤皮肤或烧坏衣服。配制过程中，要先将重铬酸钾完全溶解于水中（必要时可加热帮助溶解），然后缓慢加入浓硫酸。由于加入浓硫酸时将产生热量，因此配制用的容器宜为陶瓷或塑料器皿，加入浓硫酸时要缓慢而不能过急，以免热量产生太多，导致容器破裂，发生危险。浸泡器皿时，同样要注意防止烧伤，轻轻将器皿浸入，使之内部完全充满清洁液，不留气泡，一般最好浸泡过夜，至少为 6 h 以上。

ⅳ. 冲洗：玻璃器皿经浸泡后必须用流水冲洗，每个器皿用流水灌满、倒掉，必须重复多次，以保证清洁液全部被冲净，不留任何残迹。再用蒸馏水漂洗 2～3 次，晾干或烤箱内烘干备用。

Ⅱ. 塑料器皿　主要有培养板和培养皿等。这些产品多数为一次性使用，需要重复使用时，须经过清洗和灭菌。通常的清洗方法是：用后立即以流水冲净或浸入清水中，防止干涸；在超声波清洗机上加入少量洗涤剂清洗，用流水冲洗干净，浸泡在清洁液中过夜，再次用流水冲洗干净，蒸馏水漂洗 2～3 次，晾干备用。亦可采用下述步骤：器皿经冲洗干净后，晾干，2％ NaOH 浸泡过夜，自来水冲洗，5％盐酸浸泡 30 min，流水冲洗，蒸馏水漂净。

Ⅲ. 胶塞、盖子、针头等杂物　不能以清洁液浸泡。清洗过程中，新的胶塞因带有滑石粉，应先用自来水冲洗干净，再进行常规清洗；用后的胶塞、盖子应及时浸泡在清水中，用洗涤剂刷洗。针头需用自来水冲洗干净，然后置于 2％ NaOH 中煮沸 10～20 min，冲洗干净；再以 1％稀盐酸浸泡 30 min，冲洗；用蒸馏水漂洗 2～3 次，最后用三蒸水漂洗 1 次，晾干备用。

b. 培养器皿的灭菌　造成组织细胞培养失败的主要原因之一是发生微生物污染，培养中所使用的各种培养基，既适合细胞生长，也合适微生物的繁殖。由于微生物比培养细胞生长迅速，可产生毒素影响细胞的生长并导致其死亡。因此，在细胞培养中，务必保证细胞在无微生物的条件下生长。防止培养物污染可通过灭菌（将已存在的微生物去除）和无菌操作技术（防止已经灭菌的用品被污染）来完成。

根据材料的要求可采用不同灭菌方法，总的说来有物理方法及化学方法两大类。物理方法包括湿热（高压蒸汽）、干热、紫外线、放射线、过滤等杀灭或去除微生物；化学方法是使用化学消毒剂、抗生素等杀灭微生物。

Ⅰ. 湿热灭菌　是一种很有效的方法，一般使用高压蒸汽灭菌锅进行。为了保证灭菌效果，物品不应装得太满，以便锅内气体流通。导气管要伸至罐底并防止堵塞，在加热升压之前，可打开排气阀门，使加热后消毒器内的残留冷空气排出。冷空气排完后，关闭排气阀门，开始升压，待达到所需要的压力时，开始计时，并控制压力恒定。高压消毒可在压力 103.4 kPa（1.05 kg/cm^2）、温度 121.3 ℃下进行，持续时间可为 10 min、15 min、20 min、30 min。根据不同的物品选择不同的压力和时间，一般物品（如布类、金属器械、玻璃器皿等）消毒的要求是 20 min，有些常规使用液体消毒的要求是 15 min，橡胶用品为 10 min。一般认为在这种情况下 1 min 内几乎可杀死所有微生物，但由于在消毒物品的包装内可能仍有冷空气未全部排出或蒸汽尚未能达到消毒器内的各部分，所以要延长消毒时间。消毒完毕后一定要先打开阀门放气，再打开消毒器的盖，以免发生意外。煮沸可用于注射器及某些用具的快速消毒，缺点是湿度太大。

Ⅱ．紫外线灭菌　是目前各实验室常用的方法之一，主要用于实验室房间里的空气、操作台表面及桌椅等消毒。但在房间内安装不能高于 2.5 m，要使各处能有 $0.06\ \mu W/cm^2$ 的能量照射，否则影响消毒效果。也可以用紫外线消毒一些塑料培养器皿（如塑料培养皿、塑料培养板等）。缺点是有臭氧产生，污染空气，影响身体健康。近来，已有电子灭菌灯来代替紫外线灯进行实验室的空气消毒。

Ⅲ．过滤除菌　很多细胞培养使用的液体不能采用高压消毒的方法进行灭菌处理，如血清、合成培养液、酶及含有蛋白质具有生物活性的液体等，可采用过滤方法以去除细菌等微生物。

Ⅳ．消毒剂及抗生素　细胞培养工作中也可用消毒剂进行灭菌处理。消毒剂主要有 75％酒精、过氧乙酸、乳酸、来苏儿等化学制剂。可用于操作人员的皮肤，实验台面，器械、器皿的操作表面，实验室的椅、桌、墙壁、地面及空气等的灭菌处理。如：75％酒精最为常用，用途也最广泛；0.1％新洁尔灭可以对器械、皮肤、操作表面进行擦拭和浸泡清毒；乳酸可用于空气消毒；来苏儿对皮肤有刺激性，可用于地面的消毒；过氧乙酸是一种新的消毒剂，灭菌能力很强，在 0.5％浓度下，10 min 可将芽孢菌杀死。另外，抗生素也常在细胞培养中使用，但多数是为了预防。常用的抗生素为青霉素及链霉素，可加在细胞培养液中。

（5）常用细胞培养基（液）、平衡液及其配制

组织细胞培养中除必须有培养基外，还要使用大量液体。这些液体包括水、盐溶液、消化液、缓冲液、维生素液及用于检测的各种染液等，对它们都有一定的要求。

① 培养用水：水为细胞培养所必需，细胞所需的化学成分、营养物质等都必须用水溶解。同时这种水配制的溶液对维持细胞形态、调节渗透压及平衡 pH 有一定的作用。在组织细胞培养中用水必须非常纯，因为细胞在体外培养时对水的质量非常敏感，普通自来水含有大量离子及其他杂质，会对细胞生长产生不良影响，所以配制培养液时必须用经过纯化的水。实验室用的纯化水一般有两种：蒸馏水和离子交换水。

② 平衡盐溶液：平衡盐溶液（balanced salt solution，BSS）是组织细胞培养中常用的基本液体。它可以维持渗透压、调节 pH 以及供给细胞生存所需的能量和无机离子成分，主要作为合成培养基的基础液及用于洗涤组织、细胞等。平衡盐的种类很多，常用的几种见表 5-1。

表 5-1　常用的平衡盐溶液

成分	Ringer (1895 年)	PBS	Earle (1948 年)	Hank's (1949 年)	Dulbecco (1954 年)	D-Hank's
NaCl	9.00	8.00	6.80	8.00	8.00	8.00
KCl	0.42	0.20	0.40	0.40	0.20	0.40
$CaCl_2$	0.25		0.20	0.14	0.10	
$MgCl_2 \cdot 6H_2O$					0.10	
$MgSO_4 \cdot 7H_2O$			0.20	0.20		
$Na_2HPO_4 \cdot H_2O$		1.56		0.06		0.06
$Na_2HPO_4 \cdot 2H_2O$			1.14		1.42	

成分	Ringer (1895年)	PBS	Earle (1948年)	Hank's (1949年)	Dulbecco (1954年)	D-Hank's
KH_2PO_4		0.20		0.06	0.20	0.06
$NaHCO_3$			2.20	0.35		0.35
葡萄糖			1.00	1.00		
酚红			0.02	0.02	0.02	0.02

③ 消化液：在原代培养过程中需分散组织、细胞，在传代中要使细胞脱离黏附壁时均常需使用消化液。组织细胞培养中常用的消化液为胰蛋白酶，可单独或与乙二胺四乙酸二钠（EDTA）混合使用。

a. 胰蛋白酶溶液：胰蛋白酶是一种白色粉末，其功能主要是使细胞间的蛋白质水解、细胞分散。常用的胰蛋白酶有 1∶125 和 1∶250 两种，也就是说 1 份胰蛋白酶能解离 125 份或 250 份酪蛋白。胰蛋白酶消化细胞与细胞种类及细胞的特性有关，对不同的细胞消化的时间也不一样。一般来讲，浓度大、温度高、新配制的胰蛋白酶对细胞分离作用快。常用胰蛋白酶的浓度为 0.25%，pH 为 7.2 左右。配制时应用不含 Ca^{2+}、Mg^{2+} 和血清的液体，因为 Ca^{2+}、Mg^{2+}、血清的存在会降低胰蛋白酶的活力，影响消化效果。一旦细胞分散后可加入一些含血清的培养液来终止消化。

b. EDTA 溶液：EDTA 是一种化学螯合剂，主要作用在于能吸取 Ca^{2+}、Mg^{2+}，而对细胞的毒性小。常用浓度为 0.02%，用无 Ca^{2+}、Mg^{2+} 平衡盐液溶解，高压灭菌后即可使用。

胰蛋白酶和 EDTA 联合使用可提高消化效率、但需注意 EDTA 不能被血清中和，消化后要彻底清洗，否则细胞易脱壁。

④ 培养基：培养基是维持体外细胞生存和生长的基本溶液，是组织细胞培养最重要的条件，可分为天然培养基及合成培养基两大类。

a. 天然培养基：最初完成的体外细胞培养，采用的就是天然培养基。天然培养基主要是取自动物体液或从动物组织分离提取的。其优点是营养成分丰富，培养效果良好；缺点是成分复杂，来源受限。实际工作中往往将天然培养基与人工合成培养基结合使用。细胞培养中最常用的天然培养基是血清，因为血清中含有丰富的营养物质，包括大分子的蛋白质和核酸等，对促进细胞生长繁殖、黏附及中和某些毒性物质的毒性起着一定作用。血清的来源主要是动物，有小牛血清、胎牛血清、马血清、兔血清以及人血清等，最广泛使用的是小牛血清和胎牛血清。一般外购的血清只作过灭菌处理，在使用前常要进行灭活处理（升温到 56 ℃，30 min），以消除补体活性，未灭活血清应保存在 −20℃的冰箱里。

b. 合成培养基：细胞体外培养已有近百年历史，在长期的实践中选择优化形成了多种固定配方，便于标准化规模生产，如 RPMI 1640、DMEM 等。尽管现代的合成培养基成分和含量已经较为复杂，但仍然不能完全满足体外培养细胞生长的需要。在使用时需要加入一定比例的天然培养基，常用小牛血清，含量从百分之几到百分之几十不等。

Ⅰ. 合成培养基的基本成分　有氨基酸、维生素、糖类、无机离子和一些其他辅助性成分。

ⅰ. 氨基酸：是合成培养基的主要成分。合成培养基中以必需氨基酸为主，不同种类的细胞对氨基酸的需要略有不同，一般细胞仅能利用氨基酸的 L 型同分异构体，因而在配制培养基时要避免使用 D 型氨基酸。需要特别指出的是谷氨酰胺，细胞对其有较高要求。而谷氨酰胺在溶液中很不稳定，配制好的培养液如果在 4℃的冰箱内放置两周以上，则谷氨酰胺大部分已破坏。在缺少谷氨酰胺时，细胞生长不良，从而逐渐死亡。因而配制好的超过两周的培养基都需重新补加与原来含量相同的谷氨酰胺。

ⅱ.维生素：细胞生长代谢中大多数的酶、辅酶是依靠维生素形成的。维生素分为两大类，一种为水溶性，另一种为脂溶性，配制时应注意。

ⅲ.糖类：包括葡萄糖、核糖、脱氧核糖、丙酮酸钠等，主要提供细胞生长的能量，也参与蛋白质和核酸的合成。

ⅳ.无机离子：培养基含有平衡盐溶液中的钾、钠等无机盐，有些培养基还含有微量元素，如 Fe^{2+}、Zn^{2+}、Ca^{2+} 等。

ⅴ.其他成分：有时可在少数合成培养基中加入一些代谢的中间产物，如三磷酸腺苷、辅酶 A 等。

Ⅱ.常用的合成培养基　目前合成培养基种类较多，每种合成培养基最初都是为了培养某种细胞而设计的，但应用后发现其他细胞也可以生长或经改良也适合其他细胞的生长。大多数培养基都是为适应某种组织细胞的生长而在某种合成培养基的基础上改良的，目前较为常用的有以下几种：

ⅰ.Eagle 培养液：Paker 等根据氨基酸和维生素等物质的生理含量制备出一种基本培养液，后来 Eagle 等对来源于人的细胞株进行更深入的研究后发现细胞质内的氨基酸及维生素的含量比基本培养液中大 1～5 倍，而且其中谷氨酰胺等 13 种氨基酸和 8 种维生素是必需的，于是将这些物质的浓度调整至接近细胞质内含量的水平，制成了 MEM 培养液。之后研究人员在 MEM 基础上又改良制成了 BME 和 DMEM 两种培养液。BME 去除了 MEM 成分中的一部分必需氨基酸，增添了一些非必需氨基酸。DMEM 是在 MEM 基础上增加了各成分的用量；又可分为高糖型及低糖型，高糖型含葡萄糖 4500 mg/L、低糖型含葡萄糖 1000 mg/L；高糖型适用于生长较快、附着性差的肿瘤细胞，如杂交瘤中骨髓瘤细胞等的培养。

ⅱ.RPMI 1640 培养液：由 Moor 等研究成功，最初为培养小鼠白血病细胞的需要而制备。开始的配方特别适合悬浮细胞的生长。主要针对淋巴细胞，后经几次改良，从 RPMI 1630、RPMI 1634 到 RPMI 1640。其组成较为简单，但可以适应很多种类细胞的生长，是应用最为广泛的培养基之一。

上述为常用的培养基，实验者可参考有关文献或根据自己实验的需要在定型的合成培养基基础上进行增减和选择。如果不是特殊需求，上述培养基基本上可以满足绝大部分细胞培养的需要。

目前常用的合成培养液的配制方法参见附录四。

关于动物实验的相关知识与技能请见附录五。

5.2　药理学实验

实验 5-1　细胞培养与计数

一、实验目的

1. 学习细胞的生长特性，了解贴壁细胞和悬浮细胞的特点。

2. 熟悉细胞培养的基本操作，通过实验初步掌握用血细胞计数板进行细胞计数的方法。

二、实验原理

细胞培养是在体外条件下，用培养液维持细胞生长与增殖的技术。细胞培养应用领域广泛，近年来已发展成一种重要生物技术。作为从事药学研究或新药开发的实验人员，不仅要娴熟的掌握细胞培养操作，也需要熟悉细胞生长的过程和原理，有助于应对并解决实验过程中遇到的问题。

血细胞计数板是最常用的手工细胞计数工具，需配合光学显微镜使用。因为常被用来计数红细胞、白细胞等而得名，也可用于计算一些细菌、真菌、酵母等微生物的数量。

三、实验材料与仪器

0.25%胰蛋白酶或其他消化液，培养液，Hank's液等。
滴管，离心管，培养瓶（皿），培养瓶盖，注射器，计数板，橡皮乳头，光学显微镜等。

四、实验步骤

1. 常用细胞传代方法

培养细胞传代根据不同细胞采取不同的方法。贴壁生长的细胞用消化法传代；部分贴壁生长的细胞用直接吹打即可传代；悬浮生长的细胞可以采用直接吹打或离心分离后传代，或用自然沉降法吸除上清后，再吹打传代。

（1）原代培养的首次传代

原代培养后由于细胞游出数量增加和细胞的增殖，单层培养细胞相互汇合，整个瓶底逐渐被细胞覆盖。这时需要进行分离培养，否则细胞会因生存空间不足或密度过大，营养障碍，影响细胞生长。细胞由原培养瓶内分离稀释后传到新的培养瓶的过程称之为传代；进行一次分离再培养称之为传一代。初代培养的首次传代很重要，是建立细胞系的关键。在首次传代时一般要特别注意以下几点：

① 细胞没有生长到足以覆盖瓶底壁的大部分表面以前，不要急于传代。

② 原代培养时细胞多为混杂生长，上皮样细胞和成纤维样细胞并存的情况很多见，传代时不同的细胞有不同的消化时间，因而要根据需要注意观察及时进行处理。并可根据不同细胞对胰蛋白酶的不同耐受时间而分离和纯化所需要的细胞。另外，早期传代的培养细胞较已经建系的培养消化时间相对较长。吹打细胞时动作要轻巧，尽可能减少对细胞的损伤。

③ 首次传代时细胞接种数量要多一些，使细胞能尽快适应新环境而利于细胞生存和增殖。随消化分离而脱落的组织块也可一并传入新的培养瓶。

（2）贴壁细胞的消化法传代

① 吸除或倒掉瓶内旧培养液。

② 以25 mL培养瓶为例，向瓶内加入1 mL消化液（胰蛋白酶或与EDTA混合液）轻轻摇动培养瓶，使消化液流遍所有细胞表面，然后吸掉或倒掉消化液后再加1～2 mL新的消化液，轻轻摇动后再倒掉大部分消化液，仅留少许进行消化。也可不采用上述步骤，直接加消化液进行消化。

③ 消化最好在37 ℃或室温25 ℃以上环境下进行。消化2～5 min后把培养瓶置于显微镜下进行观察，发现细胞质回缩、细胞间隙增大后，应立即终止消化。

④ 吸除或倒掉消化液，如用EDTA消化，需加适量Hank's液数，轻轻转动培养瓶把

残留消化液冲掉，然后再加培养液。如仅用胰蛋白酶可直接加少许含血清的培养液，终止消化。

⑤ 用弯头吸管吸取瓶内培养液，反复吹打瓶壁细胞，吹打过程要按顺序进行，从培养瓶底部一边开始到另一边结束，以确保所有底部都被吹到。吹打时动作要轻柔，不要用力过猛，同时尽可能不要出现泡沫，这些都会对细胞造成损伤。细胞脱离瓶壁后形成细胞悬液。

⑥ 计数，分别接种在新的培养瓶内。

(3) 悬浮细胞的传代

因悬浮生长细胞不贴壁，故传代时不必采用酶消化方法，而可直接传代或离心收集细胞后传代。

① 直接传代即让悬浮细胞慢慢沉淀在瓶底后，将上清液吸掉 1/2～2/3，然后用吸管吹打形成细胞悬液后，再传代。

② 悬浮细胞多采用离心方法传代，即将细胞连同培养液一并转移到离心管内，离心800～1000 r/min，5 min，然后去除上清液，加新的培养液到离心管内，用吸管吹打使之形成细胞悬液，然后传代接种。

③ 部分贴壁生长细胞，不经消化处理直接吹打也可使细胞从壁上脱落下来，从而进行传代。但这种方法仅限于部分贴壁不牢的细胞，如 HeLa 细胞等。直接吹打对细胞损伤较大，细胞也常有较大数量丢失，因而绝大部分贴壁生长的细胞均需消化后，才能吹打传代。

2. 细胞计数方法

① 用 75% 酒精棉球擦拭血细胞计数板及盖玻片，然后置于超净台上待吹干，吹干后将盖玻片盖没计数板的半边。

② 取长有贴壁细胞的培养烧瓶或平板，采用常规的细胞传代方法进行消化，按一定比例稀释制备细胞悬液，以保证血细胞计数板上的细胞数目较合适，一般以 4×4 小格的视野里 10～20 个细胞为宜。

③ 打匀细胞悬液，用移液枪取少量，于血细胞计数板上盖玻片的一侧加入微量细胞悬液，以全部润湿盖玻片而不溢出为宜，不要带入气泡。

④ 在倒置显微镜下，用 40× 物镜观察血细胞计数板上 4×4 小格视野里的细胞数，共 4 个这样的大格分别计数，计算细胞数目总和。

⑤ 以上步骤重复 3 次，计算平均值，将结果代入下式，得出细胞密度（细胞数/培养液体积）：

$$细胞密度（个/mL）=（4 个大格的细胞数之和/4）×稀释倍数×10^4 \tag{5-1}$$

血细胞计数板如图 5-3 所示。

五、注意事项

1. 细胞必须充分消化，制成单个细胞的悬液。

2. 取样计数前，必须充分混匀细胞悬液。

3. 细胞压线时，只计左侧和上方而不计右侧和下方的压线细胞。

4. 2 个或以上细胞成团时，应按单个细胞计。

5. 若细胞团占 10% 以上，说明计数前消化或打匀不够充分或稀释倍数不恰当，应重新取细胞进行消化、混匀及稀释。

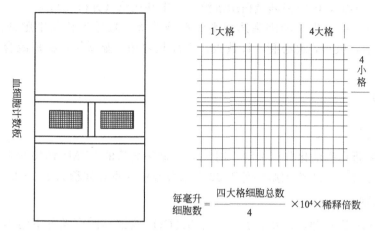

$$每毫升细胞数 = \frac{四大格细胞总数}{4} \times 10^4 \times 稀释倍数$$

图 5-3　血细胞计数板与计算示意图

六、思考题

1. 贴壁细胞为什么常用胰酶消化？如果不用胰酶，还有哪些消化方法可选？
2. 细胞培养过程中如何避免污染发生？

实验 5-2　抗癌药抑制肿瘤细胞生长

一、实验目的

1. 了解普通测试化学物质细胞毒性以及抗肿瘤药物抑制肿瘤细胞生长活性方法。
2. 通过实验掌握 MTT 法。
3. 掌握抗癌药物抑制率的计算方法。

二、实验原理

　　四唑盐比色法是一种检测细胞存活和生长的方法。实验用的显色剂四唑盐是一种能接受氢原子的染料，化学名 3-(4,5-二甲基噻唑-2)-2,5-二苯基四氮唑溴盐，商品名是噻唑蓝，简称为 MTT。活细胞线粒体中的琥珀酸脱氢酶能使外源性的 MTT 还原为难溶性的蓝紫色结晶物（Formazan）并沉积在细胞中，而死细胞无此功能。二甲基亚砜（DMSO）能溶解细胞中的紫色结晶物，用酶联免疫检测仪测定其光吸收值，可间接反映活细胞数量。在一定细胞数范围内，MTT 结晶物形成的量与细胞数成正比。该方法已广泛用于一些生物活性因子的活性检测，大规模的抗肿瘤药物筛选，细胞毒性实验以及肿瘤放射敏感性测定等。它的特点是灵敏度高、重复性好、操作简便、经济、快速、无放射性污染。与其他检测细胞活力的方法有良好的相关性。

三、实验材料与仪器

　　MTT 溶液（称取 250 mg MTT，倒入小烧杯中，加 50 mL PBS，在电磁力搅拌器上搅拌 30 min，用 0.22 μm 的微孔滤器除菌，分装，4℃保存，两周内有效），含 10%胎牛血清的 RPMI 1640 培养液，0.25%胰蛋白酶溶液，二甲基亚砜（分析纯）。

96 孔培养板（单层生长的细胞选用平底型培养板，悬浮生长的细胞选用圆底型培养板），可调移液器，吸管，离心管，计数板，CO_2 培养箱，显微镜，振荡混合仪，酶联免疫检测仪等。

四、实验步骤

1. 接种细胞

用 0.25%胰蛋白酶消化分离细胞，用含 10%胎牛血清的 RPMI 1640 培养液配成单个细胞悬液，以每孔 $10^3 \sim 10^4$ 个细胞接种于 96 孔培养板中，每孔体积为 $100 \sim 200\ \mu L$。

2. 培养细胞

将培养板移入 CO_2 培养箱中，在 37℃、5% CO_2 及饱和湿度条件下培养（培养时间取决于实验目的和要求）。

3. 呈色

培养一定时间后，每孔加入 MTT 溶液（5mg/mL）20 μL（每孔细胞液体积的 10%），37℃继续培养 4h，终止培养后，小心吸弃孔内培养上清液。对于悬浮生长的细胞，需离心（1000 r/min，5 min）后吸去孔内培养液。每孔加入 150 μL DMSO，使结晶物充分溶解（10 min）。

4. 比色

以 550nm 为实验波长、655nm 为参照波长测定其吸光度（OD 值），记录结果。

5. 计算

$$细胞存活率 = \frac{测试组\ OD\ 平均值 - 空白组\ OD\ 平均值}{对照组\ OD\ 平均值 - 空白组\ OD\ 平均值} \times 100\%$$ (5-2)

6. 作图

按照计算结果，手工或使用统计软件绘制细胞存活率曲线图（图 5-4），直观呈现药物对细胞存活率的影响。

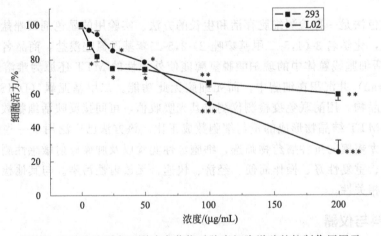

图 5-4　MTT 法测定不同浓度药物对肿瘤细胞增殖的抑制作用图示

五、注意事项

1. 要避免血清干扰，用含15％胎牛血清培养液培养细胞时，高浓度的血清物质会影响实验孔的光吸收值。由于实验本底增加，会降低实验敏感性。因此，一般选小于10％胎牛血清的培养液进行实验。在呈色后，尽量吸净培养孔内残余培养液。

2. 与实验孔平行，设不加细胞只加培养液的空白对照孔。

六、思考题

1. Formazan 为何会在细胞中结晶并在 DMSO 中迅速溶解？
2. 除了 MTT 法，还有哪些快速检测细胞存活率的方法？各自的优缺点有哪些？

实验 5-3　细胞中 DNA 的提取

一、实验目的

1. 通过本实验学习从细胞中提取 DNA 的方法。
2. 了解 DNA 提取实验的应用。

二、实验原理

一般真核细胞基因组 DNA 有 $10^7 \sim 10^9$ bp，可以从新鲜组织、培养细胞或低温保存的组织细胞中提取，常是采用在 EDTA 以及 SDS 等试剂存在下用蛋白酶 K 消化细胞，随后用酚抽提而实现的。这一方法获得的 DNA 不仅经酶切后可用于 Southern 分析，还可用于 PCR 的模板、文库构建等实验。根据材料来源不同，采取不同的材料处理方法，而后的 DNA 提取方法大体类似（消化细胞；细胞提取液中含有的 SDS 溶解膜蛋白而破坏细胞膜，使蛋白质变性而沉淀下来；EDTA 抑制 DNA 酶的活性。再用酚、氯仿抽提的方法去除蛋白，得到的 DNA 溶液经乙醇沉淀；再用紫外分光光度计来检测 DNA 的纯度和含量）。还应考虑以下两个原则：

① 防止和抑制 DNA 酶对 DNA 的降解。
② 尽量减少对溶液中 DNA 的机械剪切破坏。

三、实验材料与仪器

裂解缓冲液，饱和酚，氯仿，醋酸钠，无水乙醇。
低温离心机，台式离心机，恒温水浴锅，凝胶成像系统，电泳槽，电泳仪。

四、实验步骤

1. DNA 提取

① 将培养细胞悬浮后，用 PBS 洗涤一次。4000g 离心 5 min，去除上清液。
② 加 500 μL TNE，使用前加入 5～10 μL 蛋白酶 K（20 mg/mL 贮存液），50～55℃ 水浴 1～2h。
③ 加等体积饱和酚至上述样品处理液中，温和、充分混匀 3 min。
④ 5000g 离心 10 min，取上层水相到另一 1.5 mL 离心管中。

⑤ 加等体积饱和酚，混匀，5000g 离心 10 min，取上层水相到另一管中。

⑥ 加等体积酚/氯仿，轻轻混匀，5000g 离心 10 min，取上层水相到另一管中。如水相仍不澄清，可重复此步骤数次。

⑦ 加等体积氯仿，轻轻混匀，5000g 离心 10 min，取上层水相到另一管中。

⑧ 加 1/10 体积的 3 mol/L 醋酸钠（pH=5.2）和 2.5 倍体积的无水乙醇，轻轻倒置混匀。

⑨ 待絮状物出现后，5000g 离心 5 min，弃上清液。

⑩ 沉淀用 75％乙醇洗涤，5000g 离心 3 min，弃上清液。室温下挥发乙醇，待沉淀将近透明后加 50～100 μLTE 溶解过夜。

2. DNA 电泳

① 按所分离的 DNA 分子的大小范围，配置 1‰胶，称取 1 g 的琼脂糖粉末，放到一只锥形瓶中，加入 100 mLTBE 电泳缓冲液。然后置于微波炉加热至完全溶化，溶液透明。稍摇匀，得胶液。冷却至 60 ℃左右，在胶液内加入适量的溴化乙锭至浓度为 0.5 μg/mL。

② 取有机玻璃制胶板槽，用透明胶带沿胶槽四周封严，并滴加少量的胶液封好胶带与胶槽之间的缝隙。

③ 水平放置胶槽，在一端插好梳子，在槽内缓慢倒入已冷至 60 ℃左右的胶液，使之形成均匀水平的胶面。

④ 待胶凝固后，小心拔起梳子，撕下透明胶带，使加样孔端置于阴极段放进电泳槽内。

⑤ 在槽内加入 TBE 电泳缓冲液，至液面覆盖过胶面，把待检测的样品，按以下量在洁净载玻片上小心混匀，用移液枪加至凝胶的加样孔中。

1 μL 加样缓冲液(6×)＋5 μL 待测 DNA 样品

⑥ 接通电泳仪和电泳槽，并接通电源，调节稳压输出，电场强度最高不超过 5 V/cm，开始电泳。点样端放阴极端。根据经验调节电压使分带清晰。

⑦ 观察溴酚蓝的带（蓝色）的移动。当其移动至距胶板前沿约 1 cm 处，可停止电泳。

⑧ 把凝胶放在紫外透视仪的样品台上。关上样品室外门，打开紫外灯拍照。

五、注意事项

1. 离心机使用时，一定要进行配平操作，防止安全事故的发生。

2. 离心力常用多少倍重力表示（g），使用离心机时要注意与每分钟转速（r/min）区别。

六、思考题

1. 实验中加入的各有机溶剂（饱和酚、氯仿、乙醇）的作用分别是什么？

2. 如何鉴定提出的 DNA 样本的完整性？

实验 5-4　PCR 与核酸电泳

一、实验目的

1. 通过本实验学习 PCR 与核酸电泳方法。

2. 了解 PCR 实验的基本原理。

二、实验原理

待拷贝的 DNA 称为模板，它可以是双链 DNA 也可以是单链 DNA，最后扩增得到的产物是双链状态的。引物是 DNA 复制的先锋，就像结晶过程中的晶核，引导 DNA 的合成。在聚合酶链式反应（PCR）扩增中一般使用合成的寡核苷酸作引物。DNA 聚合酶是 DNA 复制的动力，在 dNTP 等底物存在时，在引物的引导下沿着模板 DNA 合成互补的 DNA 链。

琼脂糖凝胶电泳是常用的用于分离、鉴定 DNA 和 RNA 分子混合物的方法，这种电泳方法以琼脂凝胶作为支持物，利用 DNA 分子在泳动时的电荷效应和分子筛效应，达到分离混合物的目的。DNA 分子在高于其等电点的溶液中带负电，在电场中向阳极移动。在一定的电场强度下，DNA 分子的迁移速度取决于分子筛效应，即分子本身的大小和构型是主要的影响因素。DNA 分子的迁移速度与其分子量成反比。不同构型的 DNA 分子的迁移速度不同。如环形 DNA 分子样品，其中有三种构型的分子：共价闭合环状的超螺旋分子（cccDNA）、开环分子（ocDNA）和线形分子（IDNA）。这三种不同构型分子进行电泳时的迁移速度大小顺序为：cccDNA＞IDNA＞ocDNA。

核酸分子是两性解离分子，pH＝3.5 是碱基上的氨基解离，而三个磷酸基团中只有一个磷酸基团解离，所以分子带正电，在电场中向负极泳动；而 pH＝8.0～8.3 时，碱基几乎不解离，而磷酸基团解离，所以核酸分子带负电，在电场中向正极泳动。不同的核酸分子的电荷密度大致相同，因此对泳动速度影响不大。在中性或碱性时，单链 DNA 与等长的双链 DNA 的泳动率大致相同。

三、实验材料与仪器

鼎丰生物技术有限公司教学用 TaqPCR 试剂盒。

低温离心机，台式离心机，恒温水浴锅，PCR 仪，凝胶成像系统，电泳槽，电泳仪。

四、实验步骤

1. 聚合酶链式反应

① 依次在 EP 管（50 μL 反应体系）中加入：

ddH$_2$O 37.5 μL

10mmol/L dNTP 1 μL

10×PCR buffer 5 μL

25mmol/L MgCl$_2$（加之前要摇匀）3 μL

上游引物 1 μL

下游引物 1 μL

模板 cDNA 1 μL

Tag 酶 0.5 μL（冰上操作）

② PCR 条件：

94 ℃、1 min

58 ℃、50 s

72 ℃、1 min

进行 30 个循环，然后 72 ℃、10 min 条件下结束后在 4 ℃保温。

2. DNA 电泳

① 按所分离的 DNA 分子的大小范围，配置 1‰ 胶，称取 1 g 琼脂糖粉末，放到一只锥形瓶中，加入 100 mLTBE 电泳缓冲液。然后置于微波炉加热至完全溶化，溶液透明。稍摇匀，得胶液。冷却至 60 ℃ 左右，在胶液内加入适量的溴化乙锭（或其替代物）。

② 取有机玻璃制胶板槽，用透明胶带沿胶槽四周封严，并滴加少量的胶液封好胶带与胶槽之间的缝隙。

③ 水平放置胶槽，在一端插好梳子，在槽内缓慢倒入已冷至 60 ℃ 左右的胶液，使之形成均匀水平的胶面。

④ 待胶凝固后，小心拔起梳子，撕下透明胶带，使加样孔端置于阴极段放进电泳槽内。

⑤ 在槽内加入 TBE 电泳缓冲液，至液面覆盖过胶面，把待检测的样品，按以下量在洁净载玻片上小心混匀，用移液枪加至凝胶的加样孔中。

$$1 \ \mu L \ 加样缓冲液（6 \times）+ 5 \ \mu L \ 待测 DNA 样品$$

⑥ 接通电泳仪和电泳槽，并接通电源，调节稳压输出，电场强度最高不超过 5 V/cm，开始电泳。点样端放阴极端。根据经验调节电压使分带清晰。

⑦ 观察溴酚蓝条带（蓝色）的移动。当其移动至距胶板前沿约 1 cm 处，可停止电泳。

⑧ 把凝胶放在紫外透视仪的样品台上。关上样品室外门，打开紫外灯拍照。

五、注意事项

1. 电源接通时，切勿触碰槽内电泳缓冲液，防止触电事故的发生。
2. 取 PCR 样品时，应注意机器上盖温度，防止烫伤。
3. 制备凝胶时，由于需高温加热，要戴隔热手套谨慎操作，防止烫伤事故的发生。
4. 凝胶拍照时，要注意摆放位置，选择合适的拍照模式和曝光度。

六、思考题

1. 溴化乙锭对人体有哪些潜在危害？如何选择合适的溴化乙锭替代物？
2. 如何选择合适的 PCR 循环数量？
3. 热启动 DNA 聚合酶和普通聚合酶有哪些区别？

实验 5-5　细胞中总蛋白提取及定量

一、实验目的

1. 通过本实验学习细胞中总蛋白提取及定量方法。
2. 了解蛋白质定量试剂的基本工作原理。

二、实验原理

从组织细胞中提取总蛋白是蛋白质印迹法（Western Blot）的关键步骤。实体软组织（如脑脊髓）富含磷脂，神经血管含大量结缔组织，而脂肪则有大量油脂，常规的方法难以有效地从这些组织提取蛋白质。本实验采用的试剂盒为组织或培养细胞总蛋白提取提供完整的解决方案。用裂解-结合缓冲液匀浆裂解实体组织，或直接用裂解-结合缓冲液重悬培养细胞，然后加入抽提试剂去除非蛋白质成分，离心、干燥后即可得到总蛋白。蛋白质沉淀溶解后用常规方法进行蛋白质定量。提取过程可在 30～60 min 内完成，可在 1.5 mL 离心管微量提取，也可大规模制备，极为简便高效。通常一次提取 10～100 mg 组织所获得的总蛋白可进行几十到上百次分析，如蛋白质电泳、Western Blot、免疫共沉淀。

三、实验材料与仪器

细胞总蛋白提取液：

NaCl	0.73 g
NaF	0.524 g
EDTA	0.931 g
Triton-100	2.5 mL
SDS	0.25 g
去氧胆酸钠	2.5 g
1 mol/L 三羟甲基氨基甲烷盐酸盐（Tris-HCl，pH＝7.5）	2.5 mL

超纯水定容至 250 mL，4 ℃保存。用时每毫升提取液中加 1 μL DTT（1 mol/L）、5 μL PMSF（20 mg/mL）、10 μL 亮肽（2.5 mg/mL）即可。

1 mol/L DTT：

DTT（分子量为 154.25）	3.085 g
0.01 mol/L 乙酸钠溶液	20 mL

分装−20 ℃保存。

20 mg/mL PMS F：

PMSF	0.2 g
异丙醇	10 mL

分装−20 ℃保存。

2.5 mg/mL 亮肽（leupeptin）：

亮肽	5 mg
超纯水	2 mL

分装−20 ℃保存。

100 mg/mL 牛血清白蛋白（BSA）：

BSA	0.1 g
0.15 mol/L NaCl	1 mL

溶解后，−20 ℃保存。制作蛋白标准曲线时，用 0.15 mol/L NaCl100 倍稀释成 1 mg/mL，−20 ℃保存。

考马斯亮蓝 G250 溶液（测蛋白含量专用）：

考马斯亮蓝 G250	100 mg
95％乙醇	50 mL
磷酸	100 mL
超纯水	1000 mL

配制时，先用乙醇溶解考马斯亮蓝染料，再加入磷酸和水，混匀后，用滤纸过滤，4 ℃保存。

低温离心机，台式离心机，恒温水浴锅，酶标仪。

四、实验步骤

1. 蛋白提取

① 细胞处理完毕，将平皿置于冰浴，去上清液，加入 5 mL 冰浴 PBS 洗涤 2 次（每毫升 PBS 加 5 μL 的 20 mg/mL PMSF）。

② 加入 5 mL 冰浴 PBS（每毫升 PBS 加 5 μL 的 20 mg/mL PMSF）洗涤，用细胞刮片收集细胞，2000 r/min 离心 5 min，去上清液，加 1 mL 冰浴 PBS，洗涤沉淀，并将细胞悬液转移至 EP 管，4 ℃，14 000 r/min 离心 1 min。

③ 去除上清液，加入 2 倍体积的细胞裂解液，充分混匀后冰浴 30 min。

④ 4 ℃，14000 r/min 离心 30 min，上清液含有细胞总蛋白，置于新的 EP 管中。蛋白定量后，−80 ℃ 冻存。

2. 蛋白质定量

① 标准曲线的制作。

② 按照下表加入试剂。

蛋白浓度/(μg/μL)	0	1	2	4	6	10
1 μg/μL BSA/μL	0	1	2	4	6	10
0.15 mmol/L NaCl/μL	20	19	18	16	14	10
G250/μL	180	180	180	180	180	180

③ 采用分光光度计测定 595 nm 时的 OD 值，并绘制标准曲线。

④ 采用待测样品替换 BSA，按照上述方法进行定量。

五、注意事项

1. BSA 标准曲线的浓度梯度范围要根据细胞或组织中蛋白质的大致含量估算确定。
2. 蛋白质提取时，要注意加入合适的蛋白酶抑制剂，防止蛋白质被分解。
3. 如要检测蛋白质的磷酸化，在裂解液中需添加磷酸酶抑制剂。
4. 根据提取蛋白质试剂的不同，选择合适的检测方法（考马斯亮蓝、BCA 等）。
5. 提取蛋白质时，如样本裂解困难，可选用超声波细胞裂解仪帮助样本裂解。

六、思考题

1. 考马斯亮蓝变色的原理是什么？
2. 有哪些常用的蛋白酶抑制剂？各自原理分别是什么？

实验 5-6 SDS-PAGE 蛋白凝胶电泳

一、实验目的

通过本实验学习 SDS-PAGE 蛋白凝胶电泳方法。

二、实验原理

SDS-PAGE 是对蛋白质进行量化、比较及特性鉴定的一种经济、快速、可重复的方法。该法是依据混合蛋白的分子量不同来进行分离的。

SDS 是一种去垢剂，可与蛋白质的疏水部分相结合，破坏其折叠结构，并使其广泛存在于一个广泛、均一的溶液中。SDS 蛋白质复合物的长度与其分子量成正比。在样品介质和凝胶中加入强还原剂和去污剂后，电荷因素可被忽略。蛋白质亚基的迁移率取决于亚基的分子量。

三、实验材料与仪器

1.5 mol/L Tris-HCl（pH＝8.8）

Tris（分子量为 121.14）	45.43 g
超纯水	200 mL

浓盐酸调 pH 至 8.8，超纯水定容至 250 mL，4 ℃保存。

0.5 mol/L Tris-HCl（pH＝6.8）

Tris（分子量 121.14）	15.14 g
超纯水	200 mL

浓盐酸调 pH 至 6.8，超纯水定容至 250 mL，4℃保存。

30％丙烯酰胺

丙烯酰胺（Acr）	29 g
N，N-亚甲基双丙烯酰胺（Bis）	1 g

溶解于 60 mL 水中，定容至 100 mL，于棕色瓶中 4 ℃保存。

10％过硫酸铵（AP）

过硫酸铵	1 g
超纯水	10 mL

分装－20 ℃保存。

10％ SDS

SDS	1 g
超纯水	10 mL

分装－20 ℃保存。

蛋白电泳缓冲液（5×）

Tris	15.1 g
甘氨酸	94 g
SDS	5 g

超纯水定容至 1 L，常温保存。

凝胶成像系统，垂直电泳槽，电泳仪，摇床。

四、实验步骤

1. 制胶

（1）SDS-聚丙烯酰胺分离胶（5 mL）

浓度	KD	H$_2$O/mL	PAGE/mL	1.5 Tris/mL (pH=8.8)	SDS /μL	AP /μL	TEMED μL
5％	57～212	2.6	1.0	1.3	50	50	8
7.5％	36～94	2.3	1.3	1.3	50	50	6
10％	16～68	1.9	1.7	1.3	50	50	4

浓度	KD	H$_2$O/mL	PAGE/mL	1.5 Tris/mL (pH=8.8)	SDS /μL	AP /μL	TEMED μL
12.5%	15~60	1.6	2.0	1.3	50	50	4
15%	15~45	1.1	2.5	1.3	50	50	4

（2）SDS-聚丙烯酰胺积层胶（2 mL）

H$_2$O/mL	PAGE/μL	0.5Tris/μL(pH=6.8)	SDS/μL	AP/μL	TEMED/μL
1.4	330	250	20	20	2

2. SDS-聚丙烯酰胺凝胶电泳

① 装配垂直电泳槽。

② 制备所需 SDS-丙烯酰胺分离胶，加入到玻璃板间，使用异丙醇封闭液面，室温静置 30 min。

③ 制备所需浓度的丙烯酰胺积层胶，加入到玻璃板间，插入相应孔径大小的梳子，室温静置 30 min；

④ 蛋白样品分别溶于上样缓冲液（loading buffer），95℃下 5 min 变性，50~80 μg 的蛋白上样。

⑤ 以 70 V 电压电泳，使溴酚蓝条带到达分离胶。

⑥ 调整电压到 120 V 直至电泳结束。凝胶用考马斯亮蓝 R250 染色，放在平缓摇动的平台上室温染色 4 h 以上。移出并回收染液以备后用，将凝胶浸泡于不加染料的甲醇-乙酸溶液中脱色，平缓摇动 4~8 h 后用凝胶成像系统记录结果。

五、注意事项

1. 电源接通时，切勿触碰槽内电泳缓冲液，防止触电事故的发生。

2. 进行 SDS-PAGE 电泳前，蛋白样本要充分煮沸变性。

3. 丙烯酰胺是一种神经毒剂，长期过量暴露会导致运动功能障碍，操作时要注意个人防护。

4. 脱色液中高浓度的乙酸对皮肤和呼吸道有刺激性，应注意个人防护。

5. 过硫酸铵过量吸入会引起鼻炎、喉炎、气短和咳嗽等，加重哮喘患者症状，应注意个人防护。

六、思考题

1. 蛋白质带什么电荷？与 SDS 形成 SDS-蛋白质复合物后带什么电荷？

2. 如果不进行变性，电泳后蛋白质会在凝胶上呈现出什么样的状况？

3. 除了使用考马斯亮蓝 R250 染色，还有哪些方法可以检测凝胶上的蛋白质条带？

实验 5-7　药理学实验基本技能

一、实验目的

掌握和熟悉小鼠的固定、捉拿、给药和标本采集方法等。

二、实验原理

药理学实验方法包括在体实验法和离体实验法，其中所涉及的动物操作手法和技能是实验正常进行和结果可靠的保证。如本书附录五所述，常用实验动物包括小白鼠、大白鼠、兔等，基本实验手法包括实验动物的捉拿、称重、性别辨别、标记、分组、脱毛、给药、采血、处死、解剖、标本采集等 10 余种，并要准确计算动物的各种途径、各种用途的给药剂量。

通过本实验，掌握常用实验动物小鼠的常用给药方法（灌胃、肌肉注射、皮下注射、腹腔注射）、各给药途径的常用给药剂量、小鼠与人之间的剂量换算方法，掌握小鼠常用采血途径和方法，以及脑、心、肺、肝、肾等器官标本的采集、认知、处理等方法。

三、实验材料与仪器

昆明种小鼠（若干只，清洁级，雌雄各半），抗凝剂、生理盐水、麻醉药等。

天平，鼠固定器，灌胃器，一次性注射器，针头，剪刀，镊子，毛细吸管，鼠笼，药棉，小鼠解剖板等。

四、实验步骤

参考"附录五动物实验的相关知识与技能"的内容。包括实验动物的捉拿、称重、性别辨别、标记、分组、脱毛、给药、采血、处死、解剖和标本采集（采集脏器为脾）等 10 余种，并按下式分别计算心、肺、肝、脾和肾的脏器系数。

$$脏器系数＝某器官重量(g)/小鼠体重(g) \tag{5-3}$$

五、注意事项

1. 动物兴奋的时候不要抓取，待其安静下来。

2. 固定时把握好力度，过度用力会使小鼠颈椎脱臼或窒息死亡，若用力过轻头部能反转过来咬伤实验者的手。

六、思考题

在固定实验动物时如何才能快、准、稳？

实验 5-8 消炎痛抗炎、镇痛作用评价

一、实验目的

通过观察消炎痛的抗炎、镇痛作用，掌握考察药物抗炎、镇痛作用的评价方法。

二、实验原理

炎症模型通常有一般性炎症和免疫性炎症之分。前者又常分为早期（血管反应期）、中期（细胞反应期）、晚期（肉芽组织增生期）三个阶段。其中小鼠二甲苯耳肿胀法是炎症早期常用模型，是急性炎症模型之一。二甲苯涂擦小鼠耳廓，有明显的致炎作用，可使小鼠耳廓肿胀。

镇痛实验经典方法包括热板法、扭体法和电刺激法。通过物理、化学方法刺激导致小鼠产生疼痛反应，进而观察药物的干涉作用。本实验主要采用热板法、扭体法验证药物的镇痛作用，热板法将传统法与仪器法（智能热板仪）相结合。

抗炎、镇痛实验常作为验证抗风湿药药理作用的主要或辅助实验方法，亦可为现代化学合成药物、先导化合物、生物合成药物等的筛选方法。

消炎痛，即吲哚美辛，具有良好的抗炎、镇痛作用。因此选作示范药物。

三、实验材料与仪器

昆明种小鼠［若干只，清洁级，雌雄各半，体重（15±2）g］。生理盐水，苦味酸溶液，1％冰醋酸溶液，1.5 g/L 消炎痛溶液等。

恒温水浴锅，分析天平，一次性注射器，打孔器，微量进样器，剪刀，智能热板仪，鼠笼，计时器等。

四、实验步骤

1. 抗炎实验

小鼠耳肿胀法 雄性小鼠若干只，称重、标记，随机分为生理盐水组、消炎痛治疗组，各组分别按等体积（0.3 mL/10 g）灌胃给予生理盐水、消炎痛溶液。给药 30 min 后，用微量进样器将二甲苯涂于小鼠右耳前后两面，每只小鼠 20 μL，左耳作对照。涂擦二甲苯 1 h 后脱颈法处死动物，剪下双耳，用 9 mm 直径打孔器分别在同一部位打下圆耳片，用分析天平称重，根据公式计算小鼠耳廓肿胀度。每鼠右耳片重量减去左耳片重量即为肿胀度，比较治疗组与对照组的肿胀度差异，也可按式（5-4）计算耳增重率，统计学处理，比较药物的抗炎作用。

$$耳增重率 = \frac{耳肿胀度}{左耳重} \times 100\% \tag{5-4}$$

2. 镇痛实验

（1）扭体法

雄性小鼠若干只，称重、标记、随机分组，给药组灌服消炎痛溶液 0.3 mL/10 g（体重），对照组灌服等体积生理盐水，给药、给水后 30 min，各鼠腹腔注射 1％冰醋酸 0.2 mL/只，观察并记录开始出现扭体反应（腹部收缩内凹、伸展后肢、臀部抬高、蠕行）的时间，即潜伏期，同时记录第一次扭体出现后 15 min 内小鼠扭体次数。按照下列公式计算药物的镇痛率。

$$镇痛率 = \frac{对照组平均扭体次数 - 治疗组平均扭体次数}{对照组平均扭体次数} \times 100\% \tag{5-5}$$

（2）热板法

① 传统法：调节恒温水浴，水温恒定（55±0.2）℃，将 500 mL 烧杯放入其中，使烧杯底部接触水面。雌性小鼠若干只，每次取小鼠一只，放入烧杯内。记录自放入烧杯至出现舔后足所需时间（s），作为该鼠的给药前痛阈值。筛选出痛阈值在 5～30 s 小鼠若干只，随机分为 2 组，每组若干只，一组按照 0.3 mL/10 g（体重）灌胃给予消炎痛溶液，另一组给予同体积生理盐水，给药后 30 min、60 min、90 min 分别测定痛阈值。60 s 仍无痛觉反应者，取出，按 60 s 计。统计给药前后痛阈提高率。

$$痛阈提高率 = \frac{给药(水)后平均痛阈值 - 给药(水)前平均痛阈值}{给药(水)前平均痛阈值} \times 100\% \qquad (5-6)$$

根据每组不同时间的痛阈提高率进行表格记录及作图（曲线图或直方图），验证消炎痛的镇痛作用，分析其起效时间和维持时间。

② 仪器法：按照智能热板仪使用说明进行操作。仪器具有自动显示温度、时间等功能。分组及给药方法同传统法。将热板表面温度控制在 55 ℃±0.2 ℃，每次取小鼠一只，放入热板表面，记录自放入至舔后足所需时间（s），作为该鼠的痛阈值。其他同传统法。

五、注意事项

1. 关于扭体法的注意事项：

① 冰醋酸溶液必须临用前配制。

② 小鼠对疼痛刺激的反应差异甚大，据药理学惯例，镇痛率须大于 50% 才认为有镇痛作用。

③ 可用 0.01% 酒石酸锑钾溶液 0.2 mL/只替代冰醋酸，做扭体实验。

2. 关于传统热板法的注意事项：

① 室温以 15~20 ℃ 为宜，过低则小鼠反应迟钝，过高则小鼠反应过于敏感，而引起跳跃，影响结果的准确性。

② 热板法实验不选用雄性，因雄性鼠阴囊可触及烧杯或热板底部，易呈现敏感反应，影响结果。

③ 正常小鼠一般放入烧杯后 10~15 s 内出现不安、举前肢、舔后足、踢后肢、跳跃等不同反应，只有舔后足才作为疼痛的指标。

3. 关于仪器热板法的注意事项：

① 室温以 15~20 ℃ 为宜。

② 避免长时间或大强度的野蛮操作。

③ 仪器不得用有机溶剂清洗。

④ 不要将仪器侧置或砸压。

六、思考题

1. 如何避免烫伤小鼠足底？

2. 热板法观察药物的镇痛作用为什么要预先筛选小鼠？筛选指标是什么？

实验 5-9　人参皂苷抗疲劳、耐缺氧作用评价

一、实验目的

通过观察人参皂苷溶液抗疲劳、耐缺氧的作用，掌握考察药物抗应激作用的实验方法及游泳实验的要点。

二、实验原理

疲劳、缺氧、高温、寒冷等是机体常见的应激状态。

其中疲劳实验是采用强制运动负荷时机体的对抗是疲劳抑制的生理机制起作用，负荷终

止后是疲劳恢复的生理机制作用的原理。人参皂苷是人参的重要化学成分，其水解产物包括人参二醇、人参三醇、齐墩果酸等多种皂苷元，可促进机体对糖原和 ATP 等能源物质的合成利用，减轻体力劳动时的疲劳。

缺氧对机体是一种劣性刺激，影响机体各种代谢，特别是影响机体的氧化供能，最终会导致机体的心、脑等中药器官供氧不足而死亡。人参可提高机体的血氧利用率，并扩张心、脑血管，改善微循环，增加供血、供氧量，从而改善缺氧状态。

三、实验材料与仪器

昆明种小鼠［若干只，清洁级，雌雄各半，体重（18±2）g］。钠石灰，30 g/L 人参皂苷溶液，生理盐水，凡士林等。

游泳设备（一定容量且深度为 25 cm 的玻璃缸或盆），温度计，计时器，天平，广口瓶，JD-A 型转棒式疲劳仪，注射器（1 mL）等。

四、实验步骤

1. 抗疲劳实验

(1) 游泳法

玻璃缸或盆内加水，水深 20 cm，水温恒定在（20±2）℃。取若干只小鼠雌雄各半，分别称重、标记，随机分为两组。给药组小鼠腹腔注射人参皂苷溶液 0.2 mL/10 g（体重），对照组小鼠腹腔注射等体积生理盐水。至少连续 20 日，末次给药、给水 30 min 后，将其分别投入 20 ℃±2 ℃的水中，并重新计时，令其游动。待小鼠沉入水底 10 s 并不再挣扎时，按死亡计，记录小鼠在水中的存活时间，即以竭力游泳时间为指标测定小鼠运动耐力。与对照组比较，进行统计学处理。

(2) 仪器法

按照转棒式疲劳仪使用说明进行操作。仪器具有自动显示转速、时间等功能。分组及给药方法同游泳法。每次取小鼠 1 只，放到转棒上，记录自放入至跌落所需时间（s），作为该鼠的耐疲劳时间。与对照组比较，进行统计学处理。

2. 耐缺氧实验

取小鼠若干只分别称重、编号，按照体重、性别随机分为两组。给药组小鼠腹腔注射人参皂苷溶液 0.2 mL/10 g（体重），对照组小鼠腹腔注射等体积生理盐水。至少连续 20 日，末次给药后 30 min，取 250 mL 的广口瓶，每瓶加入钠石灰 10 g，将小鼠放入瓶中，每瓶放入 1 只，用凡士林涂抹瓶口，加盖子或辅以其他方法使其密闭，并立即计时。观察小鼠在瓶中的表现，待动物最终抽搐死亡，记录小鼠的存活时间，即为耐缺氧时间。与对照组比较，进行统计学处理。

五、注意事项

抗疲劳实验一般需连续给服受试药物 20 日以上，才可通过实验检测出药物的效果，教学中可灵活处理给药次数，使学生掌握实验方法即可。

(1) 关于游泳法抗疲劳实验的注意事项：

① 最好单只小鼠进行游泳，如果 2 只以上同时游泳，防止动物互相靠近影响结果统计。

② 水温升高会使小鼠游泳时间明显延长，注意保持水温的一致性。

（2）关于转棒式疲劳仪的注意事项：

① 避免长时间或大强度的野蛮操作。

② 仪器不得用有机溶剂清洗。

③ 不要将仪器侧置或砸压。

（3）关于耐缺氧实验的注意事项：

① 每瓶只放 1 只小鼠，以防止动物之间互相扰动，影响实验结果。

② 瓶盖一定封严，防止漏气。

③ 广口瓶的容积及钠石灰的用量可调，钠石灰也可用等量氢氧化钠或碳酸钙代替。

六、思考题

耐缺氧实验中，在广口瓶中加入钠石灰的作用是什么？

实验 5-10   维生素 C 抗氧化作用评价

一、实验目的

通过观察维生素 C 对 DPPH、ABTS、·OH 等多种体外抗氧化模型的影响，了解不同自由基模型的实验原理，掌握评价药物抗氧化作用的实验方法。

二、实验原理

随着自由基医学和自由基生物学的发展，人们认识到，它可对机体产生毒害，破坏生物大分子，影响细胞活性，主要损害细胞膜包括血管内皮细胞膜及亚微结构，并引起一系列有害的生化反应。自由基是带有未成对电子的分子或离子，具有很高的反应活性。现已明确自由基与许多病理生理现象都有密切的关系，如衰老、肿瘤、炎症、突变、心脑缺血、动脉粥样硬化、帕金森病等。

抗氧化剂，也称自由基清除剂，指其浓度比可被氧化的底物浓度低，而又能显著地抑制或阻止这种底物被氧化的物质。机体内可被氧化的物质包括：脂类、糖类、蛋白质和 DNA。抗氧化剂的抗氧化作用可以通过抑制自由基的产生，或直接清除自由基，甚至可以通过提高内源性抗氧化物质的水平来实现。天然抗氧化剂是一类重要的生物活性物质，由于它可以清除人体代谢过程产生的自由基而具有延缓机体衰老的功效，各种天然抗氧化剂已在世界范围内得到开发和应用。

目前对自由基清除剂的研究方法主要有两类：一是体外模型，包括 DPPH、ABTS、·OH、不饱和脂肪酸氧化模型，脂质体氧化模型，LP-TBA 模型，线粒体和细胞模型等；二是体内模型，用整体动物来筛选，比较灵敏，但烦琐、周期较长、费用高，不适于大量样品的测定。大量样品的抗氧化活性筛选需采用体外模型。

DPPH 是一种商业化广泛应用的，可用来检测抗氧化活性的人工合成有机自由基。DPPH 是一种比较稳定的脂性自由基，其 N 上有一个游离电子，其乙醇溶液呈紫色，在517 nm 处有最大的吸收峰。加入抗氧化剂以后，DPPH 捕捉一个电子与游离电子配对，紫色褪去，变为无色物质，在 517 nm 处的吸收消失，其褪色程度与其接受的电子数成定量关系。可检测试样提供氢原子、清除自由基抗氧化的能力。

ABTS 法最先由 Miller 等开创，用于测定样品的抗氧化能力。该方法是一种体外测定物质总抗氧化能力的新方法。ABTS 即 2,2′-联氮-双-(3-乙基苯并噻唑啉-6-磺酸)，是一种水溶性的自由基，在 734 nm 处有最大吸收峰。ABTS 经活性氧氧化后生成稳定的蓝绿色阳离子自由基 $ABTS^+$，向其中加入被测物质，如果该物质中存在抗氧化成分，则该物质会与 $ABTS^+$ 发生反应而使反应体系褪色。当有抗氧化剂存在时，自由基混合物的吸光度值会下降。下降程度与抗氧化剂的抗氧化能力和浓度有关。吸光度越小，其自由基清除剂的清除能力越强，借此可评价抗氧化活性的大小。

对羟自由基清除作用的测定是体外常用的抗氧化方法之一。本实验采用了水杨酸捕获法。先利用 Fenton 体系产生羟自由基，随后加入水杨酸来捕获，能在 510 nm 产生强吸收的有色物质，通过测定其吸光度来判定。

三、实验材料与仪器

维生素 C 溶液（100 μg/mL），DPPH，ABTS，硫酸亚铁，过氧化氢，水杨酸，无水乙醇，去离子水等。

紫外分光光度计等。

四、实验步骤

1. DPPH 法

精密称取 DPPH 3.00 mg，用无水乙醇溶解并定容至 100 mL。DPPH 工作液的浓度为 30 mg/L，得 DPPH 溶液。将试管标号为 i、j、c。其中，i 管加入 4 mL DPPH 工作液、1 mL 维生素 C 溶液；j 管加入 4 mL 无水乙醇溶液、1 mL 维生素 C 溶液；c 管加入 4 mL DPPH 工作液、1 mL 去离子水溶液。静置 30 min 后，分别在紫外分光光度计的 517 nm 处用无水乙醇调零、测得吸光度值分别为 A_i、A_j、A_c。实验平行三次。根据下列公式测定 DPPH 清除率：

$$DPPH 的清除率 = \left(1 - \frac{A_i - A_j}{A_c}\right) \times 100\% \tag{5-7}$$

2. ABTS 法

取 7 mmol/L 的 ABTS 与 140 mmol/L 过硫酸钾等体积混合，在暗处反应过夜，得到 $ABTS^+$ 溶液。用无水乙醇稀释 $ABTS^+$ 溶液使其在 734 nm 下的吸光度在 0.700±0.005，即得 ABTS 工作液。将样品试管标记为 i、j、c，i 管加入 4 mL $ABTS^+$ 溶液、1 mL 维生素 C 溶液，j 管加入 4 mL 无水乙醇、1 mL 维生素 C 溶液，c 管加入 4 mL $ABTS^+$ 溶液、1 mL 去离子水，每个试管混合均匀，避光静置 6 min，在 734 nm 处用无水乙醇调零、测定各样品吸光度值，实验平行三次。根据下列公式测定 ABTS 清除率：

$$ABTS 的清除率 = \left(1 - \frac{A_i - A_j}{A_c}\right) \times 100\% \tag{5-8}$$

3. ·OH 清除实验

利用过氧化氢与 $FeSO_4$ 混合产生 ·OH，在体系内加入水杨酸能有效地捕捉 ·OH，产生有色物质，此有色物质在波长 510 nm 处有最大吸收。

将样品试管标记为 i、j、c，在 i 试管中依次加入 1 mL 9 mmol/L $FeSO_4$、1 mL 9 mmol/L 水杨酸乙醇溶液和 1 mL 维生素 C 溶液，充分混合均匀后，静至 10 min，加入 1 mL 8.8 mmol/L 过氧化氢溶液混合。37 ℃ 恒温反应 30 min 后测定 510 nm 处的吸光度，

此值即为 A_i。以不加过氧化氢测定其本底吸收，以蒸馏水替换过氧化氢，此值为 A_j。以不加维生素 C 作为对照，以蒸馏水替换维生素 C，测定的吸光度为 A_c。平次测定三次，并按下列公式求出清除率：

$$\cdot OH\ 的清除率 = \left(1 - \frac{A_i - A_j}{A_c}\right) \times 100\% \tag{5-9}$$

五、注意事项

1. DPPH 需临用前配制。
2. ABTS 自由基储备液在室温、避光的条件下静置过夜。

六、思考题

维生素 C 为什么可作抗氧化剂？

实验 5-11　药物剂量对药物作用的影响

第一部分：不同剂量戊四氮对小鼠中枢系统兴奋作用的差异

一、实验目的

观察不同剂量戊四氮对中枢系统的作用差异，从而理解药物剂量对其作用的影响。

二、实验原理

药物的量效关系指的是在一定范围内，药物作用与剂量（浓度）的大小有一定的关系。随着药物剂量（浓度）的增加，药物作用出现的时间（潜伏期）缩短，作用强度增强。

戊四氮是中枢兴奋药，能兴奋呼吸中枢和心血管运动中枢，其作用迅速而强烈，使呼吸加深加快，血压微升；剂量稍大，兴奋可扩展到大脑皮质和脊髓，引起惊厥。本实验通过给予小鼠不同剂量中枢兴奋药后，记录惊厥反应出现的潜伏期及表现，观察药物剂量对药物作用的影响，药物作用表现快且明显，浓度差异大易于观察区分药物作用的差异。

本实验也可选用其他药物，如不同剂量的苯巴比妥钠，随剂量的增加，出现镇静、催眠、麻痹致死等情况。

三、实验材料与仪器

昆明种小鼠［8 只，清洁级，雌雄各半，体重（20±2）g］。0.3％戊四氮水溶液，0.4％戊四氮水溶液，0.5％戊四氮水溶液，0.6％戊四氮水溶液，苦味酸溶液。

小鼠鼠笼，电子天平，一次性注射器（1 mL）等。

四、实验步骤

取体重相近的小鼠 8 只，随机分为 4 组，每组雌雄各半，称量、记录体重，标记。每组小鼠分别腹腔注射 0.3％戊四氮水溶液、0.4％戊四氮水溶液、0.5％戊四氮水溶液、0.6％戊四氮水溶液，给药量为 0.1 mL/10 g（体重）。记录注射时间，给药后分别放入不同的鼠笼中，不时加以触动，观察有无反射亢进现象，直至出现强直性惊厥，比较四组小鼠的惊厥潜伏期（从给药到发生强直性惊厥的时间）。

五、注意事项

1. 本实验中因为注射不同浓度的药液，注射器及针头使用时避免药液混淆，影响实验结果。

2. 腹腔注射药液时，注意避免药液漏出，影响药物作用的观察。

六、思考题

1. 质反应的量效曲线与量反应的量效曲线有何不同？

2. 戊四氮所致的小鼠药物性惊厥表现有哪些？

第二部分：不同剂量水合氯醛对小鼠催眠作用的差异

一、实验目的

研究不同剂量水合氯醛对小鼠催眠效果的差异。

二、实验原理

水合氯醛对中枢神经系统有抑制作用，主要是抑制脑干网状结构上行激活系统，降低反射机能。小剂量时镇静，中剂量时催眠，大剂量产生全身麻醉和抗惊厥作用。本实验通过给予小鼠不同剂量水合氯醛后，记录用药后反应和麻醉深度，观察药物剂量对药物作用的影响。

三、实验材料与仪器

昆明种小鼠 [8 只，清洁级，雌雄各半，体重（20±2）g]。1% 水合氯醛水溶液，1.25% 水合氯醛水溶液，1.5% 水合氯醛水溶液，3% 水合氯醛水溶液，苦味酸溶液。

小鼠鼠笼，电子天平，一次性注射器（1 mL）等。

四、实验步骤

取体重相近的小鼠 8 只，随机分为 4 组，每组雌雄各半，称量、记录体重，标记。每组小鼠分别腹腔注射 1% 水合氯醛水溶液、1.25% 水合氯醛水溶液、1.5% 水合氯醛水溶液、3% 水合氯醛水溶液，给药量为 0.2 mL/10 g（体重）。记录注射时间，给药后分别放入不同的鼠笼中，不时加以触动，观察活动情况和呼吸频率变化、有无翻正反射、对疼痛刺激的反应，比较四组小鼠药物反应发生的快慢和镇静催眠的程度。

五、注意事项

1. 本实验中因为注射不同浓度的药液，注射器及针头使用时避免药液混淆，影响实验结果。

2. 腹腔注射药液时，注意避免药液漏出，影响药物作用的观察。

六、思考题

1. 什么是 ED_{50}？什么是 LD_{50}？它们的观察指标有何不同？

2. 小鼠睡眠的指标是什么？如何判断？

实验 5-12　不同给药途径对药物作用的影响

一、实验目的

观察不同给药途径对硫酸镁药物作用性质、作用速度及作用强度的影响。

二、实验原理

对动物进行给药时，由于给药途径不同，不仅会影响到药物作用的快慢、强弱及维持时间的长短，有时还会改变药物作用的性质并产生不同的药理作用。

关于给药途径常用的有

① 口服：最常见的给药方式，有肝脏的首关消除，就是从胃肠道吸收进入门静脉系统的药物首先经过肝脏代谢，再进入血液循环。如果药物的首关消除高，则进入体内血液循环的药量少，生物利用度就会下降。

② 吸入：肺泡表面积大，血流量丰富，气态药物或气化的药物通过吸入给药被迅速吸收。

③ 注射：包括静脉注射、静脉点滴、肌内注射、皮下注射等。

④ 经皮肤给药：脂溶性高的药物，如硝酸甘油。

硫酸镁腹腔注射给药时，会抑制中枢及外周神经系统，使骨骼肌、心肌、血管平滑肌松弛，从而发挥肌松作用和降压作用。硫酸镁灌胃给药时，肠胃很少吸收，增加肠容积而促进肠道推进性蠕动，产生泻下作用。因此，该药腹腔注射鼠出现肌张力明显减弱，处于安静状态；灌胃鼠则出现轻微腹泻现象。

三、实验材料与仪器

昆明种小鼠 [4 只，清洁级，雌雄各半，体重（20±2）g]。4% 硫酸镁溶液，苦味酸溶液。

小鼠鼠笼，电子天平，一次性注射器（1 mL），小鼠灌胃器等。

四、实验步骤

取体重相近的小鼠 4 只，随机分为 2 组，每组雌雄各半，称量、记录体重，标记。一组小鼠腹腔注射 4% 硫酸镁溶液，给药量为 0.2 mL/10 g（体重）；另一组以同样剂量灌胃。观察并记录小鼠给药后出现的症状。

五、注意事项

1. 本实验如果灌胃组也出现抑制，甚至呼吸麻痹而死亡，系由技术操作失误所致。

2. 腹腔注射药液时，注意速度要慢，避免药液漏出，影响药物作用的观察。

六、思考题

硫酸镁灌胃给药对肠蠕动有何影响？其作用机制和临床用途是什么？

实验 5-13　药物理化性质对药物作用的影响

一、实验目的

观察不同溶解度的钡盐的作用性质及作用强度的差异。

二、实验原理

药物的理化性质会影响药物在体内的吸收、分布及排泄过程，也会影响药物作用出现的快慢及强弱。本实验观察溶解度不同的钡盐对药物作用的影响。

钡离子是一种极强的肌肉毒剂，过多的钡离子被吸收入血后，可对各种类型的肌肉组织产生过度的刺激和兴奋作用，最后转为抑制而导致肌麻痹，出现四肢瘫软、心肌受累、呼吸麻痹而致死。钡盐分为不溶性钡盐（硫酸钡）和可溶性钡盐（氯化钡）。钡盐的毒性与其溶解度有关。口服可溶性钡盐，可迅速被吸收，导致实验动物中毒死亡；而口服不溶性钡盐，钡离子不吸收，对实验动物正常活动无影响。

本实验选用溶解度不同的钡盐观察药物理化性质对药物作用的影响，能快速明显地区分两者的药物作用差异，操作简便，成功率高，可重复性好。

三、实验材料与仪器

昆明种小鼠 [4只，清洁级，雌雄各半，体重（20±2）g]。5％硫酸钡混悬溶液，5％氯化钡溶液，苦味酸溶液。

小鼠鼠笼，电子天平，一次性注射器（1 mL），小鼠灌胃器等。

四、实验步骤

取体重相近的小鼠4只，随机分为2组，每组雌雄各半，称量、记录体重，标记。一组小鼠腹腔注射5％硫酸钡混悬溶液，给药量为0.2 mL/10 g（体重）；另一组以同样剂量腹腔注射5％的氯化钡溶液。观察并记录小鼠给药后出现的反应。

五、注意事项

1. 硫酸钡溶液是混悬液，用注射器吸取药液前，应先混匀，避免只吸取上清液，从而保证给药剂量的准确性。

2. 腹腔注射药液时，注意速度要慢，避免药液漏出，影响药物作用的观察。

六、思考题

试述药物作用与药物溶解度的关系及其临床意义。

实验 5-14　创新探索性实验

一、实验目的

通过设计性实验，运用药理学实验设计的基本方法，培养学生自主获取知识、发现问题、解决问题、独立思考、独立工作、科学思维、实验设计与统计及团结合作的能力，培养学生初步从事科研工作的能力。

二、实验内容

① 教师将药理学实验设计的基本方法及药理学研究热点等知识介绍给学生。

② 学生根据兴趣，自主查阅文献、确定有意义的实验课题，撰写科学的实验计划与方案，论证可行性。

③ 预实验，熟悉实验操作，调整、修改实验方案，完成实验计划。

④ 实验结果的处理、分析，得出适当的结论。

⑤ 撰写正式的实验报告。

第六章

生药学实验

生药学实验须知

所有进入生药学实验室的学生均有责任和义务营造良好的学习氛围，服从指导教师的安排，遵守实验室规章制度。具体要求如下：

① 进入实验室之前需进行实验室和实验课程安全教育培训，经考核合格后方可进入实验室进行实验。

② 实验前必须预习实验内容，明确实验目的，了解实验原理和操作规程等；需准备好需自备的实验用品，如：铅笔（H、HB、2B 各一支）、橡皮擦、直尺、实验报告本等。

③ 进入实验室需做好个人防护：着长袖长裤，禁止穿拖鞋、高跟鞋，女生长发需扎好，需穿好实验服、戴好防护镜等。实验室中严禁吵闹喧哗、吸烟、玩电子产品等与实验无关的事情。

④ 实验中保持安静，严格遵守实验室学生实验守则、安全管理规定等。按规定操作实验仪器，若出现故障或损坏，及时报告和登记，并按相关规定处理。

⑤ 实验中应集中精力，认真进行实验操作，仔细观察实验现象，记录实验数据。养成随时作出准确、清楚、整齐记录的良好习惯。

⑥ 实验中应爱护仪器工具，不得随意浪费实验材料和药品；实验桌面应随时保持整洁，非实验必要物品一律不得放在实验台面或试剂架上。

⑦ 操作有挥发性溶剂、毒或腐蚀性气体时，应在通风橱中、穿戴防护用具进行操作。

⑧ 每次实验完毕，将实验仪器、用具等收拾干净放在指定位置。切片要从载物台取下，归还切片盒内，桌上一切用具应拭洗干净，并归还原处。值日生负责最后清扫实验室地面、清理公共台面、擦净黑板及指定的其他工作。离开实验室前应关好门、窗、水、电、气，经实验指导教师确认后方可离开。

⑨ 实验结束后应及时撰写完整实验报告，按时上交。

第一节　生药学实验基础

生药学实验课程开设的目的在于通过实验过程加深理解和复习巩固课堂所学理论，学会鉴定生药真伪、优劣的方法。通过基本理论的学习和基本技术的训练，掌握生药的经验鉴别方法和现代科学的鉴别方法，进一步培养实际的工作能力和严肃认真的科学态度。

本实验内容的编写，主要参考《中国药典》及相关文献所收载的内容，从中选出较为典型的药物及方法为实例，包括性状鉴别、显微鉴别、水分及灰分测定、理化鉴别及含量测定等内容。现将所涉及的主要实验技术和内容介绍如下。

一、显微鉴别

显微鉴别（microscopical identification）指的是利用显微镜观察生药的组织构造、细胞形状及其内含物或其他特征等，是描述显微特征、鉴别药材真伪和纯度的一种方法。

1. 显微镜

(1) 显微镜的构造

显微镜一般由机械部分和光学部分组成，如图 6-1 所示。其中机械部分主要包括镜座、镜柱、镜臂、焦距调节装置、载物台、物镜转换盘等；光学部分主要由一系列放大透镜组成，包括镜筒、物镜、目镜、聚光器、反光镜等。

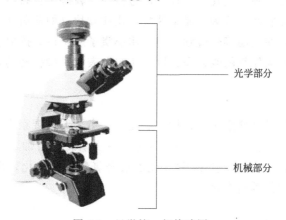

光学部分

机械部分

图 6-1　显微镜一般构造图

(2) 显微镜的使用

显微镜使用应遵循"先低倍再高倍，先粗调再细调"的原则。操作时，旋转物镜转换器，将低倍镜对准载物台圆孔，将玻片标本置于载物台上，使检视物对准圆孔，通过目镜观察，将反光镜转向光源，并调节光圈，使视野光线清晰明朗。调节物镜几乎接近于标本载玻片，然后慢慢调节观察寻找目标。先在低倍镜下找到物像后，将需要进一步详细观察的部分移至视野中央，转换高倍镜，调节焦距至呈现清晰的物像。

显微镜使用完毕后，转开物镜，取下载玻片。转动物镜离开光路，恢复显微镜为非工作状态。

2. 显微标本片制备

选择有代表性样品进行鉴别，根据需要选择不同的显微制片技术制备适合的显微标本片。

（1）徒手切片法

徒手切片法为生药显微鉴别的常用制片方法之一，如图6-2所示。常用于制备横切片或纵切片观察组织构造和细胞特征，操作简便，只须一刀片即可切成薄片，不染色或经简单染色后在显微镜下操作方法如下。

取新鲜药材或经软化的干药材一段，长约3 cm，直径约1 cm；药材过于坚硬可水煮或50％乙醇∶甘油（1∶1）浸泡，经软化处理后再切片；药材过软，则可置70％～95％乙醇中浸泡20 min。切片时，以左手的拇指、食指握住材料，中指顶住材料，将材料上端露出食指2～4 mm，用右手持刀片的两侧，使刀片与材料横切面平行，移动右臂使刀口向内自左前方向右后方拉削，便可得到薄片，切忌来回拉锯，需一次切下。切时可先在材料切面或刀刃上润湿，切下的薄片用湿毛笔刷下放入有水的培养皿中备用，选取薄而完整的切片放在载玻片上观察。刀片使用完毕后立即擦干水分再涂上液体石蜡，以备下次使用。

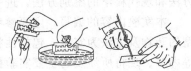

图6-2　徒手切片法

（2）表面制片法

表面制片法常用于观察叶类、花萼、花瓣、雄蕊、浆果、草质茎及根茎等的表皮组织显微特征，主要观察表皮细胞、气孔、毛茸等形态特征。较薄的材料可整体封藏，其他材料可用镊子撕取或削取表皮制片。若为干燥中药材，比如叶片（如薄荷叶）等可用冷水浸泡至伸展恢复原样后，用刀片在表面轻轻浅划一刀，用小镊子从切口处撕取表皮，切去带表皮下部组织的那部分表皮。若为较软的浆果类，可直接削取表皮；如较硬的则需要软化处理，最后加入适宜试剂制片。

（3）粉末制片法

粉末制片法是生药显微鉴别中最常用方法之一，主要用来观察生药细胞及其内含物的形态特征。先将药材烘干、粉碎，过50～60目筛。取少量粉末，加水（不透化，观察细胞内不溶性物质，如淀粉粒、油脂及色粉等），或加水合氯醛加热透化，再加稀甘油，观察清晰的细胞形态、草酸钙结晶等后含物。

（4）离析制片法

离析制片法是指利用化学试剂溶解生药组织内细胞间质（如纤维、石细胞等组织）使细胞分离，从而研究完整的细胞立体形态结构的方法。根据不同的药材细胞性质采用不同的化学试剂进行离析：木化细胞的细胞间质含有木质素，故常用氧化剂（如酪酸、硝酸）破坏木质素后分离完整细胞；纤维素薄壁细胞经氧化剂处理后被破坏变形，而其细胞间质由果胶、纤维素构成，可与苛性碱共热后分解。

二、理化鉴别

理化鉴别是指通过生药物理或化学性质对其所含的某种或某类化学成分进行鉴别，从而鉴别生药的真伪、优劣的一种方法。一般是将生药药材粉碎、切片或者粗提后进行。下面简要介绍常见的三种生药化学成分理化鉴别试验。

（1）显色反应

生药药材中的某些化学成分与特定的试剂能够产生颜色反应。一般采用药材粉末或切片进行鉴别试验。如，取玉竹粉末，加适量蒸馏水水浴加热后，取滤液，滴加 α-萘酚试剂 2～3 滴，摇匀后，加入浓硫酸 1 mL，液面分层，且交界处形成紫红色环（叫做 α-萘酚试验）。

（2）沉淀反应

生药中某些化学成分与某些特定试剂可产生特殊的沉淀反应。如将鞣质类成分与氯化铁试剂、饱和溴水、明胶溶液和石灰水溶液等试剂反应，可生成不同颜色的沉淀。

（3）泡沫反应

生药中含有皂苷类成分时，其水提取液振摇可产生泡沫，且 10 min 内不消退。

三、定量分析

生药来源分布广泛，我国地域辽阔，同种药材生长区域不同，所含成分差别较大，同种成分的含量更是差距较大。因此需利用定量分析方法，检测生药有效成分的含量，以确定生药是否合格，保障用药安全。生药有效成分定量分析的一般程序为提取分离纯化、测定方法及条件选择、含量测定。提取分离纯化方法可参见本书第三章，本章主要介绍生药成分定量分析的测定方法及条件选择。

1. 化学分析法

化学分析法包括重量分析法和容量分析法。化学分析法的特点是抗干扰能力差，但方法精密度高，适合于测定含量较高的物质，如总生物碱提取物，可用酸碱滴定法进行含量测定，也可用沉淀重量法进行测定。化学分析方法很多，绝大多数化学分析方法都可用于生药分析。由于生药成分复杂多样，相互干扰较大，成分含量较低，故常用仪器分析方法，对于成分单一、干扰较少的生药成分也可用化学分析法进行含量测定。

2. 仪器分析法

仪器分析法测定生药有效成分含量，以光谱法和色谱法为主，也可用电化学分析法。仪器分析法的优点是选择性高，分析效果好，灵敏度高，可测微量含量的生药成分。

① 光谱法　包括紫外-可见吸收光谱法、红外吸收光谱法、原子吸收光谱法和荧光分光光度法等。近年来，紫外吸收光谱法发展较快，利用光谱法并通过适当的数学方法处理，可不经分离净化直接测定生药成分的含量，主要方法有差示、双波长、三波长、导数及正交函数分光光度法等，可方便地解决光谱学干扰问题。

② 色谱法　该法在生药定量分析中应用最为广泛，包括薄层色谱法、气相色谱法和高效液相色谱法等。这些方法都具有分离和定量双重功能，弥补光谱法中存在的不足，选配适宜的检测器可使其灵敏度和检测限超过光谱法。因此，色谱法较适于生药定量分析。

3. 分析方法的选定

选定生药分析方法需以"准确可靠、灵敏实用"为指导原则。若用化学分析法便可得到很好的准确度和灵敏度，则不需用仪器分析法，如苦参片中苦参总碱的含量测定，可选用酸碱滴定法或沉淀重量法测定。仪器分析法适用于检测微量物质和干扰组分较多的物质。

四、生药鉴别常用试剂的配制方法

① 三氯化铁试液（1%）：取三氯化铁 1 g 置于烧杯中，加水使其溶解后转移至 100 mL 容量瓶中，以水定容，即得。

② 0.2%茚三酮试液：临用现配，取茚三酮 0.2 g 置于烧杯中，加乙醇使其溶解后转移至 100 mL 容量瓶中，以乙醇定容。

③ 2% α-萘酚试剂：取 α-萘酚 2 g 置于烧杯中，加 100 mL 乙醇使其溶解，如不澄清则过滤，即得。

④ 0.9%氯化钠溶液：取氯化钠 0.9 g 置于烧杯中，加水 20 mL，待全部溶解后转移至 100 mL 容量瓶中，加水定容，振荡摇匀，即得。

⑤ 三氯化铁-冰醋酸试剂：精密移取 1%三氯化铁溶液 1 mL 置于烧杯中，加适量冰醋酸，转移至 100 mL 容量瓶中，以冰醋酸定容，即得。

⑥ Keddle 试液：精密称取 3,5-二硝基苯甲酸 2 g 置于烧杯中，加甲醇使其溶解后转移至 100 mL 容量瓶，定容，即得溶液 I；精密称取氢氧化钾 5.61 g 置于烧杯中，加少量水溶解，转移至 100 mL 容量瓶中，定量，即得溶液 II。用前溶液 I 和溶液 II 以 1:1 混合。

⑦ Fröbde 试剂：精密称定 10 mg 钼酸钠溶于 2 mL 硫酸中，即得。

⑧ 三氯化铝试液：精密称取三氯化铝 1 g 置于烧杯中，加乙醇使其溶解后转移至 100 mL 容量瓶中，定容，即得。

⑨ 碘化铋钾试液：称取次硝酸铋钾 0.85 g 溶于 10 mL 冰醋酸，依次加水 40 mL、碘化钾溶液（4→10）20 mL，混合均匀。

⑩ 碘-碘化钾试剂：称取碘 1 g、碘化钾 10 g，加 50 mL 水溶解后，加醋酸 2 mL，稀释至 100 mL。

⑪ 碘化汞钾试剂：称取氯化汞 1.36 g 和碘化钾 5 g，分别溶解于 30 mL 蒸馏水中，溶解后，将两液混合，加水稀释至 100 mL。

⑫ 硅钨酸试剂：称取硅钨酸 1 g，溶于 20 mL 蒸馏水中，加稀盐酸调节 pH 为 2，即得。

⑬ 鞣酸试液：称取鞣酸 1 g，加入乙醇 1 mL，加水溶解并稀释至 100 mL，即得。

五、《中国药典》（2015 年版）四部通则 0212 药材和饮片检定通则

药材和饮片的检定包括"性状""鉴别""检查""浸出物测定""含量测定"等。检定时应注意下列有关的各项规定。

一、检验样品的取样应按药材和饮片取样法（通则 0211）的规定进行。

二、为了正确检定药材，必要时可用符合本版药典规定的相应标本作对照。

三、供试品如已破碎或粉碎，除"性状""显微鉴别"项可不完全相同外，其他各项应符合规定。

四、"性状"系指药材和饮片的形状、大小、表面（色泽与特征）、质地、断面（折断面或切断面）及气味等特征。性状的观察方法主要用感官来进行，如眼看（较细小的可以借助于放大镜或体视显微镜）、手摸、鼻闻、口尝等方法。

1. 形状是指药材和饮片的外形。观察时一般不需预处理，如观察很皱缩的全草、叶或花类，可先浸湿使其软化后，展平，观察。观察某些果实、种子时，如有必要，可浸软后，取下果皮或种皮，以观察内部特征。

2. 大小是指药材和饮片的长短、粗细（直径）和厚度。一般应测量较多的供试品，可允许有少量高于或低于规定的数值。测量时应用毫米刻度尺。对细小的种子或果实类，每 10 粒种子紧密排成一行，测量后求其平均值，测量时用毫米刻度尺。

3. 表面是指在日光下观察药材和饮片表面色泽（颜色及光泽度），如用两种色调复合描述颜色时要以后一种色调为主（例如黄棕色，即以棕色为主），以及观察药材和饮片表面的光滑、粗糙、皮孔、皱纹、附属物等外观特征。观察时，供试品一般不作预处理。

4. 质地是指用手折断药材和饮片时的感官感觉。断面是指在日光下观察药材和饮片的断面色泽（颜色及光泽度），以及断面特征。如折断面不易观察到纹理，可削平后进行观察。

5. 气味是指药材和饮片的嗅感与味感。检查药材或饮片气味时，可直接嗅闻，或在折断、破碎或搓揉时嗅闻。必要时可用热水湿润后检查。味感可取少量直接口尝，或加热水浸泡后尝浸出液。有毒的药材和饮片如需尝味时，应注意防止中毒。

6. 药材和饮片外观不得有虫蛀、发霉及其他物质污染等异常现象。

五、"鉴别"系指检定药材和饮片真实性的方法，包括经验鉴别、显微鉴别、理化鉴别、聚合酶链式反应鉴别法等。

1. 经验鉴别系指用简便易行的传统方法观察药材和饮片的颜色变化、浮沉情况以及爆鸣、色焰等特征。

2. 显微鉴别系指用显微镜观察药材和饮片的切片、粉末、解离组织或表面以及对含有饮片粉末的制剂进行观察，并根据组织、细胞或内含物等特征进行相应鉴别的方法。照显微鉴别法（通则2001）项下的方法制片观察。

3. 理化鉴别系指用化学或物理的方法，对药材和饮片中所含某些化学成分进行的鉴别试验。包含一般鉴别、光谱及色谱鉴别等方法。

（1）如用荧光法鉴别，将供试品（包括断面、浸出物等）或经酸、碱处理后，置于紫外光灯下约10 cm处观察所产生的荧光。除另有规定外，紫外光灯的波长为365 nm。

（2）如用微量升华法鉴别，取金属片或载玻片，置于石棉网上，金属片或载玻片上放一高约8 mm的金属圈，圈内放置供试品粉末，圈上覆盖载玻片，在石棉网下用酒精灯缓缓加热，至粉末开始变焦，去火待冷，载玻片上有升华物凝集。将载玻片反转后，置于显微镜下观察结晶形状、色泽，或取升华物加试液观察反应。

（3）如用光谱和色谱鉴别，常用的有紫外-可见分光光度法、红外分光光度法、薄层色谱法、高效液相色谱法、气相色谱法等。

4. 聚合酶链式反应鉴别法是指通过比较药材、饮片的DNA差异来鉴别药材饮片的方法。

六、"检查"系指对药材和饮片的纯净程度、可溶性物质、有害或有毒物质进行的限量检查，包括水分、灰分、杂质、毒性成分、重金属及有害元素、二氧化硫残留、农药残留、黄曲霉毒素等检查。

除另外规定外，饮片水分通常不得超过13%；药屑杂质通常不得超过3%；药材及饮片（矿物类除外）的二氧化硫残留量不得超过150 mg/kg。

七、"浸出物测定"系指用水或其他适宜的溶剂对药材和饮片中可溶性物质进行的测定。

八、"含量测定"系指用化学的、物理的或生物的方法，对供试品含有的有关成分进行检测。

【附注】

（1）进行测定时，需粉碎的药材和饮片，应按《中国药典》（2015年版）正文标准项下规定的要求粉碎过筛，并注意混匀。

（2）检查和测定的方法按《中国药典》（2015年版）正文标准项下规定的方法或指定的有关通则方法进行。

（3）药材炮制项下仅规定除去杂质的炮制品，除另外规定外，应按药材标准检验。

第二节　生药学实验

实验 6-1　生药形态特征认识

一、实验目的

1. 熟练掌握生药的形态、大小、色泽、表面、质地、断面、气味等特征。
2. 初步鉴别生药真伪和优劣。

二、实验原理

生药形态特征认识主要是指用眼看、手摸、鼻闻、口尝等手段，鉴别生药的形、色、气、味、质地、断面等特征，又称为性状鉴别。生药的形态与药用部位有关，如：根类生药有圆柱形、圆锥形、纺锤形等；皮类生药有卷筒状、板片状等，种子类生药有圆球形、扁圆形等。部分生药的形态如图 6-3 所示。

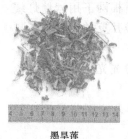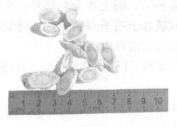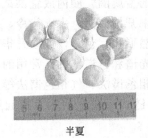

墨旱莲　　　　　　　　黄芪　　　　　　　　半夏

图 6-3　部分生药形态图

生药大小指长短、粗细、厚薄。如有些很小的种子类生药（车前子、菟丝子等），应在放大镜下测量。《中国药典》规定的大小幅度，系指生药的常见大小。

生药的颜色是不同的，而同一生药的色泽变化与生药质量有关。如玄参要黑，丹参要紫，黄连要黄。如加工工艺变化、贮藏时间不同或者灭菌方式不当等，就会改变生药的固有色泽，甚至引起内在质量的变化。观察生药色泽时，生药应干燥并在日光下观察。描述颜色色泽时包括表面和断面色泽的内容。一般把质量好的色泽放在前面，两种色调组成描写的应以后一种色为主，如黄棕色，即以棕色为主。

生药表面特征有光滑、粗糙、皱纹、皮孔、毛绒等。

生药质地可分为软硬、坚韧、疏松、致密、黏性或粉性等。形容生药质地的术语有很多，如质轻而松、断面多裂隙，谓之"松泡"，如南洋参；生药中富含淀粉，折断时有粉尘散落，谓之"粉性"，如山药；质地柔软，含油而润泽，谓之"油润"，如当归；质地坚硬，断面半透明状或有光泽，谓之"角质"，如郁金等。

生药断面特征非常重要，可通过观察皮部与木部的比例、维管束的排列方式、射线的分布、油点的多少等特征区别易混淆生药。关于横切面特征有很多描述术语，如：黄芪有"菊花心"，粉防己有"车轮纹"，茅苍术有"朱砂点"，大黄根部可见"星点"，何首乌有"云锦花纹"，商陆有"罗盘纹"等。

有些生药有特殊的香气或臭气，这是由于生药中含有挥发性物质，因此特殊气味也成为鉴别生药的依据。

生药的味感系指鉴别生药时口尝的实际味道。生药的味道与其所含成分物质有关，每种生药的味感是较固定的，因此生药的味感也成为鉴别生药品质的重要依据。

三、实验材料与仪器

大黄，何首乌，虎杖，拳参，首乌藤，川牛膝，青葙子，白芍，白头翁，淫羊藿，山楂，木瓜，玫瑰花，乌梅，甘草，陈皮，远志，酸枣仁，人参，三七，五加皮，当归，柴胡，川芎，白芷，小茴香，防风，北沙参，藁本，南鹤虱，香加皮，桔梗，青蒿，红花，苍术，白术，茵陈，蒲公英，艾叶，款冬花，漏芦，墨旱莲，牛蒡子，紫菀，淡竹叶，半夏，天南星，白附子，石菖蒲，川贝母，玉竹，土茯苓，平贝母，薤白，郁金，知母，西红花，射干，砂仁，草豆蔻，干姜，益智，高良姜，石斛茎，胖大海，王不留行，大茴香，丹参，金银花，石榴皮。

放大镜，刀片，直尺等。

四、实验内容

1. 蓼科植物

① 大黄：髓部有星点（异型维管束），环列或散在。

② 何首乌：块根呈团状或不规则纺锤形，横切面皮部存在花朵状云锦花纹。

③ 虎杖：外皮棕褐色，木部宽广，棕黄色，根茎髓中有隔或呈空洞状，味微苦。

④ 拳参：断面浅棕红色，有黄白色点状维管束排列成一环。

⑤ 首乌藤：皮部紫红色，有"花边"，木部黄白色或者淡棕色，导管孔多数，髓部疏松，味微苦涩。

2. 苋科

① 川牛膝：苋科植物川牛膝的干燥根，多同心环，味甘微苦。

② 青葙子：苋科植物青葙的种子，直径 1～1.5 mm，扁圆形，表面黑色，光亮。

3. 毛茛科

① 白芍：横切面类白色或棕红色，质坚实而硬，不易折断，饮片碰撞有瓷器音，味苦、酸。

② 白头翁：根头部有白绒毛，断面黄色，皮部环状裂隙，木部有蜘蛛网状纹理。

4. 小檗科

淫羊藿：叶片较厚，近革质，不易破碎，叶子边缘密生黄色小刺，无臭，味微苦。

5. 蔷薇科

① 山楂：外表面色红，有灰白色斑点，味酸甘。

② 木瓜：外皮为紫红色或红棕色，有不规则深皱纹，果肉味酸。

③ 玫瑰花：花托为壶形或半球形，花瓣 5 片或重瓣，有浓郁香气，味微苦涩。

④ 乌梅：类球形，果壳表面棕黑色至乌黑色，有多数凹点（像麻子坑），肉极酸。

6. 豆科

甘草：味甜而特殊。

7. 芸香科

陈皮：外红内白，具橘子香气。

8. 远志科

远志：表面密布横皱纹，断面中空，有纵向刀痕。

9. 鼠李科

酸枣仁：表面紫红色或紫褐色，表面光滑有光泽，其中一面的中间有一条隆起的细纵线纹。

10. 五加科

① 人参：顶端根茎为"芦头"，"芦头"上有特殊形状的"芦碗"，断面多数裂隙，口尝先甜后苦，甜中带苦。

② 三七：味苦带甜，有土腥气，与人参味相似，顶端有茎痕，周边有瘤状突起，皮部与木部在敲打后易分离。

③ 五加皮：外表面灰棕色至灰褐色，纵皱纹细密而浅，稍扭曲，可见明显的横长皮孔样斑痕，内表面淡黄色或灰黄色，有细纵纹。横切面灰白色，可见多数小点或短线断续排列成数圈环纹。

11. 伞形科

① 当归：具浓郁特异香味，入口甜辛稍麻。

② 柴胡：北柴胡断面具多层环圈，南柴胡具有败油气。

③ 川芎：饮片边缘似脚趾状分裂（蝴蝶片），香气浓郁。

④ 白芷：表面横向的皮孔样突起常称为"疙瘩丁"，断面为白色，有浓烈香气，形成层环棕色，近方形或近圆形。

⑤ 小茴香：属双悬果，单个分果表面有隆起纵棱 5 条，每条棱槽中有 1 条油管，合生面有 2 条油管，有特异香气，味微甜、辛。

⑥ 防风：皮部棕色，木部浅黄色；皮部、木部有众多放射性裂隙；断面特征是"风眼圈"；有特异香味，微甘，气味似胡萝卜。

⑦ 北沙参：采摘后即除去外皮，所以无皮，表面淡黄白色，断面有一深色环圈，味微甘。

⑧ 藁本：鼻嗅之有特殊香味，似芹菜。

⑨ 南鹤虱：又称野萝卜子，属双悬果，单个分果背面隆起，具 4 条窄翅状刺棱，翅上密生 1 列黄白色钩刺，刺长约 1.5 mm，搓碎时有特殊香气。

12. 萝藦科

香加皮：有明显特异似苦杏仁香气，味极苦。

13. 桔梗科

桔梗：呈圆柱或纺锤形，表面为淡黄白色，质脆、断面棕色环纹明显，气微，味微甜后苦。

14. 菊科

① 青蒿：茎呈圆柱形，叶片完整者展平后为羽状分裂，饮片中叶子一般破裂呈小碎片，但搓后嗅之仍有明显的香气。

② 红花：花冠筒红色，细长，先端五裂，柱头长圆形，顶端微分叉，雄蕊黄白色，气香味苦，置水中将水染成黄色。

③ 苍术：有特异香味，断面黄白色，有多数棕红色油室（朱砂点）。

④ 白术：断面皮部无裂隙，木部有菱形裂隙，气味清香，断面散有棕黄色油室。

⑤ 茵陈：绵软如绒，多卷曲成团。

⑥ 蒲公英：饮片中只有根叶，有的能看到果实上的冠毛，头部有棕褐色或黄白色的茸毛。

⑦ 艾叶：有特异香味，揉之成球，搓之成条。

⑧ 款冬花：外表面紫红色或淡红色，内表面气香，外表面密被鱼鳞状苞片，折断面密被白色絮状茸毛。

⑨ 漏芦：外皮和皮部灰黑色，木部黄色，髓黑色，有裂隙；表面有菱形纹理。

⑩ 墨旱莲：茎呈圆柱形，绿褐色，有纵棱，茎叶表面都有白色粗毛，浸水后搓揉茎叶呈黑色。

⑪ 牛蒡子：呈长倒卵形，略扁，微弯曲，像个小葵花籽，顶面有圆环，中间具点状花柱残迹，表面灰褐色，带紫黑色斑点，有数条纵棱。

⑫ 紫菀：外皮紫红色，质地柔软，味甜。

15. 禾本科

淡竹叶：是平行叶脉，具横行小脉，形成方形网格纹似砖墙。

16. 天南星科

① 半夏：呈大小不一的圆形，茎痕凹陷约为1/3。

② 天南星：根痕凹陷周围呈麻点状，扁球状，纵切后呈肾形。

③ 白附子：纵切后呈椭圆形片，中部常较小，呈鞋底状。

④ 石菖蒲：天南星科植物石菖蒲的干燥根茎，有好闻的浓烈芳香气味。

17. 百合科

① 川贝母：松贝"怀中抱月"，大瓣、小瓣基本等长；青贝似桃，顶端开口，形似小鸟张嘴。

② 玉竹：表面半透明，断面角质样，有环节，圆点状须根痕，味甜。

③ 土茯苓：干燥时手摸觉涩，用热水浸数秒再摸有明显细腻感。

④ 平贝母：两端平坦，正反都能平放。

⑤ 薤白：为百合科植物小根蒜或薤的干燥鳞茎，有明显的蒜气味。

⑥ 郁金：断面呈角质样，平滑有光泽，味淡；断面有明细环圈（内皮层环）。

⑦ 知母：表面为黄棕色或棕色，一端有浅黄色茎叶残痕，称为"金包头"，表面具紧密排列的环状节，知母上面有一纵沟。

18. 鸢尾科

① 西红花：鸢尾科植物番红花的柱头，弯曲的细丝状，柱头泡开呈喇叭口状，顶端边

缘呈锯齿状，内侧有裂隙，水浸液呈黄色。

② 射干：断面黄色，致密坚硬，无裂隙，木部颗粒性，味苦。

19. 姜科

① 砂仁：椭圆形，表面密生刺状突起，长约 1 mm，种子味辛凉微苦。

② 草豆蔻：类球形种子团，每粒种子背面呈长方形，上有一条纵向凹沟，像刀切一样，气香味辛。

③ 干姜：生姜的干燥品，有姜气、姜味。

④ 益智：表面有纵向断续突起的棱线，种子扁圆形，略有钝棱，直径 3 mm，具特殊香味。

⑤ 高良姜：表面、断面都是棕红色，有姜样的香色和辛辣味。

20. 兰科

石斛茎：表面有深纵槽，外皮光泽明显，茎断面点状维管束（筋脉点）。

21. 梧桐科

胖大海：外种皮极薄，易脱落，中层种皮遇水膨大 4～6 倍。

22. 石竹科

王不留行：石竹科植物麦蓝菜的成熟种子，球形，表面颗粒状突起，一侧有一凹陷纵沟。

23. 八角茴香科

大茴香：多由八个角组成，香辣气浓，甜辣味浓。

24. 唇形科

丹参：表面与皮部均是棕红色，皮部略深，断面有放射状裂隙的是野生的，断面角质样的是家种的。

25. 忍冬科

金银花：忍冬花蕾，表面密被短柔毛，呈上粗下细的棒状，形似鼓槌，气清香、味淡微苦。

26. 石榴科

石榴皮：石榴科植物石榴的果皮，外表面粗糙，有多数疣状突起，内表面有隆起呈网状的果蒂残痕，断面呈颗粒状，气微，味苦涩。

五、思考题

1. 性状鉴别的定义是什么？简述其主要要素。

2. 生药贮藏中常发生的变质现象有哪些？

实验 6-2　生药切片的显微鉴别

一、实验目的

1. 了解显微镜的原理、构造，掌握其使用方法。

2. 学习并掌握几类典型生药的基本组织构造。

3. 学习徒手绘图的方法。

二、实验原理

生药切片显微鉴别指的是利用显微镜观察生药的组织结构、细胞形状及其内含物或其他特征，是鉴别药材真伪和纯度的方法。通过显微观察描述所观察到的生药特征，并进行绘图，以弥补文字描述的不足。显微特征的观察应注意遵循"先低倍寻找视野，后高倍观察"。观察时沿着"Z"形路线移动标本以避免遗漏生药标本内的显微特征。

1. 徒手绘图法

最简便常用的显微绘图为徒手绘图法。徒手绘图法常为初学者练习绘图用，即将从显微镜中观察到的物像，以 H 铅笔描绘。一般操作如下：将生药切片置于显微镜载物台上，绘图纸放在显微镜右侧，左眼观察显微镜内物像，选好特征结构组织，右眼观察绘图纸，以 2H 铅笔临摹显微镜内物像，反复修改后用较深的 HB 铅笔勾勒，最后用较深的铅笔勾画。图画好后，需画引线、注字，在图的下方注上图名及放大倍数。

2. 显微摄影

随着科学技术的发展，显微摄影技术也越来越广泛地用于显微鉴别的工作中。这种技术可以真实地反映出微细结构的形态特征。其原理与摄像器材相同，在显微镜上安装电荷耦合器件（charge coupled device，CCD），用以将显微镜下的图像转化为数字输出信号，进而直接显示在计算机屏幕上，具有直观、方便存储等优点。数码显微成像装置如图6-4所示。

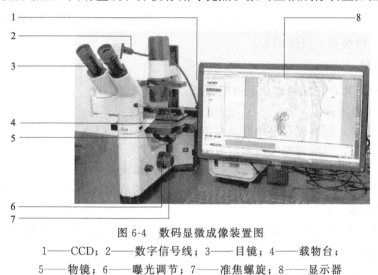

图 6-4 数码显微成像装置图

1——CCD；2——数字信号线；3——目镜；4——载物台；
5——物镜；6——曝光调节；7——准焦螺旋；8——显示器

三、实验材料与仪器

人参根横切片，川黄柏横切片，鸡血藤横切片，番泻叶横切片，金银花粉末制片，小茴香横切片等。

铅笔，橡皮，绘图纸，数码显微成像系统（显微镜、显微摄像头、成像软件、显示器）。

四、实验内容

1. 根及根茎类药材

取人参根横切片，仔细观察如下组织特征：

① 木栓层：在最外侧，数列细胞排列。

② 栓内层：紧邻木栓层，较窄。

③ 树脂道：存在于韧皮部，内含黄色分泌物。

④ 韧皮部：可见裂隙，内侧薄壁细胞排列整齐。

⑤ 形成层：成环，由多列扁平细胞组成。

⑥ 木质部：导管断续排列成放射状，内侧多有条状裂隙。

⑦ 草酸钙簇晶：散于薄壁细胞之中。

取人参粉末标本观察：粉末中可见含金黄色或黄棕色分泌物的树脂道碎片；亦可见棱角分明的草酸钙簇晶。

2. 皮类药材

取川黄柏横切片，仔细观察如下组织特征：

① 木栓层：最外侧，10 余列细胞。

② 皮层：紧邻木栓层，厚度约为树皮总厚度的 1/5～1/3，该层散落着石细胞和黏液细胞。

③ 韧皮部：宽阔，外侧散有较多石细胞，内部分散有韧皮纤维、韧皮射线以及黏液细胞。

④ 树皮横切面中皮层内可见石细胞，韧皮纤维成层排列，皮层和韧皮部均散有黏液细胞。

粉末中可见金黄色纤维束周围的薄壁细胞中含有草酸钙方晶，形成晶鞘纤维；石细胞呈鲜黄色，较大，壁极厚，层纹细密。

3. 木类药材

取鸡血藤横切片，仔细观察如下组织特征：

① 木栓层：最外侧。

② 皮层：较窄，散落有石细胞群及草酸钙方晶。

③ 厚壁细胞层：由数列厚壁细胞组成。

④ 韧皮部：散有分泌细胞（内含棕红色物）及纤维束。

⑤ 木质部：导管单个散在或数个成群，有的内壁附有棕红色块状物；纤维成束散在。

⑥ 髓：茎中部。

藤茎横切面可见维管束为异型维管束，厚壁细胞层，韧皮部和木质部相间排列成数轮。

4. 叶类药材

取番泻叶横切片，仔细观察如下组织特征：

① 表皮：上下表皮均为单列细胞，外被角质层，内含黏液质。

② 叶肉组织：紧邻表皮的为单列长柱形栅栏细胞，上、下栅栏细胞中间为海绵细胞，含有草酸钙簇晶。

③ 主脉维管束：外韧型，上、下两侧均有微木化的中鞘纤维束，外侧细胞中常含有草酸钙方晶。

5. 花类药材

金银花雄蕊（粉末），观察显微特征并标示。

6. 果实及种子类药材

以小茴香为例，分果横切面，仔细观察如下组织特征：

① 外果皮：单列扁平细胞，外被角质层。

② 中果皮：纵棱处有维管束（韧皮部位于木质部两侧），背面纵棱间有椭圆形油管，共6个，有的细胞具网纹。

③ 内果皮。

④ 种皮：紧邻内果皮。

⑤ 胚乳：细胞中含有糊粉粒及细小草酸钙簇晶。

⑥ 种脊维管束：分果连接处可见。

五、注意事项

1. 显微镜的使用

① 依次打开主机电源、显示器电源、显微镜电源。

② 将需要观察的切片放置在载物台上，选择合适的物镜，分别调节光亮、物镜，直至从目镜中观察到清晰的生药影像，可切换至显示器上，拍摄保存合适构图的图片。

③ 依图片徒手绘制生药组织结构简图。

2. 绘生药简图注意事项

① 绘图前，先仔细观察玻片标本，根据需要绘图的数量和大小，在图纸上合理构图，所绘的图不必与玻片标本大小一致，可视需要，按比例放大或缩小。

② 用削尖的 H 铅笔，在纸上轻轻绘出图形轮廓、长宽比例，然后用粗细均匀、明暗一致、圆滑的线条绘出详细结构，颜色深浅部分或明暗之处，可用疏密细圆点表示，对球体、圆柱体的结构用圆点表示，打圆点必须将铅笔削尖，避免绘成短线或逗点。

③ 绘图时注意保持纸面的清洁，应全面仔细地观察标本，熟悉独有的特征，选择典型有代表性的目标物进行绘图；绘图应注意整体排版整齐、清楚而且紧凑。

④ 图的各部分名称，一律用铅笔在右方以平行横虚线用正楷字体注明，所绘引线用直尺画实线，要求细直、均匀、平行等，指向明确。

3. 显微摄影时所拍照片应层次分明、主题突出、构图合理、显微特征清晰。

六、思考题

1. 显微镜的原理是什么？使用过程中应注意哪些事项？

2. 观察不同切片的显微特征并采集图像，绘制其组织简图。

实验 6-3　生药水分和灰分测定

一、实验目的

1. 掌握烘干法、减压干燥法及甲苯法测定生药水分含量，了解费休氏法测定生药水分含量。

2. 掌握生药中总灰分测定法与酸不溶性灰分测定法。

二、实验原理

1. 生药水分测定

生药的含水量是中药质量控制的一项十分重要的指标，水分的多少会影响生药饮片的质量和中药制剂的稳定性。如果水分过多，生药容易腐烂，水分过少会影响其品质和硬度，所以通过测定生药水分可以控制其质量。

（1）烘干法

本法适用于不含或含少量挥发性成分的生药，测定原理为供试品在 105 ℃下连续干燥，挥尽其中水分，根据减失水分的质量，计算供试品的含水量（%）。

$$含水量 = \frac{m_1 - m_2}{m_1 - m_0} \times 100\% \tag{6-1}$$

式中，m_0 为扁形称量瓶的质量，g；m_1 为称量瓶和样品的质量，g；m_2 为干燥至恒重的称量瓶和样品的质量，g。

（2）减压干燥法

本法适用于含有挥发性成分的贵重生药。一般先破碎供试品并通过二号筛。干燥原理是在密闭容器中抽真空后进行干燥的方法。

$$含水量 = \frac{m_1 - m_2}{m_1 - m_0} \times 100\% \tag{6-2}$$

式中，m_0 为经干燥的称量瓶的质量，g；m_1 为称量瓶和样品的质量，g；m_2 为干燥至恒重的称量瓶和样品的质量，g。

（3）甲苯法

基于两种互不相溶的液体二元体系的沸点低于各组分的沸点，将样品中的水分与甲苯的共沸液蒸出，冷凝并收集馏出液，由于密度不同，蒸馏液在接收管中分层，根据馏出液中水的体积可计算样品中水分的含量。该法实验密闭操作，温度低，适用于易氧化、分解、热敏性以及含有大量挥发性组分的样品的测定，优于干燥法。将供试品与甲苯（相对密度为 0.866）混合蒸馏，水分可随甲苯一同馏出。水与甲苯不相混溶，收集于水分测定管下层，甲苯收集于水分测定管上层，水与甲苯完全分离。因为水的相对密度为 1.000，故可直接测出（读取）供试品水的质量（g），并计算出样品中的含水量。

$$含水量 = \frac{\rho_水 V}{m} \times 100\% \tag{6-3}$$

式中，V 为水量，mL；m 为样品质量，g。

2. 生药灰分测定

生药中灰分主要为生药本身经过灰化后遗留的不挥发性无机盐，以及生药表面附着的非挥发性无机盐类，通常称为总灰分。它是标示生药品种无机成分总量的一个指标。规定生药总灰分限度，对于保证生药品质和纯净程度，有一定的意义。

（1）总灰分测定

把一定量的样品经炭化后放入高温炉内灼烧，使有机物质被氧化分解，以二氧化碳、氮的氧化物及水等形式逸出，而无机物质以无机盐和金属氧化物的形式残留下来，这些残留物即为灰分。称量残留物的重量即可计算出样品中总灰分的含量。

$$X = \frac{m_1 - m_2}{m_3 - m_2} \times 100\% \tag{6-4}$$

式中，X 为生药中总灰分的含量；m_1 为坩埚和灰分的质量，g；m_2 为坩埚的质量，g；m_3 为坩埚和样品的质量，g。

（2）酸不溶性灰分测定

有些生药本身含有的无机物差异较大，测定总灰分时不足以说明外来无机物的存在，还需要测定酸不溶性灰分（即不溶于稀盐酸中的灰分）的含量。

$$Y = \frac{m_4 - m_2}{m_3 - m_2} \times 100\% \tag{6-5}$$

式中，Y 为生药中酸不溶性灰分的含量；m_2 为坩埚的质量，g；m_3 为坩埚和样品的质量，g；m_4 为坩埚和酸不溶性灰分的质量，g。

三、实验材料与仪器

试剂：稀盐酸，五氧化二磷干燥剂，无水氯化钙，甲醛，甲苯等。

生药：大青叶，西洋参，肉桂，三七等。

电热恒温干燥箱，扁形称量瓶，二号筛，减压干燥器，表面皿，甲苯法测定水分装置，电热套，高温炉（马弗炉），瓷坩埚，坩埚钳，干燥器，电子天平，无灰滤纸等。

四、实验内容

1. 烘干法测定水分

① 将扁形称量瓶置于恒温干燥箱中，干燥至恒重，精密称定（m_0）。

② 取大青叶 2～5 g，平铺于干燥至恒重的扁形称量瓶中，厚度不超过 5 mm（疏松供试品不超过 10 mm），精密称定（m_1）。

③ 将平铺好样品的称量瓶瓶盖开启，置于 100～105 ℃下干燥 5 h，盖好瓶盖，置于干燥器中，放冷 30 min，精密称定。再在上述温度干燥 1 h，同法放冷，称重，至连续两次称重的差异不超过 5 mg 为止（m_2），根据减失的质量，计算供试品中含水量（%）。

2. 减压干燥法测定水分

① 取直径 12 cm 左右的培养皿，加入五氧化二磷干燥剂适量，铺成 0.5～1 cm 的厚度，放入直径 30 cm 的减压干燥器中。将称量瓶置于减压干燥器中进行干燥至恒重（m_0）。

② 取西洋参 2～4 g，混合均匀，取 0.5～1 g，置于干燥至恒重的称量瓶中，精密称定（m_1），打开瓶盖，放入上述减压干燥器中，抽气减压至 2.67 kPa（20 mmHg）以下，并持续抽气半小时，室温放置 24 h。在减压干燥器出口连接无水氯化钙干燥管，打开活塞，待内外压一致，关闭活塞，打开干燥器，盖上瓶盖，取出称量瓶迅速精密称定质量（m_2），计算供试品中的含水量（%）。

3. 甲苯法测定水分

① 使用前，清洁全部仪器，并置烘箱中烘干；测定用的甲苯须先加少量水充分振摇后放置，将水层分离弃去，经蒸馏后使用。如图 6-5 所示安装仪器装置。

② 取肉桂粗粉（直径 ≤3 mm）适量（约相当于含水量 1～4 mL），精密称定 m，置于 A 中，加甲苯约 200 mL，必要时加沸石数颗或玻璃珠数粒，连接仪器，从冷凝管顶端加甲苯至充满 B 的狭细部分。将 A 置于电热套中或用其他适宜方法缓缓加热，待甲苯开始沸腾时，调节温度，使每秒馏出 2 滴。待水分完全馏出（即测定管刻度部分的水量不再增加时），将冷凝管内部先用甲苯冲洗，再用饱蘸甲苯的长刷或其他适宜方法，将管壁上附着的甲苯推下，继续蒸

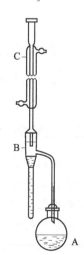

图 6-5　水分测定装置
A—圆底烧瓶（500 mL）；
B—水分测定管；C—直形
冷凝管（外管长 40 cm）

馏 5 min，放冷至室温，拆卸装置，如有水沾附在 B 管的管壁上，可用蘸甲苯的铜丝推下，放置使水分与甲苯完全分离（加亚甲蓝粉末少量，使水染成蓝色，以便分离观察）。检读水量 V（mL），并计算出供试品的含水量（%）。

4. 总灰分测定

① 在 600 ℃下灼烧坩埚 1 h，取出，待冷却至 200 ℃左右，置于干燥器中冷却至室温，精密称量并记录数据，反复炽灼至恒重 m_2（准确至 0.01 g）。

② 取三七粉碎，过二号筛，混合均匀后，称取粗粉 2～3 g（如需测定酸不溶性灰分，则称取 3～5 g），置于炽灼至恒重的坩埚中，称定质量 m_3。

③ 缓缓炽热，注意避免燃烧，使完全炭化至无烟时，逐渐升高温度至 500～600 ℃，使完全炭化取出，待冷却至 200 ℃左右，置于干燥器中冷却至室温称重，然后置于 500～600 ℃继续炽灼 1 h，取出冷却称重，重复操作至恒重，记录质量 m_1，计算三七中总灰分的含量（%）。

5. 酸不溶性灰分测定

取上项所得的灰分，在坩埚中小心加入稀盐酸 10 mL，用表面皿覆盖坩埚，置水浴上加热 10 min，表面皿用热高纯水 5 mL 冲洗，洗液并入坩埚中，用无灰滤纸过滤，坩埚内的残渣用水洗于滤纸上，并洗涤至洗液不显氯化物反应为止。滤渣连同滤纸移至同一坩埚中，干燥，炽灼至恒重，记录 m_4，计算三七中酸不溶性灰分的含量（%）。

五、思考题

1. 比较不同水分测定方法的优劣及适用范围。
2. 试述总灰分测定和酸不溶性灰分测定的意义。

实验 6-4 生药理化鉴别

一、实验目的

1. 了解生药中典型化学成分的理化性质。
2. 学习并掌握生药中典型化学成分的鉴别原理及方法。

二、实验原理

生药中含有临床治疗的有效成分，所以能够作为药物应用。理化鉴别即是对这些有效成分进行定性和定量分析。生药中主要含有糖类、苷类、醌类、黄酮类、皂苷类、强心苷类、生物碱类、香豆素类、萜类及挥发油、木脂素类等化学成分，其中某些化学成分可与特定的试剂产生特殊的气体、颜色、沉淀、泡沫等反应，因此这些特征反应能够鉴别生药中某种化学成分的存在。

三、实验材料与仪器

试剂：氯化钠，茚三酮，α-萘酚，氯化铁，镁粉，盐酸，浓硫酸，Fröbde 试剂，Keddle 试液，三氯化铝试液等。

生药：玉竹，徐长卿，远志，柴胡，夹竹桃叶，秦皮，大黄，槐米，天花粉，百部，五倍子，儿茶，没食子酸。

中药粉碎机，水浴锅，碘量瓶，具塞试管，量筒，三角漏斗等。

四、实验内容

1. 糖类、多糖的鉴别

α-萘酚反应（Molisch 反应）：取玉竹碎块 0.5 g，置于 50 mL 碘量瓶中，加蒸馏水 10 mL，瓶口放一个直径为 9 cm 的漏斗，45 ℃加热 5 min 后，过滤。在剩余固体药渣中加入蒸馏水适量，过滤。取滤液 1 mL 置于 10 mL 试管中，加 2% α-萘酚试剂 2～3 滴，摇匀，沿管壁缓慢滴加浓硫酸 1 mL，观察溶液交界处颜色变化。

2. 酚苷的鉴别

将徐长卿粉碎，取粗粉约 0.2 g，置于 50 mL 碘量瓶中，加入乙醇 3 mL，振摇 5 min，经滤纸过滤，取续滤液 1 mL，加 1%三氯化铁溶液 1 滴，观察试管内溶液的颜色变化。

3. 远志中皂苷的鉴别

远志粉碎后，取粉末约 0.5 g，置于 50 mL 碘量瓶中，加 0.9%氯化钠溶液 10 mL，50 ℃水浴加热 10 min，经滤纸过滤，所得滤液做以下两项试验。

① 泡沫反应：取上述续滤液 2 mL，置于 10 mL 具塞试管中，密闭，强烈振摇，观察试管内是否产生了泡沫，产生多少量，记录泡沫高度，放置 10 min，观察并记录高度变化。

② 溶血试验：取上述滤液 1 mL，加 2%红细胞悬浮液及 0.9%氯化钠溶液各 5 mL，摇匀，放置 5 min 后，观察溶液状态。

4. 柴胡中皂苷的鉴别

取柴胡粉碎后，称取粉末约 1 g，置于 50 mL 碘量瓶中，加 70%乙醇 10 mL，50 ℃水浴加热数分钟，经滤纸过滤，滤液备用。

① 醋酐浓硫酸反应（Linbermann-Burchard 反应）：取上述滤液 1 mL，置于蒸发皿中，水浴蒸干，加醋酐 1 mL 溶解，转移至试管中，沿壁缓缓加入浓硫酸 1 mL，液面交界处出现紫红色环。

② Fröbde 试剂反应：取上述滤液 2 mL，置于蒸发皿中，水浴蒸干，加 Fröbde 试液溶解，观察溶液颜色。

5. 强心苷的鉴别

取夹竹桃叶粉碎，称取粗粉 2 g，加 70%乙醇 15 mL、10%醋酸铅 2 mL，水浴煮沸 5 min，经滤纸过滤，取滤液做以下试验。

① Keller-Kiliani 反应：取上述滤液 2 mL 置于蒸发皿内，水浴蒸干，放冷，加三氯化铁-冰醋酸试液 1 mL 使其溶解，转移至试管内，沿壁缓缓加入浓硫酸 1 mL，观察液面交界处有无棕色环产生，冰醋酸层颜色如何。

② Keddle 试验：取上述滤液 2 mL，加入 Keddle 试液 0.5 mL，观察溶液颜色是否呈紫红色。

6. 香豆素苷类

① 荧光试验：取秦皮粗粉 0.5 g，加蒸馏水 10 mL，水浴加热数分钟，在日光下观察滤液可见碧蓝色荧光。

② 异羟肟酸铁反应：取秦皮粗粉 0.5 g，置于 50 mL 碘量瓶中，加甲醇 5 mL，水浴加

热 20 min，过滤；取滤液 1 mL 置于试管中，加新配制的 1 mol/L 盐酸羟胺甲醇液 0.2 mL、2 mol/L 氢氧化钾甲醇溶液 0.2 mL，于 50 ℃ 水浴 1～2 min，冷却，以稀盐酸调节 pH 至 3～4，随后滴加 1% 三氯化铁乙醇溶液 1～2 滴，观察试管内溶液颜色。

7. 蒽苷类的鉴别

① 醋酸镁反应：大黄粉碎后，取粉末 0.1 g 置于 10 mL 试管内，加乙醇 3 mL，浸润片刻，经滤纸过滤，滴 3 滴滤液于滤纸上，待干燥后喷 0.5% 醋酸镁甲醇试液，加热片刻，观察显色。

② Bonträger 反应：大黄粉碎，取粉末 0.2 g 置于 10 mL 试管中，加氢氧化钠试液 2 mL，振荡，观察溶液颜色；溶液中加入稀盐酸中和，溶液恢复原色；加入乙醚 3 mL，振摇使之分层，乙醚层呈黄色，分离乙醚层置于试管中，加氢氧化钠试液 1 mL，醚层呈无色，观察水层颜色。

8. 黄酮类的鉴别

将槐米粉碎后，取粉末 0.5 g，置于 50 mL 碘量瓶中，加乙醇 10 mL，40～60 ℃ 水浴中加热 10 min，提取液经滤纸过滤，滤液做以下试验。

① 盐酸镁粉反应：取上述滤液各 2 mL 置于 2 支 10 mL 试管中，其中一支加镁粉少量，振荡混匀，滴加浓盐酸 1～2 滴，另外一支不加镁粉直接滴加浓盐酸 1～2 滴，观察试管内溶液变化（如有无气泡产生，颜色变化等）。

② 三氯化铝反应：取上述滤液 2 mL 置于试管中，加三氯化铝试液 1 mL，振荡均匀，观察溶液颜色是否渐变为鲜黄色。

9. 氨基酸及多肽蛋白质类的鉴别

取天花粉粉碎，称取粉末约 0.5 g，置于 50 mL 碘量瓶中，加 50% 乙醇 10 mL，水浴加热 10 min，经滤纸过滤后，滤液备用。

① 双缩脲反应（Biuret 反应）：取上述滤液 2 mL 置于 10 mL 试管中，作为样品组，另取一支作为空白组，依表 6-1 操作后振摇，静置数分钟后观察溶液颜色变化。

表 6-1　双缩脲反应溶液配制

试剂	样品/mL	空白/mL
滤液	2	—
10% 氢氧化钠溶液	0.5	0.5
1% 硫酸铜试液	0.5	0.5

② 茚三酮反应（Niuhydrin 反应）：取滤液 1 mL 置于 10 mL 试管中，加新配制 0.2% 茚三酮试剂 2～3 滴，沸水浴加热数分钟，观察试管内溶液变化。

10. 生物碱类鉴别

取百部粗粉 2 g，置于碘量瓶中，加蒸馏水 30 mL，并加盐酸 1 mL，水浴加热 15 min，过滤，取滤液各 1 mL 分别置于 6 支试管内，其中一支作为空白组，其余分别依表 6-2 所示加入生物碱沉淀试剂各 3 滴，观察沉淀颜色。

表 6-2　生物碱鉴别反应

序号	1	2	3	4	5	6
沉淀剂	碘化铋钾试剂	碘-碘化钾试剂	碘化汞钾试剂	硅钨酸试剂	鞣酸试剂	—
样品颜色	棕红色沉淀	浅或棕色沉淀	白色或浅黄色沉淀	灰白色沉淀	浅或棕黄色	无变化

11. 鞣质类鉴别

取五倍子（可水解鞣质）、儿茶（缩合鞣质）、没食子酸（鞣质水解产生伪鞣质）各约 0.5 g，分别置于碘量瓶中，加水约 10 mL，沸水浴加热 10 min，冷却至室温，过滤，滤液备用做以下试验。

① 三氯化铁反应：取上述滤液各 1 mL，分别加入三氯化铁试液 3 滴，观察是否有沉淀产生，颜色如何。

② 沉淀蛋白反应：取上述滤液各 1 mL，分别加入 1% 明胶溶液 3 滴，观察现象。

③ 溴水反应：取上述滤液各 1 mL，分别加入溴水数滴，可水解鞣质不产生沉淀反应，缩合鞣质产生沉淀。

④ 石灰水反应：取上述滤液各 1 mL，分别加入新制石灰水数滴，可水解鞣质显青灰色沉淀，缩合鞣质显棕色沉淀。

⑤ 醋酸铅反应：取上述滤液各 1 mL，分别加醋酸液数滴，摇匀后再分别滴加醋酸铅溶液数滴，可水解鞣质产生絮状沉淀，缩合鞣质无沉淀产生。

五、思考题

1. 试述 2～3 个本次实验所涉及的生药成分鉴别反应的原理。
2. 查阅文献，简述生药中糖类成分的其他鉴别方法，并与本实验方法进行比较。

实验 6-5　生药槐米中芦丁的含量测定

一、实验目的

1. 熟悉高效液相色谱法（HPLC）的分离分析原理及其在生药主成分含量测定中的应用。
2. 掌握槐米中芦丁的提取与不经分离直接测定主成分含量的方法。

二、实验原理

高效液相色谱法（HPLC）是 20 世纪 60 年代后期发展起来的一种分析方法。近年来，在化学、医药等学科领域内应用广泛，世界上有 80% 以上的有机化合物可以用 HPLC 来分析测定。

高效液相色谱系统一般由高压输液泵、进样器、色谱柱、检测器、数据记录及处理装置等组成。高效液相色谱法原理如图 6-6 所示。

高效液相色谱法是利用高压输液系统，将不同极性、不同比例的混合溶剂、缓冲液等流动相泵入装有固定相的色谱柱中，同时以进样器注入样品，样品随流动相进入色谱柱内，利用样品中各组分在两相中溶解、分配、吸附等物理作用性能的差异达到相互分离的目的，分离组分先后进入检测器进行检测，从而实现对样品的分析。

标准曲线（standard curve）反映了待测组分和仪器响应值（峰面积）之间的关系，一般以线性回归方程的形式来表达。从低到高配制一系列（不少于 5 份）不同浓度的标准溶液，分别测定溶液内待测组分的峰面积，以含量为横坐标，峰面积为纵坐标作图。标准曲线的线性相关系数以 R 表示，一般高效液相色谱法的 R 值不得低于 0.999。

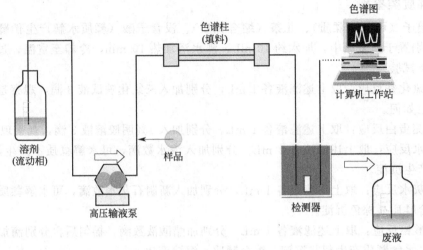

图 6-6　高效液相色谱法原理图

三、实验材料与仪器

试剂：芦丁标准品，冰醋酸，甲醇。

生药：槐米。

电子天平，高效液相色谱仪，色谱柱，样品瓶，容量瓶，移液管。

四、实验内容

生药槐米中芦丁的含量测定。

1. 色谱条件与系统适用性试验

色谱柱填料：十八烷基键合硅胶

流动相：甲醇-1‰冰醋酸溶液（32∶68）

检测波长：257 nm

进样量：10 μL

2. 对照品溶液的配制

精密称取在 60 ℃条件下减压干燥至恒重的芦丁对照品约 25 mg，置于烧杯中，加甲醇约 15 mL，超声处理 30 min，放冷，转移至 25 mL 容量瓶中，定容至刻度，即得对照品溶液（每 1 mL 中约含芦丁 1 mg）。

3. 标准曲线溶液的制备及标准曲线的绘制

精密量取对照品 0.1 mL、0.3 mL、0.5 mL、1 mL、2 mL、3 mL 与 5 mL，分别置于 10 mL 容量瓶中，用流动相定容，摇匀，即得线性标准溶液。将所得各标准溶液取续滤液置于过 0.45 μm 滤膜后，按照色谱条件进行高效液相色谱分析，计算主成分色谱流出图峰面积。以峰面积（y）为纵坐标，浓度（x）为横坐标。

4. 供试品溶液的制备及测定

取槐米若干、研碎，精密称取粉末 m_1（约 0.1 g），置于 100 mL 具塞锥形瓶中，精密加入甲醇 50 mL，称定质量，超声处理 30 min，放冷，再称定质量，用甲醇补足减失的质量，过滤。精密量取续滤液 2 mL，10 mL 容量瓶中，加流动相定容至刻度，即得。将供试品溶液过 0.45 μm 滤膜后，按照色谱条件进行高效液相色谱分析，计算主成分色谱流出图峰面积 A。

5. 计算

绘制标准曲线，拟合线性方程 $y=ax+b$，从标准曲线中读出峰面积 A 所对应的芦丁对照品浓度 c_1，按下列公式计算槐米中芦丁含量（％）。

$$芦丁含量 = \frac{c_1 V}{m_1} \times 100\% \tag{6-6}$$

式中，c_1 为芦丁对照品浓度，g/mL；V 为稀释体积，mL；m_1 为供试品质量，g。

6. 结果与判断

将计算结果与《中国药典》（2015 年版）规定［槐米中含总黄酮以芦丁（$C_{27}H_{30}O_{16}$）计，不得少于 20.0％］比较，若高于或等于 20.0％，则符合《中国药典》规定，若低于限度则不符合。

五、注意事项

1. 高效液相色谱仪使用注意事项：

① 流动相纯度均为色谱纯试剂、水为符合药典要求的纯化水。

② 配制样品溶剂均为分析纯及以上溶液，进样前须以 $\leqslant 0.45$ μm 滤膜过滤。

③ 为防止缓冲盐和样品残留在进样阀中，每次分析结束后应冲洗进样阀。通常可用水冲洗，或先用能溶解样品的溶剂冲洗，再用水冲洗。

2. 色谱条件可做适当调整以使系统适应性试验符合仪器适应性要求。

六、思考题

1. 高效液相色谱法分析的原理是什么？

2. 以标准曲线法测定槐米中芦丁含量的原理是什么？

第七章

药剂学实验

药剂学实验须知

① 认真接受实验室安全教育，熟知实验室安全的具体要求和实施措施。

② 实验前充分做好预习，明确本次实验的目的和操作要点。

③ 进入实验室必须穿好实验服，准备好实验仪器和药品，并保持实验室的整洁安静。

④ 严格遵守操作规程，特别是称取或量取药品方面，在拿取、称量、放回时应进行三次认真核对，以免发生差错。称量任何药品，在操作完毕后应立即盖好瓶塞，放回原处，凡已取出的药品不能任意倒回原瓶。

⑤ 要以严肃认真的科学态度进行操作，如实验失败，应先要找出失败的原因，考虑如何改正，再征询指导教师意见，是否重做。

⑥ 实验中要认真观察，联系所学理论，对实验中出现的问题进行分析讨论，如实记录实验结果，写好实验报告。

⑦ 严格遵守实验室的规章制度，包括报损制度、赔偿制度、清洁卫生制度、安全操作规则以及课堂纪律等。

⑧ 要重视成品的质量，实验成品须按规定检查合格后，再由指导教师验收。

⑨ 注意节约，爱护公物。实验室的药品、器材、用具以及实验成品，不可擅自带出实验室。

⑩ 实验结束后，须将所用器材清洗干净后妥善安放保存。值日生要负责实验室的清洁、卫生、安全检查工作，将水、电、气、门、窗关好，经指导教师允许后，方可离开实验室。

第一节　药剂学实验基础

一、药剂学实验的目的要求

药剂学是一门兼属药品生产和安全有效应用的多分支综合性学科，主要研究如何将原料药制成适用于医药领域的剂型。药剂学包括药物制剂的理论、工艺、设备、新剂型和新辅料的开发以及药物的体内外评价等内容。任何药物必须制备成具有一定形状和应用形式的剂型，才能达到充分发挥药效、减少毒副作用、便于使用与保存的目的。

药剂学实验是药学各相关专业的最为重要的专业实验课程之一，其教学目的是使学生掌握药物剂型的设计及药物制剂制备的理论知识和技能，掌握药物制剂质量控制的方法并能对药物制剂进行质量评价。药剂学实验课程对药学各专业的学生掌握相关领域知识和技术方面起着至关重要的作用。

二、药剂学实验相关知识与技能

1. 单冲压片机的结构和使用方法

单冲压片机的结构简单，操作方便，为目前药房、药厂试制室中小生产和试制工作中常用的设备。其最大的系统压力为 400 kgf，产量为 80～100 片/min，一般为电动、手摇两用。

单冲压片机的主要结构有冲模（包括上冲、下冲和模圈）、冲模平台、饲料靴、加料斗、出片调节器、片重调节器和压力调节器，如图 7-1 所示。

单冲压片机的使用方法：组装次序为下冲→冲模平台→上冲→饲料靴→加料斗，即自下而上的原则，调节次序为出片调节器→片中调节器→压力调节器；拆卸次序为加料斗→饲料靴→上冲→冲模平台→下冲，即自上而下的原则。具体步骤如下：

先装好下冲，旋紧固定螺丝。旋转下调节器（片重调节器）使下冲处在较低部位。

将模圈装入冲模平台，旋紧其固定螺丝，然后小心地将平台装在机座上，注意不碰撞下冲头，以免冲头卷边。稍稍旋紧平台固定螺丝。

装好上冲，旋紧锥形螺纹的螺丝。转动压力调节器使上冲处于压力低的部位，小心慢慢地用手转动压片机的转轮，使上冲头慢慢地下降，至模圈口上方少许处停止。仔细观察上冲头

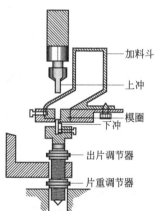

图 7-1 单冲压片机的主要结构

是否正好在模圈的中心部位，如不在中心部位，谨慎地松开平台固定螺丝，轻轻敲打平面，使其移动至上冲头恰在模孔的中心位置，转动转轮使上冲进入模孔，旋紧固定螺丝。再转动转轮，上冲在模孔中进出必须灵活无碰撞和硬擦现象为合格。

装好饲料靴及加料斗，再次转动转轮次数，若无异常现象，则组装正确。

调整出片调节器。转动出片凸轮，使下冲上升到冲头的平面与冲模平板齐平。

调节片重调节器 。可根据片重的需要，旋转片重调节器。先称取一粒片重的颗粒进行初调。调整时注意勿使出片调节器转动，调整后仍需将固定板压紧。

调节压力调节器。根据片剂松紧度的要求，转动上冲，向右旋转减轻压力，向左旋转增加压力。调整后将六角螺母扳紧。所需压力的大小，以压出的片剂硬度合格为准，通常以手稍用力能转动转轮为宜。

加上颗粒，用手摇动转轮，试压数片，称其平均片重，调节片重调节器，使压出的片重与应压片重相等，同时再次调节压力调节器，使压出的片剂硬度符合要求。一切顺利后，用电动机带动试压，检查片重、崩解时间，达到要求后，正式开车。压片过程中需经常观察片剂是否完整和检查片重等，发现异常时，应立即停车进行调整。

压片完毕，拆下冲模、擦净、涂牛油或浸于液状石蜡中保存。

2. 激光粒度分析仪的使用方法

激光照射在颗粒上时将产生光散射（图 7-2），光散射的角度与颗粒的直径成反比，而散射光的强度随散射角的增加呈对数衰减。散射光强度（I）的计算应用瑞利散射公式：

$$I = \frac{24\pi^3 NV^2 (n_1^2 - n_2^2)}{\lambda^4 (n_1^2 + n_2^2)} I_0 \tag{7-1}$$

式中，N 为单位体积粒子数；V 为单个粒子体积；λ 为波长；n_1 和 n_2 分别为分散相（固体颗粒）和分散介质的折射率；I_0 为入射光强度。

根据瑞利散射定律 $I \propto \dfrac{D^6}{\lambda^4}$，测定了散射光的强度 I，即可求得颗粒的直径 D。

激光粒度分析仪的原理示意图如图 7-2 所示。

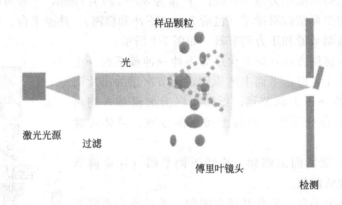

图 7-2　激光粒度分析仪的原理示意图

操作规程：

① 打开仪器的主电源开关，预热 15～20 min 后，开启计算机的设备程序。

② 打开泵机和超声波振动仪开关，检查仪器设备是否运行正常。

③ 根据样品的不同性质，设置不同的泵机速度。

④ 根据样品的需要，确定是否开启超声波振动仪。如需开启，确定超声波振动仪的强度。

⑤ 设定测试样品的光学参数，样品编号，然后采用二次水测定样品背景。

⑥ 背景测定后，加入分散好的样品，控制其浓度在测试范围内，当分散体系的浓度稳定后开始测定。

⑦ 收集数据并对数据进行必要的处理。

⑧ 测试结束后，将管道和样品槽中的溶液全部排出，同时用二次水对样品槽、管道进行清洗，以便下次测量。

⑨ 测试结束后，关闭电源，并将搅拌器用二次水浸泡。

3. pH 计的使用方法

(1) 校准

首先阅读酸度计（pH 计）使用说明书，接通电源，安装电极。在小烧杯中加入 pH 为 7.0 的标准缓冲液，将电极浸入，轻轻摇动烧杯，使电极所接触的溶液均匀。按不同的酸度计所附的说明书读取溶液的 pH，校对酸度计，使其读数与标准缓冲液（pH＝7.0）的实际值相同并稳定。然后再将电极从溶液中取出并用蒸馏水充分淋洗，将小烧杯中换入 pH＝4.01 或 pH＝10.01 的标准缓冲液，把电极浸入，重复上述步骤使其读数稳定。这样就完成了二重点校正。校正完毕，用蒸馏水冲洗电极和烧杯。校正后切勿再旋转定位调节器，否则必须重新校正。

（2）使用方法

将电极上多余的水珠吸干或用被测溶液冲洗二次，然后将电极浸入被测溶液中，并轻轻转动或摇动小烧杯，使溶液均匀接触电极。被测溶液的温度应与标准缓冲溶液的温度相同。校正零位，按下读数开关，指针所指的数值即是待测液的 pH。若在量程 pH＝0～7 范围内测量时指针读数超过刻度，则应将量程开关置于 pH＝7～14 处再测量。测量完毕，放开读数开关后，指针必须指在 pH＝7 处，否则重新调整。关闭电源，冲洗电极，并按照前述方法浸泡。

（3）注意事项

定期校准，二点法，斜率 $k > 0.9$。禁止将 pH 计放入有机溶剂中。禁止接触检测探头。检测探头避免长期暴露在空气中。定期查看饱和 KCl 含量。

4. 真空干燥箱的使用方法

真空干燥箱外形为卧式，箱体采用优质钢板经冲压、焊接制成。箱体表面喷塑处理。隔热层采用硅酸铝棉填充；箱门采用双层钢化玻璃门，可调节箱门的闭合松紧；工作室与玻璃门之间用模压耐高温硅橡胶密封圈，以保证箱门与工作室密封，大幅度提高了真空度。

（1）安置

真空干燥箱应放置在具有良好的通风条件、无强烈震动的室内，在其周围不可放易燃、易爆和腐蚀性气体。

（2）调试

将箱门关闭并将门拉手旋紧，关闭回气阀，开启真空阀。将箱体侧面的导气管用真空橡胶管与真空泵连接，接通真空泵电源，开始抽气。当真空表指示值达到要求时，关闭真空阀和真空泵电源。此时箱内处于真空状态。如无加热功能，则真空干燥箱调试结束。

（3）使用方法

把需要干燥的物品放入箱内，将箱门关闭并旋紧门拉手，关闭回气阀，开启真空阀。把真空干燥箱侧面的导气管用真空橡胶管与真空泵连接，接通真空泵电源，开始抽气。当真空表指示达到需要的真空度时，先关闭真空阀，再关闭真空泵，此时箱内处于真空状态。接通电源后，打开电源开关，指示灯亮，表示工作正常，仪表显示工作室温度，然后将控制仪表调节到设定温度，工作室开始加热，控制仪表上绿灯亮表示通电升温，当仪器恒温 60 min后仪表显示温度应和设定温度基本一致。不同物品、不同温度选择不同的干燥时间，如干燥时间较长，真空度下降需要再抽气恢复真空度，应先开启真空泵，再开启真空阀。干燥结束后，应先关闭电源，旋动回气阀，解除箱内真空状态后，打开箱门取出物品（接触真空后胶圈与玻璃门吸紧，不易打开箱门，要过段时间，才能方便开启）。在真空状态下，控制温度不得低于 50℃。如果低于 50℃，标准温度计测试的数值与仪表显示值不一致，是正常现象。此现象不影响 50℃以上控温及温度。

（4）注意事项

真空干燥箱必须有效接地，保证安全。尽量避免不同样品同时干燥。取出被处理物品时，如果是易燃品，必须待温度冷却到低于燃点后才能放进空气，以免引起燃烧。真空箱无防爆装置，不得放入易爆物品干燥。真空箱与真空泵之间如有条件要安装过滤器，防止潮湿气体进入真空泵。禁止干燥含有有机溶剂的样品。真空泵定期清洗，橡皮管定期更换。

5. 冷冻干燥机的使用方法

冷冻干燥机（冻干机）是利用升华的原理对物质进行干燥的一种仪器。冷冻干燥是将被干燥的物质在低温下快速冻结，然后在适当的真空环境下，使冻结的水分子直接升华成为水蒸气逸出的过程。冷冻干燥得到的产物称作冻干物（lyophilizer），该过程称作冻干（lyophilization）。

物质在干燥前始终处于低温（冻结）状态，同时冰晶均匀分布于物质中，升华过程不会因脱水而发生浓缩现象，避免了由水蒸气产生泡沫、氧化等副作用。干燥物质呈干海绵多孔状，体积基本不变，极易溶于水而恢复原状，在最大程度上防止干燥物质的理化和生物学方面的变性。

（1）冷冻干燥机的组成

冻干机系由制冷系统、真空系统、加热系统、电器仪表控制系统所组成。冻干机主要部件为干燥箱、凝结器、冷冻机组、真空泵、加热/冷却装置等。冻干机的工作原理是将被干燥的物品先冻结到三相点温度以下，然后在真空条件下使物品中的固态水分（冰）直接升华成水蒸气，从物品中排除，使物品干燥。物料经前处理后，被送入速冻仓冻结，再送入干燥仓升华脱水，之后在后处理车间包装。真空系统为升华干燥仓建立低气压条件，加热系统向物料提供升华潜热，制冷系统向冷阱和干燥室提供所需的冷量。

（2）冷冻干燥机干燥步骤

① 预冻：为接下来的升华过程准备样品。

② 初级干燥：在此过程中冰升华而不融化。

③ 次级干燥：在此过程中，固体物质的残留水分被除去，从而留下干燥样品，这一步骤对样品的贮存稳定性非常重要。

理论冷冻干燥曲线如图 7-3 所示。

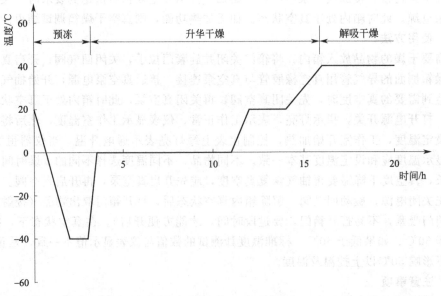

图 7-3　理论冷冻干燥曲线图

第二节 药剂学实验

实验 7-1 片剂的制备

一、实验目的

1. 掌握湿法制粒压片的工艺流程。
2. 掌握片剂的质量检查和稳定性考察的方法。
3. 掌握片剂溶出度的测定方法。

二、实验原理

片剂是临床应用最广泛的剂型之一，具有剂量准确、质量稳定、服用方便、成本低等优点。片剂制备的方法有制颗粒压片、结晶直接压片和粉末直接压片等。制颗粒的方法又分为干法和湿法。其中，湿法制粒压片最为常见。片剂的生产工艺流程如图 7-4 所示。

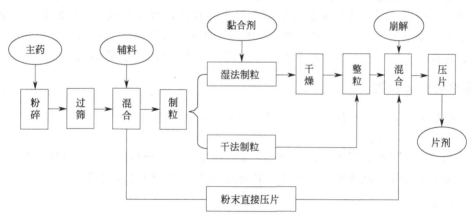

图 7-4 片剂的生产工艺流程

整个流程中各工序都直接影响片剂的质量。制备片剂的药物和辅料在使用前必须经过干燥、粉碎和过筛等处理。主药与辅料应充分混合均匀。若药物用量小，与辅料量相差悬殊时，一般采用递加稀释法混合，或用溶剂分散法，即先将量小的药物溶于适宜的溶剂中，再与其他成分混合。

在湿法制粒压片的工艺中，制粒是制片的关键。根据主药的理化性质选择适宜的黏合剂或润湿剂，控制黏合剂或润湿剂的用量，采用微机自动控制、或凭经验控制软材的质量。过筛后颗粒应完整，若颗粒中含细粉过多，说明黏合剂用量过少；若呈线条状，则说明黏合剂用量过多，都不符合压片的颗粒要求。

通常颗粒大小应根据片剂大小由筛网孔径来控制，一般大片（0.3～0.5 g）选用 14～16 目，小片（0.3 g 以下）选用 18～20 目筛制粒。颗粒一般细而圆整。

制备好的湿粒应尽快通风干燥，温度控制在 40～60 ℃。注意颗粒不要平铺太厚，以免干燥时间过长，易使药物失活。干燥后的颗粒常粘连结团，需再进行过筛整粒。整粒筛目孔径应与制粒时相同或略小。整粒后再加入润滑剂混合均匀，计算片质量后压片。

片质量的计算公式如下：

片质量＝每片含主药量(标示量)/颗粒中主药的质量分数(实测值)　　　　(7-2)

根据片质量选择筛目与冲模直径，其间的关系可参考表 7-1。根据药物密度不同，可进行适当调整。

表 7-1　根据片质量选择筛目与冲模直径

片质量/mg	筛目数		冲模直径/mm
	湿粒	干粒	
100	16	14～20	6～6.5
150	16	14～20	7～8
200	14	12～16	8～8.5
300	12	10～16	9～10.5
500	10	10～12	12

制成的片剂按照《中国药典》(2015 年版)规定的片剂质量标准进行检查。检查的项目包括片剂的外观、硬度、重量差异和崩解时限等。凡检查溶出度的片剂，不再检查崩解时限；凡检查含量均匀度的片剂，不再检查重量差异。此外，还需考察片剂的稳定性。

片剂溶出度是指片剂的主药在体外适宜介质中溶出的速度和程度。测定溶出度的依据是 Noyes-Whitney 扩散理论。生物药剂学的研究表明，难溶性药物的片剂，崩解时限不能作为判断其吸收的指标，原因是片剂崩解后的粉粒不能直接被机体吸收，所以溶解是吸收的关键。对于溶解度小于 1 mg/mL 的药物，其体内吸收常受溶出速度的影响。溶出度除与药物的晶型、粒径大小有关外，还与制剂的生产工艺、辅料、贮存条件等有关。

三、实验材料与仪器

对乙酰氨基酚，可压性淀粉，羧甲基淀粉钠，微晶纤维素，吐温 80，2% HPMC 水溶液，硬脂酸镁，滑石粉。

16 目筛，100 目筛，干燥箱，压片机，硬度测定仪，罗氏脆碎仪，崩解度测定仪，溶出仪，紫外分光光度计，高效液相色谱仪，光稳定性试验箱，恒温恒湿箱。

四、实验步骤

1. 处方 (100 片)

对乙酰氨基酚	25 g
可压性淀粉	10 g
微晶纤维素	10 g
吐温 80	0.5 g
2% HPMC 水溶液	适量
羧甲基淀粉钠	1 g
滑石粉	0.2 g

2. 实验方法

① 将吐温 80 加入 50 mL 蒸馏水中，加热溶解后，再加入 1g HPMC 搅拌使其溶解，备用。
② 将对乙酰氨基酚粉碎，过 100 目筛，备用。

③ 称取乙酰氨基酚、可压性淀粉、微晶纤维素混合均匀，加入步骤①所得溶液适量，加入时分散面要大，混合均匀，制成软材。

④ 过 16 目筛制成湿粒，于 60℃干燥，干燥颗粒水分应控制在 3.0％以下。

⑤ 过 16 目筛整粒，与羧甲基淀粉钠、硬脂酸镁混匀，以 φ8mm 冲模压片。

五、注意事项

1. 制软材时需要特别注意，每次加入少量，混合均匀。

2. 少量的吐温 80 可明显改善对乙酰氨基酚的疏水性，但加入量过大会影响片剂的硬度和外观。

六、实验结果

1. 外观性状

片剂表面应色泽均匀、光洁，无杂斑，无异物，并在规定的有效期内保持不变。

2. 片重差异

取药片 20 片，精密称定总重量，计算平均片重后，再分别精密称定各片的重量。每片重量与平均片重相比较，超出重量差异限度（表 7-2）的药片不得多于 2 片，并不得有 1 片超出限度 1 倍。

表 7-2　药典规定的片重差异限度

平均片重/g	重量差异限度/％
＜0.30	±7.5
≥0.30	±5

$$片重差异限度 = \frac{单个片质量 - 平均片质量}{平均片质量} \times 100\% \qquad (7-3)$$

3. 硬度和脆碎度

将药片垂直固定在两横杆之间，活动横杆借助弹簧沿水平方向对片剂径向加压，当片剂破碎时，活动横杆的弹簧停止加压。仪器刻度标尺上所指示的压力即为硬度。用孟山都硬度计或片剂四用测定仪测定 3～6 片药片，取平均值，通常在 40～60 N 的压力范围认为合格。用罗氏脆碎仪测得的结果，脆碎度小于 1％为合格。

4. 崩解时限

取药片 6 片，分别置于吊篮的玻璃管中，每管各加 1 片，吊篮浸入盛有（37±1）℃水的 1000 mL 烧杯中，开动马达按一定的频率和幅度往复运动（30～32 次/min）。从片剂置于玻璃管时开始计时，至片剂全部崩解成碎片并全部通过管底筛网为止，该时间即为该片剂的崩解时间，应符合规定崩解时限。如有 1 片未完全崩解，则另取 6 片重复试验，应符合药典规定。

5. 溶出度

以 24 mL 稀盐酸加水至 1000 mL 为溶出介质，转速为 100 r/min，依法操作，经 30 min 时，取溶液过滤。精密量取续滤液适量，用 0.04％氢氧化钠溶液稀释成每 1 mL 中含对乙酰氨基酚 5～10 μg 的溶液，按照紫外-可见分光光度法，在 257 nm 的波长处测定吸光度，按 $C_8H_9NO_2$ 的百分吸收系数（$E_{1cm}^{1\%}$）为 715 计算每片的溶出量。限度为标示量的 80％，应符合药典规定。

6. 含量测定

取本品 20 片，精密称定，研细，精密称取适量（约相当于对乙酰氨基酚 40mg），置于烧杯中，加 0.4％氢氧化钠溶液 50 mL 与水 50 mL，振摇 15 min，转移至 250 mL 容量瓶中，用水稀释至刻度，摇匀，过滤。精密量取续滤液 5 mL，置于烧杯中，加 10 mL 0.4％氢氧化钠溶液，转移至 100 mL 容量瓶中加水至刻度，摇匀。按照紫外-可见分光光度法，在 257 nm 的波长处测定吸光度，按 $C_8H_9NO_2$ 的百分吸收系数（$E_{1cm}^{1\%}$）为 715 计算，即得。

7. 稳定性

（1）影响因素试验

取样品适量，分别置于 60℃、25℃，相对湿度为 90％，光照强度为 4500 lx±500 lx，于第 0、5 和 10 天分别取样，按照以上六项质量检查内容进行考察测定。

（2）加速试验

取样品适量，于 40℃，相对湿度为 75％放置 6 个月，于第 0、1、2、3、4、5、6 月分别取样，按照以上六项质量检查内容进行考察测定。

（3）长期试验

取样品适量，于 25℃，相对湿度为 60％放置 36 个月，于第 0、3、6、9、12、18、24 和 36 月分别取样，按照以上质量检查项内容进行考察测定。

七、思考题

1. 试分析以上处方中各辅料成分的作用，并说明如何正确使用。
2. 湿法制粒压片过程中应注意哪些问题？
3. 片剂的质量检查有哪些内容？

实验 7-2　软膏剂的制备

一、实验目的

1. 掌握不同类型基质的软膏剂的制备方法。
2. 掌握软膏中药物释放的测定方法，比较不同基质对药物释放的影响。
3. 熟悉软膏剂质量的评定方法。

二、实验原理

软膏剂系指药物与适宜基质制成的具有适当稠度的半固体外用制剂。药物可在应用部位发挥疗效或起保护和润滑皮肤的作用，也可吸收进入体循环产生全身治疗作用。因药物在基质中分散状态不同，有溶液型和混悬型之分。溶液型为药物溶解或共熔于基质或基质组分中制成的，混悬型为药物细粉均匀分散于基质中制成的。

基质为软膏剂的赋形剂，它影响软膏剂的质量及药物疗效的发挥，基质本身又有保护与润滑皮肤的作用。软膏基质根据其组成可分为三类：油脂性、乳剂型和水溶性基质。用乳剂型基质制备的软膏剂亦称乳膏剂，水包油（O/W）型乳膏剂又称霜剂。

根据药物与基质的性质，制备软膏剂的方法包括研合法、熔和法和乳化法。固体药物可用基质中的适当组分溶解，或先粉碎成细粉与少量基质或液体组分研成糊状，再与其他基质研匀。所制得的软膏应均匀、细腻，具有适当的黏稠性，易涂于皮肤或黏膜上且无刺激性。软膏剂在存放过程中应无酸败、异臭、变色、变硬、油水分离等变质现象。

软膏剂中药物的释放性能影响药物的疗效，它可以通过测定软膏中药物穿过无屏障性能的半透膜到达接收介质的速度来评定。软膏剂中药物的释放一般遵循 Higuchi 公式，即药物的累积释放量 M 与时间 t 的平方根成正比，即 $M = kt^{1/2}$，药物的理化性质与基质组成会影响 k 值的大小。

软膏剂的稠度会影响药物使用时的涂展性及药物扩散到皮肤的速度，它主要受流变性的影响，常用插度计（或锥入度计）测定，即在一定温度下金属锥体自由下落插入试品的深度来衡量。

水杨酸具有软化角质和抗真菌等作用，通常配成软膏使用，用于治疗各种浅部霉菌、牛皮癣、鱼鳞病、破裂性湿疹、老年性瘙痒症和角质增生等病症，具有软化角质，抑制霉菌、止痒、抗菌等作用。

三、实验材料与仪器

水杨酸，液体石蜡，凡士林，水杨酸，单硬脂酸甘油酯，十二烷基硫酸钠，丙二醇，尼泊金甲酯，液状石蜡，司盘 60，吐温 80，尼泊金丙酯，羧甲基纤维素钠，苯甲酸钠，琼脂，三氯化铁，蒸馏水。

研钵，插度计（或锥入度计），黏度计。

四、实验步骤

1. 油脂性基质的水杨酸软膏制备

（1）处方

水杨酸	1 g
液体石蜡	8 mL
凡士林	加至 20g

（2）实验方法

取水杨酸置于研钵中研细，加入液体石蜡研成糊状，分次加入凡士林混合研匀即得。

（3）操作注意

① 处方中凡士林基质的用量可根据气温以液体石蜡调节稠度。

② 水杨酸需先粉碎成细粉，配制过程中避免接触金属器皿。

2. O/W 乳剂型基质的水杨酸软膏制备

（1）处方

水杨酸	1 g
白凡士林	1 g
单硬脂酸甘油酯	4 g
十二烷基硫酸钠	0.3 g
丙二醇	4 g
尼泊金甲酯	0.1 g
蒸馏水	加至 20 g

（2）实验方法

取白凡士林、单硬脂酸甘油酯置于蒸发皿中，水浴加热至 70～80 ℃使其熔化，将十二烷基硫酸钠、尼泊金甲酯和蒸馏水置于烧杯中加热至 70～80 ℃使其溶解（注意因蒸发应适量多加水分）。在同温下将水液缓慢加到油液中，边加边搅拌至完全乳化，取出蒸发皿，搅拌至 45 ℃，得 O/W 乳剂型基质。取水杨酸溶解于丙二醇中，缓慢加入基质中研匀，制成 20 g。

3. W/O 乳剂型基质的水杨酸软膏制备

（1）处方

水杨酸	1 g
单硬脂酸甘油酯	2 g
液状石蜡	10 g
司盘 60	0.3 g
吐温 80	0.1 g
尼泊金丙酯	0.05 g
蒸馏水	加至 20 g

（2）实验方法

取单硬脂酸甘油酯、液状石蜡、司盘 60、吐温 80 和尼泊金丙酯置于蒸发皿中，水浴上加热熔化并保持 80 ℃。在同温下将油液缓慢加到水液中，边加边搅拌至完全乳化。从水浴中取出蒸发皿，搅拌冷却至 45 ℃，得 W/O 乳剂型基质。将水杨酸置于研钵中研细，分次加入基质，研匀，即得。

4. 水溶性基质的水杨酸软膏制备

（1）处方

水杨酸	1 g
羧甲基纤维素钠	1.2 g
丙二醇	5 g
苯甲酸钠	0.1 g
蒸馏水	6.8 mL

（2）实验方法

取羧甲基纤维素钠置于研钵中，加入丙二醇研匀，然后边研边加入溶有苯甲酸钠的水溶液，待溶胀后研匀，即得水溶性基质。将水杨酸置于研钵中研细，分次加入已制备的水溶性基质，研匀，得水杨酸软膏 20 g。

5. 软膏剂中药物释放速度的比较

（1）实验方法

取 1.5 g 琼脂，置于 250 mL 烧杯中，加入 100 mL 蒸馏水，加热煮沸使琼脂溶解。取 50 mg 三氯化铁用 5 mL 蒸馏水溶解后加入琼脂中搅拌均匀，趁热将琼脂溶液倒入 4 支具塞试管中，保留加药的空间。然后保持试管垂直方向放入冷水浴中使琼脂溶液凝固。取制得的 4 种水杨酸软膏填装于 4 支试管内，使软膏与凝胶面充分接触，不得留有间隙。装填量约高 0.5 cm，分别于 1、2、4、6、9、24 h 测定试管中色带的高度，记录不同时间测定的结果。

（2）操作注意

① 配制琼脂溶液需要充分加热使琼脂溶解。

② 琼脂形成凝胶时，应使试管垂直，否则液面为斜面，影响测定结果。

③ 加入软膏时应小心不能破坏表面的平整，另外也要尽量使软膏与凝胶面接触，不能留间隙，否则会影响药物扩散速率。

6. 软膏稠度的测定

稠度可以按黏度测定法，采用旋转黏度计进行测定。

也可以用插度计（或锥入度计）测定插入度（或锥入度）评价样品的稠度。将样品转移至适宜大小的容器中，静置使样品凝固且表面光滑，保持样品内均匀温度为 25 ℃，然后固定联杆，计时 5 s，由刻度盘读取插入度。依法测定 5 次，如果误差不超过 3%，用其平均值作为稠度，反之则取 10 次试验的平均值。

使用锥入度计时，为使标准锥的锥尖恰好接触到样品表面，可借助反光镜。不要将锥尖放到容器的边缘或已经做过试验的部位，以免测得的数据不精确。

五、实验结果

记录药物释放速度比较实验中测定的各种软膏基质在不同时间点的扩散高度，分别以时间 t 和 $t^{1/2}$ 对累积释放高度 H 作图，得释放曲线，由 H-$t^{1/2}$ 曲线斜率计算 k 值。讨论四种软膏基质中药物释放速率的差异。

记录样品的锥入度测定值（表 7-3），计算平均值。

表 7-3 各种软膏基质不同时间的扩散高度

时间/h	扩散高度/cm			
	油脂性基质	O/W 乳剂型基质	W/O 乳剂型基质	水溶性基质
0				
1				
2				
4				
6				
9				
24				

六、思考题

1. 制备乳剂型软膏基质时应注意什么？为什么要加温至 70～80℃？
2. 软膏剂制备过程中药物的加入方法有哪些？
3. 用于治疗大面积烧伤的软膏剂在制备时应注意什么？
4. 影响药物从软膏基质中释放的因素有哪些？

实验 7-3　混悬剂的制备

一、实验目的

1. 掌握混悬剂的一般制备方法。
2. 掌握混悬剂的质量评价方法。

二、实验原理

混悬剂系指难溶性固体药物以微粒状态分散于液体分散介质中所形成的非均相分散体系。混悬剂中药物的粒度一般在 0.5～10 μm 之间，小的可以达到 0.1 μm，大者可达 50 μm 甚至更大。混悬剂属于热力学不稳定的粗分散体系，所用分散介质大多数为水，也可用植物油，微粒在放置过程中会发生沉降。

混悬剂属于液体型制剂，但除了应满足一般液体制剂的要求外，还应有一些其他的质量要求。这些要求有：微粒大小应根据用途不同而不同；微粒沉降较慢，下沉的微粒经振摇能迅速再均匀分散，不应结块；液体的黏度应符合要求，易于倾倒且分剂量准确；外用混悬型液体制剂应易于涂展在皮肤患处，且不易被擦掉或流失。

混悬剂由于存在动力学的不稳定性，在放置过程中会发生明显的沉降。其沉降可用 Stokes 定律描述：

$$V = \frac{2r^2(\rho_1 - \rho_2)g}{9\eta} \tag{7-4}$$

式中，V 为沉降速率，cm/s；r 为微粒半径，cm；ρ_1、ρ_2 分别为微粒和介质的密度，g/mL；g 为重力加速度，cm/s^2；η 为分散介质的黏度，Pa·s。

根据 Stokes 定律，要制备沉降缓慢的混悬液，即降低 V 值，则需要减小 r 和（$\rho_1 - \rho_2$），并增大 η。即应减小分散微粒的半径，减小微粒与液体介质密度差，增加介质黏度。所以欲制备稳定的混悬剂，应先将药物粉碎或研细，并加入助悬剂以增加黏度，降低沉降速度。这些助悬剂的加入也有利于减小微粒与液体介质密度差。

混悬剂的一般制备方法有分散法与凝聚法。

分散法是最为常用的方法。它是将固体药物粉碎或采用其他合适的手段形成符合要求的微粒，再根据主药的性质混悬于分散介质中，必要时加入适宜的稳定剂。对于亲水性药物，粉碎到一定粒度，可直接加适量液体，研磨至适宜的分散度后，最后加剩余液体至全量。对于疏水性药物，由于不易被水润湿，可以先加入一定量的润湿剂与药物研匀。对于质重、硬度大的药物，还可以采用水飞法制备。

凝聚法是将药物借物理或化学方法在分散介质中聚集成新相的方法。其中物理凝聚法是采用物理溶解—析晶的方式快速析出结晶，制成符合要求的微粒，再将微粒分散于适宜介质中制成混悬剂。化学凝聚法则是采用化学反应新生成药物微粒的方法。

混悬剂的质量评定包括微粒大小的测定、沉降容积比、絮凝度、重新分散试验和流变学测定等。微粒大小直接关系到混悬剂的质量、稳定性、药效、生物利用度，是评定其质量的重要指标，沉降容积比、流变学测定和絮凝度可评价混悬剂稳定性，助悬剂、絮凝剂、处方设计的优劣、重新分散试验可保证均匀性和剂量准确。

三、实验材料与仪器

炉甘石，氧化锌，苯酚，甘油，羧甲基纤维素钠，升华硫，硫酸锌，樟脑醑，乙醇，聚山梨酯 80，磺胺嘧啶，单糖浆，尼泊金乙酯溶液（5%），氢氧化钠，枸橼酸钠，枸橼酸，蒸馏水。

天平，研钵，药筛，具塞量筒，激光粒度分析仪。

四、实验步骤

1. 炉甘石洗剂的制备

洗剂系指专供涂抹、敷于皮肤的外用液体制剂。洗剂一般轻涂于皮肤或用纱布蘸取敷于皮肤上使用。

（1）处方

炉甘石   15 g

氧化锌	5 g
苯酚	1 g
甘油	5 mL
羧甲基纤维素钠	0.25 g
蒸馏水	加至 100 mL

（2）实验方法

① 取炉甘石、氧化锌粉碎，过 120 目筛，备用。

② 称取羧甲基纤维素钠，置于烧杯中，加水约 60 mL，待充分溶胀后，搅拌，使溶解成胶浆。

③ 称取炉甘石、氧化锌，置于研钵中，加水适量研成糊状，再加液化苯酚、甘油研匀，分次加入羧甲基纤维素钠胶浆，随加随研。

④ 将上述液体转移至 100 mL 量杯中，用少量水分次洗涤研钵，合并加入量杯中，加水至刻度，搅匀，即得。

（3）质量检查与评定

① 沉降体积比的测定：将制得的混悬剂充分摇匀，用具塞量筒量取供试品 50 mL，密塞，用力振摇 1 min，记下混悬物的开始高度 H_0，静置 3 h，记下混悬物的最终高度 H，沉降体积比（F）按下式计算：

$$F = \frac{H}{H_0} \tag{7-5}$$

② 重新分散试验：取上述静置 3 h 的供试品，按约 20 r/min 的转速做 180 度翻转，记录量筒底部沉降物全部均匀分散所需的翻转次数。

③ 微粒大小测定：用激光粒度仪测定微粒大小及分布情况。

2. 复方硫黄洗剂的制备

本品有杀菌、收敛作用，可治疗疥疮等症。

（1）处方

升华硫	3 g
硫酸锌	3 g
樟脑醑	10 mL
甘油	10 mL
羧甲基纤维素钠	0.5 g
聚山梨酯 80	0.2 g
蒸馏水	加至 100 mL

（2）实验方法

① 取樟脑 1 g 溶解于 10 mL 乙醇（95%）中，得樟脑醑，备用。

② 称取 0.5 g 羧甲基纤维素钠，加水约 40 mL，待充分溶胀后，搅拌，使溶解成胶浆，备用。

③ 称取硫酸锌 3.0 g，加蒸馏水 30 mL，搅拌溶解，备用。

④ 取升华硫粉碎，过 120 目筛。称取处方量升华硫，置于研钵中，加甘油和聚山梨酯 80 研磨，充分润湿，备用。

⑤ 将羧甲基纤维素钠胶浆分次加入步骤④制备的混合物中，边加入边研磨；缓慢加入

硫酸锌溶液，混匀；再缓慢加入樟脑醑，并急速搅拌。

⑥ 将上述液体转移至 100 mL 量杯中，用少量水分次洗涤研钵，合并加入量杯中，加水至刻度，搅匀，即得。

(3) 操作注意

樟脑醑为樟脑的乙醇溶液，应以细流缓缓加入，并急速搅拌，使樟脑不致析出大颗粒。

(4) 质量检查与评定

按前述方法测定复方硫磺洗剂的沉降体积比、重新分散性和微粒大小。

3. 磺胺嘧啶混悬剂的制备

(1) 处方

处方①：物理分散法

磺胺嘧啶	5 g
单糖浆	20 mL
尼泊金乙酯溶液（5%）	1 mL
蒸馏水	加至 100 mL

处方②：化学凝聚法

磺胺嘧啶	5 g
氢氧化钠	0.8 g
枸橼酸钠	3.25 g
枸橼酸	1.4 g
单糖浆	20 mL
尼泊金乙酯溶液（5%）	1 mL
蒸馏水	加至 100 mL

(2) 实验方法

单糖浆的制备：取蒸馏水 25 mL，煮沸，加蔗糖 42.5 g，搅拌溶解，继续加热至 100 ℃，趁热用脱脂棉过滤，用适量热蒸馏水洗涤滤器和脱脂棉，合并滤液和洗液，冷却至室温，用蒸馏水稀释至 50 mL，搅匀，即得单糖浆。

处方①：参照炉甘石洗剂的制备方法，用研磨分散法制备混悬剂。

处方②：按化学凝聚法制备。将磺胺嘧啶混悬于 20 mL 蒸馏水中，缓慢加入 0.8 g 氢氧化钠（1 mol/L）的水溶液，边加入边搅拌，使磺胺嘧啶溶解。另将枸橼酸钠与枸橼酸加适量蒸馏水溶解，慢慢加入上述磺胺嘧啶钠溶液中，急速搅拌，析出细微磺胺嘧啶沉淀，再加入单糖浆和尼泊金乙酯的醇溶液，搅匀，加蒸馏水至 100 mL，搅匀，即得。

(3) 操作注意

用化学凝聚法制备混悬液，为了得到较细颗粒，其化学反应需在稀溶液中进行，并应同时急速搅拌。

4. 尼泊金乙酯醇溶液（5%）的制备

(1) 实验方法

取尼泊金乙酯 5 g，溶于适量乙醇中，加甘油 50 mL 混匀，再加入乙醇至 100 mL，搅匀，即得。本品中甘油为稳定剂，能增大尼泊金乙酯转溶于水中的稳定性，防止析出颗粒。若不加甘油则可配成 2.5% 溶液，但用量应加大一倍。

（2）质量检查与评定

按前述方法测定磺胺嘧啶混悬剂的沉降体积比、重新分散性。用激光粒度仪测定微粒大小及分布情况。

五、实验结果

1. 记录炉甘石洗剂的质量检查结果。
2. 记录硫磺洗剂的质量检查结果。
3. 比较用两种不同方法制得的磺胺嘧啶混悬剂的质量情况。

六、思考题

1. 分析处方中各个组分的作用。
2. 结合实验分析如何根据药物的性质选择混悬剂的制备方法。
3. 两种配制磺胺嘧啶混悬剂的方法有何不同？
4. 混悬剂中常加入的稳定剂有哪些？

实验 7-4　乳剂的制备

一、实验目的

1. 掌握乳剂的一般制备方法及乳剂类型的常用鉴别方法。
2. 熟悉乳剂中乳化剂最佳 HLB 值的测定方法。

二、实验原理

乳剂是指一相液体以微小液滴状态分散于另一相液体中形成的非均相液体分散体系。由油和水混合组成的乳剂根据连续相和分散相不同，分成油包水（W/O）型乳剂和水包油（O/W）型乳剂。前者连续相为油相，分散相为水相；后者连续相为水相，分散相为油相。油相、水相和乳化剂是乳剂的主要组成成分。药物根据自身的物理性质分散在水相或者油相中。乳化剂分子中亲水和亲油基团对油或水的综合亲和力称为亲水亲油平衡值（hydrophile-lipophile balance，HLB）。制备乳剂时加入乳化剂，通过外力使其中一种液体以小液滴形式分散在另一种液体中形成液体制剂。乳化剂应能在液滴周围形成界面膜，能在液滴表面形成屏障，能增加介质黏度，并且还要具有无刺激性和对酸、碱、盐良好的稳定性。表面活性剂是一类常用的乳化剂：亲水性表面活性剂具有较高的 HLB 值，适合制备 O/W 型乳剂；亲油性表面活性剂具有较低的 HLB 值，适合制备 W/O 型乳剂。天然乳化剂多为亲水性胶，可以提高连续相黏度，增加乳剂稳定性，适合配制 O/W 型乳剂、固体微粒乳化剂以及辅助乳化剂。

制备乳剂时应根据制备量和乳滴大小的要求选择设备。小量制备多在乳钵中进行，大量制备可选用搅拌器、乳匀机、胶体磨等器械。制备方法有干胶法、湿胶法或直接混合法。乳剂的分散相液滴直径一般在 $0.1 \sim 100 \ \mu m$ 范围，由于表面积大，表面自由能大，因而具有热力学不稳定性。乳剂类型的鉴别，一般用稀释法或染色镜检法进行。

各种油被乳化生成某种类型乳剂所要求的 HLB 值并不相同，只有当乳化剂的 HLB 值适应被乳化油的要求，生成的乳剂才稳定。然而单一乳化剂的 HLB 值不一定恰好与被乳化油的要求相适应，所以常常将两种不同 HLB 值的乳化剂混合使用，以获得最适宜 HLB 值。混合乳化剂的 HLB 值为各个乳化剂 HLB 值的加权平均值，其计算公式如下：

$$HLB_m = \frac{HLB_a \times W_a + HLB_b \times W_b}{W_a + W_b} \tag{7-6}$$

式中，HLB_m 为混合乳化剂的 HLB 值，HLB_a 和 HLB_b 分别为乳化剂 A 和 B 的 HLB 值；W_a 和 W_b 分别为乳化剂的量。

本实验采用乳化法测定豆油被乳化所需 HLB 值。该法是将两种已知 HLB 值的乳化剂，按上述计算公式以不同重量比例配合，制成一系列 HLB 值的混合乳化剂，然后分别与油相制成乳剂，在加速试验（如离心法等）条件下，观察分散液滴的分散度、均匀度或乳析速度。将稳定性最佳乳剂所用乳化剂的 HLB 值定为油相所需 HLB 值。

乳剂属于热力学不稳定体系，经常发生如下变化：分层、絮凝、转相、破乳、酸败等。对乳剂的质量通常用以下指标评定：乳滴的大小、分层现象、乳滴合并速度、稳定常数。乳剂的物理不稳定性表现为分散液滴可自动由小变大或分层等，其每种形式都是乳剂稳定性发生改变的表征。本实验采用离心法加速乳剂的分层，由于不同处方组成的乳剂在相同的离心条件下乳滴合并或分层速度不同，因而表现出乳剂的浊度或对光的吸收程度不同。因此，通过测定样品被离心前后吸光度的改变，可计算乳剂的稳定性参数（K_E），用以快速比较与评价乳剂的稳定性。乳剂稳定性参数的计算方法如下：

$$K_E = \left| \frac{A_0 - A_t}{A_0} \right| \times 100\% \tag{7-7}$$

式中，K_E 为稳定性参数；A_0 为离心前乳剂稀释液中的吸光度；A_t 为离心时间 t 后乳剂稀释液的吸光度。

当 $A_0 - A_t > 0$（或 $A_0 - A_t < 0$）时，分散相油滴上浮（或下沉），乳剂不稳定；当 $A_0 - A_t = 0$，即 $A_0 = A_t$ 时，分散相基本不变化，乳剂稳定。即 K_E 值越小，说明分散油滴在离心力作用下上浮或下沉得越少，此乳剂越稳定。由此可见，根据 K_E 值的大小，可比较乳剂的物理稳定性，为筛选处方及选择最佳工艺条件提供科学依据。

三、实验材料与仪器

鱼肝油，阿拉伯胶，尼泊金乙酯，乙醇，麻油，石灰水，豆油，吐温 80，司盘 80，蒸馏水。

天平，研钵，显微镜，乳匀机，紫外分光光度计，离心机。

四、实验步骤

1. 鱼肝油乳剂

(1) 处方

鱼肝油	12.5 mL
阿拉伯胶	3.1 g
尼泊金乙酯	0.05 g
乙醇	1 mL
蒸馏水	加至 50 mL

(2) 实验方法

尼泊金乙酯醇溶液的配制：将尼泊金乙酯 0.05 g 溶于 1 mL 乙醇中即得。

① 手工法：将阿拉伯胶置于干燥研钵中，加入全量鱼肝油稍加研磨使其均匀。按油：水：胶为4：2：1的比例，加入蒸馏水6.3 mL，迅速研磨，直至产生特别的"劈裂"乳化声，即成初乳。将初乳转移至50 mL量杯中，用少量水分次洗涤研钵，合并加入量杯中，在搅拌下滴加尼泊金乙酯醇溶液，最后加蒸馏水至全量，搅匀即得。

② 机械法：取全量鱼肝油，按油：水：胶为4：2：1的比例，加入蒸馏水6.3 mL、尼泊金乙酯醇溶液及余下的蒸馏水，以10000 r/min速度匀质2 min，即得。

（3）显微镜法测定乳滴的直径

取乳剂，用水适当稀释后，取少许置于载玻片上，加盖玻片后在显微镜下测定乳滴大小，计算平均粒径。

（4）操作注意

① 制备初乳时所用乳钵必须是干燥的，研磨时需用力均匀，沿同一方向研磨，直至初乳形成。

② 镜检时要注意区分乳滴和气泡。

2. 石灰搽剂

（1）处方

麻油　　　　　　　　　　　　　　　　　　5 mL
石灰水　　　　　　　　　　　　　　　　　5 mL

（2）实验方法

量取麻油及石灰水各5 mL，置于同一试管中，用力振摇至乳剂生成。

（3）显微镜法测定乳滴的直径

取乳剂少许置于载玻片上，加盖玻片后在显微镜下测定乳滴大小，计算平均粒径。

（4）乳剂类型的鉴别

① 稀释法：取试管2支，分别加入鱼肝油乳剂及石灰搽剂各约1 mL，再分别加入蒸馏水约5 mL，振摇或翻转数次，观察是否能均匀混合。

② 染色镜检法：将上述乳剂分别涂在载玻片上，加油溶性苏丹红粉末少许，在显微镜下观察是否染色。

另用水溶性亚甲蓝粉末少许并在显微镜下观察外相染色情况。

3. 乳化豆油所需HLB值的测定

（1）处方

豆油　　　　　　　　　　　　　　　　　　15 mL
混合乳剂（吐温80与司盘80）　　　　　　　2 g
蒸馏水　　　　　　　　　　　　　　　　　加至50 mL

（2）实验方法

用司盘80（HLB值为4.3）及吐温80（HLB值为15.0）配成5种混合乳化剂各3 g，使其HLB值分别为6、8、10、12和14。计算各每种乳化剂的用量，填入表7-4中。

表7-4　混合乳化剂对HLB值的影响

混合乳化剂的HLB值	6	8	10	12	14
乳化剂司盘80/g					
乳化剂吐温80/g					

取5个烧杯，分别加入豆油15 mL，再分别加入上述不同HLB值的混合乳化剂2 g，加

蒸馏水至 50 mL，以 10000 r/min 的速度匀质 2 min 形成乳剂。取 10 mL 置于离心试管中，2000 r/min 离心 5 min 后，吸取底部乳剂 1 mL，置于 25 mL 容量瓶中加水稀释至刻度，混匀，在 500 nm 处测定吸光度（A_0）。同法取 1 mL 原乳剂样品，稀释、定容、混匀，在 500 nm 处测定吸光度（A_0），计算乳剂的稳定性参数 K_E。

五、实验结果

1. 观察显微镜下乳滴的形态，并讨论不同方法制得的乳剂的区别。
2. 讨论乳化豆油所需的 HLB 值范围。

六、思考题

1. 常用乳剂类型的鉴别方法有哪些？
2. 决定乳剂类型的主要因素有哪些？
3. 影响乳剂稳定性的因素有哪些内容？

实验 7-5　胶囊剂的制备

一、实验目的

1. 掌握胶囊剂的一般制备方法。
2. 掌握胶囊剂的质量评价方法。

二、实验原理

胶囊剂是将药物盛装于硬质空胶囊或具有弹性的软质胶囊中制成的固体制剂。制备成胶囊剂具有以下特点：掩盖药物的不良臭味，提高药物稳定性；在体内起效较快；液态药物的固体剂型化；延缓药物的释放和定位释药。填充的药物不能为水溶液或稀乙醇溶液；填充的药物不可为易风干的药物，否则会使囊壁软化；填充的药物不可为易潮解药物，否则会使囊壁脆裂；易溶性的刺激性药物也不宜制成胶囊剂。市售胶囊的一般规格见表 7-5。胶囊剂主要分为硬胶囊剂和软胶囊剂，本实验制备的是硬胶囊剂。

表 7-5　市售胶囊的一般规格

尺寸		长度/mm		单壁厚度/mm		平均质量/mg	
		平均	公差	平均	公差	平均	公差
00#	头	11.70		0.115		122	
	身	20.10		0.115			
0#	头	11.15		0.110		102	
	身	18.40		0.105			
1#	头	10.00		0.110		78	
	身	16.50	±0.40	0.105	±0.015		±10%
2#	头	9.15		0.100		65	
	身	15.10		0.095			
3#	头	8.20		0.095		50	
	身	13.60		0.090			
4#	头	7.48		0.090		39	
	身	12.30		0.085			

胶囊剂的制备分为空胶囊的制备和填充物料的制备、填充、封口等过程。空胶囊壳的组成主要有：成囊材料水溶性明胶，增塑剂甘油、山梨醇、羧甲基淀粉钠等，遮光剂二氧化钛，着色剂色素，防腐剂尼泊金等。生产时常采用市售的空胶囊壳。

填充物料的制备与片剂压片前物料的制备方法相类似，为保证填充的顺利进行，需要提高物料的流动性。流动性是粉体的重要特性之一，对药物制剂的制备具有重要意义。粉体的流动性与粒子的形状、大小、表面状态、密度、空隙率、颗粒之间的内摩擦力和黏附力等因素有复杂关系，因此粉体的流动性无法用单一的物性值来表达。有关散剂分包、片剂分剂量、胶囊剂的装填都要求原料（粉末或颗粒）具有良好的流动性，以保证分剂量准确。物料流动性主要考察休止角。流出速度和压缩度等参数。最常用的是休止角。休止角是静态的粉体堆集体自由表面与水平面之间的夹角，其大小可以间接反映流动性的好坏，用 θ 表示，若 $\theta < 30°$，说明流动性良好；$\theta > 40°$ 则认为流动性差。休止角的测定方法有多种，如注入法、排出法、容器倾斜法等，如图 7-5 所示。

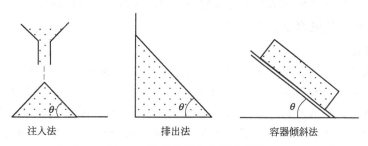

注入法　　　　　　　　排出法　　　　　　　容器倾斜法

图 7-5　休止角测定方法示意图

休止角的测定方法：

本实验采用注入法测定休止角进行评价。将漏斗固定于一定高度，下口与下端容器（半径为 r 的表面皿）的中心点对齐，将粉末置于漏斗中，使其以细流流下，至粉末堆积从表面皿上缘溢出为止，测定圆锥体的高度 h，休止角计算公式为：

$$\theta = \arctan(h/r) \tag{7-8}$$

三、实验材料与仪器

淀粉，微晶纤维素，预胶化淀粉，结晶乳糖粉末，微粉硅胶，硬脂酸镁，二甲基硅油，对乙酰氨基酚，对氨基酚，辛烷基硅烷键合硅胶，磷酸氢二钠，磷酸二氢钠，四丁基氢氧化铵，甲醇。

胶囊板，天平，80 目筛，漏斗，铁架台，培养皿，尺子，高效液相色谱仪，真空干燥箱，溶出仪，紫外分光光度计。

四、实验步骤

1. 不同物料的休止角测定

休止角的测定采用固定圆锥底法。将两只玻璃漏斗上下交错重叠，固定在铁架台上，以直径为 7 cm 的培养皿作为底盘，下部漏斗出口与底盘的距离约为 3.5～6.0 cm。分别取淀粉、微晶纤维素、预胶化淀粉、结晶乳糖粉末若干，从上部漏斗慢慢加入，使辅料经过两只漏斗逐渐堆积在底盘上，形成锥体，直至得到最高的锥体为止，测定锥体的高 h。每种样品各测定 3 次，取平均值，计算休止角。

2. 助流剂的筛选

根据不同物料休止角的测定结果自选一种物料，分成 3 份，每份 30 g，分别加入助流剂微粉硅胶、硬脂酸镁、二甲基硅油各 0.15 g，用等量稀释法混合均匀，制成含助流剂的粉末，分别测定休止角。

3. 对乙酰氨基酚胶囊的制备

(1) 处方

对乙酰氨基酚	15 g
步骤 1 所选物料	180 g
步骤 2 所选助流剂	0.9 g

(2) 实验方法

原料干燥粉碎，过 80 目筛。按处方量称取药物和所选物料，以等量递加法混匀。另取处方量助流剂，仍以等量递加法与上述混合物混匀后装入 4 号空胶囊中，即得。

4. 对乙酰氨基酚胶囊的质量检查

(1) 对氨基酚

取本品细粉适量（约相当于对乙酰氨基酚 0.2 g），精密称定，适量 40% 的甲醇水溶液使对乙酰氨基酚溶解，转移至 10 mL 容量瓶中，加溶剂稀释至刻度，摇匀，过滤，取续滤液作为供试品溶液。另取对氨基酚对照品和对乙酰氨基酚对照品适量，精密称定，加上述溶剂制成浓度为 20 μg/mL 的溶液，作为对照品溶液。用辛烷基硅烷键合硅胶为填充剂；磷酸盐缓冲液（取磷酸氢二钠 8.95 g，磷酸二氢钠 3.9 g，加水溶解至 1000 mL，加入 10% 四丁基氢氧化铵溶液 12 mL)-甲醇（90：10）为流动相；检测波长为 245 nm；柱温为 40 ℃；理论塔板数按对乙酰氨基酚峰计算应不低于 2000，对氨基酚与对乙酰氨基酚峰之间的分离度应符合要求。然后取对照品溶液 20 μL，注入液相色谱仪，调节检测灵敏度，使对氨基酚色谱峰的峰高约为满量程的 10%。再精密量取供试品溶液与对照品溶液各 20 μL，分别注入液相色谱仪，记录至主峰保留时间 4 倍的色谱图，按外标法以峰面积计算，所含对氨基酚的量不得超过标示量的 0.1%。

(2) 干燥失重

取本品的内容物适量，在 105 ℃ 干燥至恒重，减失总量不得超过 0.5%。

(3) 溶出度

取本品，以 24 mL 稀盐酸加水至 1000 mL 为溶出介质，转速为 50 r/min，依该法操作，经 45 min 后，取溶液过滤。精密量取续滤液 1 mL，置于烧杯中，用适量 0.04% 氢氧化钠溶液稀释，转移至 50 mL 容量瓶中，定容，摇匀。按照紫外-可见分光光度法，在 257 nm 的波长处测定吸光度，按 $C_8H_9NO_2$ 的百分吸收系数（$E_{1cm}^{1\%}$）为 715 计算溶出量，限度为标示量的 80%，应符合规定。

五、实验结果

1. 记录休止角测定结果并进行讨论分析。
2. 记录质量检查各项结果并讨论分析。

六、思考题

1. 试探讨休止角与粉末流动性的关系。

2. 胶囊剂的质量评价方法有哪些内容？

实验 7-6　冻干粉针剂的制备

一、实验目的

1. 掌握冻干无菌粉末（粉针剂）生产的工艺过程和操作要点。
2. 熟悉冻干粉针剂质量检查标准和方法。
3. 了解冻干粉针剂质量的影响因素。

二、实验原理

注射用无菌粉末又称粉针剂，临用前用灭菌注射用水溶解后注射，是一种较常用的注射剂型。其适用于在水中不稳定的药物，特别是对湿热敏感的抗生素及生物制品。依据生产工艺不同，注射用无菌粉末可分为注射用冷冻干燥制品和注射用无菌分装产品。前者是将灌装了药液的安瓿进行冷冻干燥后封口而得，常见于生物制品，如辅酶类；后者是将已经用灭菌溶剂法或喷雾干燥法精制而得的无菌药物粉末在避菌条件下分装而得，常见于抗生素药品，如青霉素。由于多数情况下，制成粉针的药物稳定性较差，因此，粉针的制造一般没有灭菌的过程，因而对无菌操作有较严格的要求，特别在灌封等关键工序，最好采用层流洁净措施，以保证操作环境的洁净度。

冷冻干燥技术是把含有大量水分的物料预先进行降温，冻结成冰点以下的固体，在真空条件下使冰直接升华，以水蒸气形式除去，从而得到干燥产品的一种技术。因为是利用升华达到除水分的目的，所以也可称作升华干燥。由冷冻干燥原理可知，冻干粉末的制备工艺可以分为预冻、减压、升华、干燥等几个过程。此外，药液在冻干前需经过滤、灌装等处理过程。

（1）预冻

预冻是恒压降温过程。药液随温度的下降冻结成固体，温度一般应降至产品共熔点以下 10~20 ℃以保证冷冻完全。若预冻不完全，在减压过程中可能产生沸腾冲瓶的现象，使制品表面不平整。

（2）升华干燥

升华干燥首先是恒温减压过程，然后是在抽气条件下，恒压升温，使固态水升华逸去。升华干燥法分为两种，一种是一次升华法，适用于共熔点为 -10~-20 ℃的制品，且溶液黏度不大，首先将预冻后的制品减压，待真空度达一定数值后，启动加热系统缓缓加热，使制品中的冰升华，升华温度约为 -20 ℃，药液中的水分可基本除尽。另一种是反复冷冻升华法，该法的减压和加热升华过程与一次升华法相同，只是预冻过程须在共熔点与共熔点以下 20 ℃之间反复升降预冻，而不是一次降温完成；通过反复升温、降温处理，制品晶体的结构被改变，由致密变为疏松，有利于水分的升华，因此，本法常用于结构较复杂、稠度大及熔点较低的制品，如蜂蜜、蜂王浆等。

（3）再干燥

升华完成后，温度继续升高至 0 ℃或室温，并保持一段时间，可使已升华的水蒸气或残留的水分被抽尽。再干燥可保证冻干制品含水量<1％，并有防止回潮作用。

在冷冻干燥时，制品温度与板温随时间的变化所绘的曲线称为冷冻干燥曲线。先将冻干

箱空箱降温到 $-50\sim-40\ ℃$，然后将产品放入冻干箱内进行预冻（降温阶段），制品的升华是在高真空下进行的。冷冻干燥时可分为升华和再干燥阶段，升华阶段进行第一步加热，使冰大量升华，此时制品温度不宜超过共熔点。干燥阶段进行第二步加热，以提高干燥程度，此时板温一般控制在 $30\ ℃$ 左右，直到制品温度与板温重合即达终点。不同产品应采用不同干燥曲线，同一产品采用不同曲线时，产品质量也不同。冻干曲线还与冻干设备的性能有关。因此产品、冻干设备不同时，冻干曲线亦不相同。

本实验制备 5% 维生素 C 冻干粉针剂。

三、实验材料与仪器

维生素 C，碳酸氢钠，EDTA-2Na，焦亚硫酸钠，甘露醇，注射用水，氮气，氢氧化钠，盐酸等。

安瓿，西林瓶，G3 垂熔玻璃漏斗，量筒，注射器，乳胶管，微孔滤膜，pH 计，镊子，加热套，熔封灯，高压蒸汽灭菌锅，无菌操作台，真空冷冻干燥机等。

四、实验步骤

1. 处方

维生素 C	5 g
碳酸氢钠	2.4 g
EDTA-2Na	0.005 g
焦亚硫酸钠	0.2 g
注射用水	加至 100 mL

2. 实验方法

（1）准备工作

① 西林瓶的处理：西林瓶在使用前用洗涤剂浸泡 1 h，然后用自来水内外冲刷 20 遍，再用去离子水冲洗 3 遍，置于烘箱内烘干。西林瓶塞不可放入烘箱，风干即可。

② 烧杯、玻璃棒、抽滤瓶、布氏漏斗、细口瓶用洗涤剂洗净后，用自来水内外冲刷 20 遍，再用去离子水冲洗 3 遍，置于烘箱内烘干。

③ 量筒用洗涤剂洗净后，用自来水内外冲刷 20 遍，再用去离子水冲洗 3 遍，置于阴凉洁净处风干。

（2）冻干粉制剂的制备

① 溶液的配制：取处方量 80% 的注射用水，通入氮气（约 20～30 min）使其饱和，加入 EDTA-2Na 和焦亚硫酸钠，搅拌溶解，加入维生素 C，搅拌溶解，分次缓慢地加入碳酸氢钠，并不断搅拌至无气泡产生。待完全溶解后，用盐酸调节药液 pH 至 5.8～6.2，最后加用氮气饱和的注射用水至足量。用 G3 垂熔玻璃漏斗预滤，再用 0.45 μm 孔径的微孔滤膜精滤。

上述原药液配制后，按表 7-6 分别配制各组样品。

表 7-6　样品配制表

组号	1	2	3	4
取用原药液量/mL	20	20	20	20
甘露醇/g	0	0.6	1.6	2.4

② 灌封：检查滤液澄明度合格后，用移液管移 2 mL 药液至西林瓶中，盖塞，并赶出西林瓶壁上的气泡。

③ 冷冻干燥：将样品放入冻干机进行冷冻干燥，−35 ℃预冻 4 h，−35～0 ℃低温真空干燥约 16 h，30 ℃升温再干燥约 4 h。

五、注意事项

1. 配液时，注意将碳酸氢钠加入到维生素 C 溶液中的速度应慢，以防产生的气泡使溶液溢出，同时要不断搅拌。

2. 维生素 C 容易氧化变质致使含量下降、颜色变黄，尤其当金属离子存在时变化更快。故需在处方中加入抗氧化剂并通入氮气。所有容器、工具、管道不得露铁、铜等金属。

3. 西林瓶灌装后，要赶走瓶壁上的气泡，并避免药液接触橡胶瓶塞。否则，影响产品外观，并会导致部分产品粘连在瓶塞上。

六、实验结果

1. 对维生素 C 冻干粉针进行评价。
2. 绘制冷冻干燥曲线。

七、思考题

1. 影响冻干粉针剂成品质量的因素有哪些？
2. 冻干保护剂甘露醇含量的不同对冻干制品形态的影响有哪些？
3. 冻干粉针剂的质量检查有哪些内容？

实验 7-7 脂质体的制备

一、实验目的

1. 掌握薄膜分散法制备脂质体的工艺。
2. 熟悉脂质体形成原理、作用特点。

二、实验原理

脂质体是指药物被类脂双分子层包封成的微小囊泡。常见的磷脂分子结构中有两条较长的疏水烃链和一个亲水基团，将适量的磷脂加至水或缓冲溶液中，磷脂分子定向排列，其亲水基团面向两侧的水相，疏水的烃链彼此相对缔和为双分子层，构成脂质体。用于制备脂质体的磷脂有：天然磷脂，如豆磷脂、卵磷脂等；合成磷脂，如二棕榈酰磷脂酰胆碱、二硬脂酰磷脂酰胆碱等。常用的附加剂为胆固醇。胆固醇也是两亲性物质，与磷脂混合使用，可制得稳定的脂质体，其作用是调节双分子层的流动性，减低脂质体膜的通透性。其他附加剂有十八胺、磷脂酸等，这两种附加剂能改变脂质体表面的电荷性质，从而改变脂质体的包封率、体内外其他参数。

脂质体制剂是将药物包封于类脂质双分子层中的一种超微型球状载体制剂，具有以下优点：①这种载体能保护被包裹药物，并能有效地控制药物释放；②通过改变脂质体的大小和电荷，可以控制药物在组织内的分布与在血液中的清除率；③可用单克隆抗体等配体修饰脂质体，使其定向作用于病变部位，即药物导弹；④脂质体进入体内后主要被网状内皮系统吞噬，能激活机体的自身免疫功能，并使药物主要在肝、脾、肺和骨髓等组织器官中累积，从而提高治疗指数、减少治疗剂量和降低毒性；⑤脂质体本身对人体无毒性和免疫抑制作用。

脂质体的制法有多种：①薄膜分散法，是一种经典的制备方法，可形成多室脂质体，经超声处理后得到小单室脂质体；②注入法，有乙醚注入法和乙醇注入法等，将磷脂等膜材料溶于乙醚（或乙醇）中，在搅拌下慢慢滴至 55～65 ℃含药或不含药的水性介质中，蒸去乙醚（或乙醇），继续搅拌 1～2 h，即可形成脂质体；③逆相蒸发法，将磷脂等脂溶性成分溶于有机溶剂，如氯仿中，再按一定比例与含药的缓冲液混合、乳化，然后减压蒸去有机溶剂即可形成脂质体，适合于水溶性药物、大分子活性物质（如胰岛素等的脂质体制备），可提高包封率；④其他方法，包括冷冻干燥法、熔融法等。

三、实验材料与仪器

蛋黄卵磷脂，胆固醇，盐酸胺碘酮，氯仿，三乙胺，磷酸，甲醇，1%还原性 Triton-X-100。

旋转蒸发仪，循环水泵，探针式超声仪，圆底烧瓶，粒径和电位分析仪，聚碳酸酯膜，超高速离心机，pH 计。

四、实验步骤

1. 处方

蛋黄卵磷脂	400 mg
胆固醇	52 mg
盐酸胺碘酮	10 mg

2. 实验方法

在室温下称取处方量盐酸胺碘酮、蛋黄卵磷脂和胆固醇于 100 mL 圆底烧瓶中，加入 20 mL 氯仿，使其完全溶解，将烧瓶置于旋转蒸发仪中，于 60 ℃水浴下减压旋转，以彻底挥发有机溶剂，使磷脂成为半透明或淡黄色蜂巢状膜。加入 7 mL 去离子水，充分振摇使薄膜水化，探针超声 30 min（15%，2 mm 探针，超声 1 s，停 1.5 s）后，过 0.45 μm 聚碳酸酯膜，即得盐酸胺碘酮脂质体混悬液。

3. 粒径及 Zeta 电位的测定

测定粒径及分布范围，测定 Zeta 电位。

4. 包封率的测定

取 150 μL 制备好的脂质体溶液，加入 5 mL 甲醇水浴超声 15 min 后，采用 HPLC 法测定游离药物浓度（c_f）。色谱条件：色谱柱为 C18 柱，流动相为 2%三乙胺溶液（磷酸调 pH 为 4.0)-甲醇＝13∶87，流速为 1.2 mL/min，柱温为 40 ℃，进样量为 20 μL。加入 1%还原性 Triton-X-100 溶解沉淀，HPLC 法测定包入脂质体的药物浓度（c_L），色谱条件同上，计算盐酸胺碘酮的包封率。

$$包封率＝\frac{c_L}{(c_L+c_f)}\times100\%\qquad(7\text{-}9)$$

五、实验结果

制备好的脂质体测量及计算结果，可列表如表 7-7 所示。

表 7-7　脂质体包封率、粒径及 Zeta 电位表

脂质体	包封率/%	粒径	Zeta 电位	PI
1				
2				
3				
平均				

注：PI 为粒径的多分散指数。

六、思考题

1. 以脂质体作为药物载体的机理和特点，讨论影响脂质体形成的因素。
2. 比较不同脂质体的制备方法。

附　录

附录一　分子动力学模拟中所用到的参数文件

1. ions. mdp

```
; LINES STARTING WITH ';' ARE COMMENTS
title         = Minimization   ; Title of run

; Parameters describing what to do, when to stop and what to save
integrator = steep          ; Algorithm (steep = steepest descent minimization)
emtol       = 1000.0        ; Stop minimization when the maximum force < 10.0 kJ/mol
emstep      = 0.01          ; Energy step size
nsteps      = 50000         ; Maximum number of (minimization) steps to perform

; Parameters describing how to find the neighbors of each atom and how to calculate
the interactions
nstlist        = 1          ; Frequency to update the neighbor list and long range
                              forces

cutoff-scheme = Verlet
ns_type        = grid       ; Method to determine neighbor list (simple, grid)
rlist        = 1.0          ; Cut-off for making neighbor list (short range forces)
coulombtype    = cutoff ; Treatment of long range electrostatic interactions
rcoulomb    = 1.0           ; long range electrostatic cut-off
rvdw         = 1.0          ; long range Van der Waals cut-off
pbc          = xyz          ; Periodic Boundary Conditions
```

2. minim.mdp

```
; LINES STARTING WITH ';' ARE COMMENTS
title         = Minimization    ; Title of run
```

; Parameters describing what to do, when to stop and what to save
integrator = steep   ; Algorithm (steep = steepest descent minimization)
emtol   = 1000.0   ; Stop minimization when the maximum force<10.0 kJ/mol
emstep   = 0.01   ; Energy step size
nsteps   = 50000   ; Maximum number of (minimization) steps to perform

; Parameters describing how to find the neighbors of each atom and how to calculate
the interactions
nstlist   = 1   ; Frequency to update the neighbor list and long
                                 range forces
cutoff-scheme   = Verlet
ns_type   = grid   ; Method to determine neighbor list (simple, grid)
rlist   = 1.2   ; Cut-off for making neighbor list (short range forces)
coulombtype   = PME   ; Treatment of long range electrostatic interactions
rcoulomb   = 1.2   ; long range electrostatic cut-off
vdwtype   = cutoff
vdw-modifier   = force-switch
rvdw-switch   = 1.0
rvdw   = 1.2   ; long range Van der Waals cut-off
pbc   = xyz   ; Periodic Boundary Conditions
DispCorr   = no

3. nvt.mdp

title   = Protein-ligand complex NVT equilibration
define   = -DPOSRES   ; position restrain the protein and ligand
; Run parameters
integrator   = md   ; leap-frog integrator
nsteps   = 50000   ; 2 * 50000 = 100 ps
dt   = 0.002   ; 2 fs
; Output control
nstenergy   = 500   ; save energies every 1.0 ps
nstlog   = 500   ; update log file every 1.0 ps
nstxout-compressed = 500   ; save coordinates every 1.0 ps
; Bond parameters
continuation   = no   ; first dynamics run
constraint_algorithm = lincs   ; holonomic constraints
constraints   = h-bonds   ; bonds to H are constrained
lincs_iter   = 1   ; accuracy of LINCS
lincs_order   = 4   ; also related to accuracy
; Neighbor searching and vdW

```
cutoff-scheme            = Verlet
ns_type                  = grid          ; search neighboring grid cells
nstlist                  = 20            ; largely irrelevant with Verlet
rlist                    = 1.2
vdwtype                  = cutoff
vdw-modifier             = force-switch
rvdw-switch              = 1.0
rvdw                     = 1.2           ; short-range van der Waals cutoff (in nm)
; Electrostatics
coulombtype              = PME           ; Particle Mesh Ewald for long-range elec-
                                           trostatics
rcoulomb                 = 1.2           ; short-range electrostatic cutoff (in nm)
pme_order                = 4             ; cubic interpolation
fourierspacing           = 0.16          ; grid spacing for FFT
; Temperature coupling
tcoupl                   = V-rescale               ; modified Berendsen thermostat
tc-grps                  = Protein_jz4 Water_and_ions   ;two coupling groups-
                                                         more accurate
tau_t                    = 0.1  0.1                 ; time constant, in ps
ref_t                    = 300   300                      ; reference temperature, one
                                                           for each group, in K
; Pressure coupling
pcoupl                   = no            ; no pressure coupling in NVT
; Periodic boundary conditions
pbc                      = xyz           ; 3-D PBC
; Dispersion correction is not used for proteins with the C36 additive FF
DispCorr                 = no
; Velocity generation
gen_vel                  = yes           ; assign velocities from Maxwell distribution
gen_temp                 = 300           ; temperature for Maxwell distribution
gen_seed                 = -1            ; generate a random seed
```

4. npt.mdp

```
title                    = Protein-ligand complex NPT equilibration
define                   = -DPOSRES      ; position restrain the protein and ligand
; Run parameters
integrator               = md            ; leap-frog integrator
nsteps                   = 50000         ; 2 * 50000 = 100 ps
dt                       = 0.002         ; 2 fs
```

```
; Output control
nstenergy                 = 500          ; save energies every 1.0 ps
nstlog                    = 500          ; update log file every 1.0 ps
nstxout-compressed        = 500          ; save coordinates every 1.0 ps
; Bond parameters
continuation              = yes          ; continuing from NVT
constraint_algorithm      = lincs        ; holonomic constraints
constraints               = h-bonds      ; bonds to H are constrained
lincs_iter                = 1            ; accuracy of LINCS
lincs_order               = 4            ; also related to accuracy
; Neighbor searching and vdW
cutoff-scheme             = Verlet
ns_type                   = grid         ; search neighboring grid cells
nstlist                   = 20           ; largely irrelevant with Verlet
rlist                     = 1.2
vdwtype                   = cutoff
vdw-modifier              = force-switch
rvdw-switch               = 1.0
rvdw                      = 1.2          ; short-range van der Waals cutoff (in nm)
; Electrostatics
coulombtype               = PME          ; Particle Mesh Ewald for long-range elec-
                                           trostatics
rcoulomb                  = 1.2
pme_order                 = 4            ; cubic interpolation
fourierspacing            = 0.16         ; grid spacing for FFT
; Temperature coupling
tcoupl          = V-rescale                      ; modified Berendsen thermostat
tc-grps         = Protein_jz4 Water_and_ions  ; two coupling groups - more accurate
tau_t           = 0.1   0.1                      ; time constant, in ps
ref_t           = 300   300                      ; reference temperature, one
                                                   for each group, in K

; Pressure coupling
pcoupl          = Berendsen              ; pressure coupling is on for NPT
pcoupltype      = isotropic              ; uniform scaling of box vectors
tau_p           = 2.0                    ; time constant, in ps
ref_p           = 1.0                    ; reference pressure, in bar
compressibility = 4.5e-5                 ; isothermal compressibility of wa-
                                           ter, bar^-1

refcoord_scaling = com
```

; Periodic boundary conditions

pbc   = xyz   ; 3-D PBC

; Dispersion correction is not used for proteins with the C36 additive FF

DispCorr   = no

; Velocity generation

gen_vel   = no   ; velocity generation off after NVT

5. md.mdp

title   = Protein-ligand complex MD simulation

; Run parameters

integrator   = md   ; leap-frog integrator

nsteps   = 500000   ; 2 * 500000 = 1000 ps (1 ns)

dt   = 0.002   ; 2 fs

; Output control

nstenergy   = 5000   ; save energies every 10.0 ps

nstlog   = 5000   ; update log file every 10.0 ps

nstxout-compressed   = 5000   ; save coordinates every 10.0 ps

; Bond parameters

continuation   = yes   ; continuing from NPT

constraint_algorithm   = lincs   ; holonomic constraints

constraints   = h-bonds   ; bonds to H are constrained

lincs_iter   = 1   ; accuracy of LINCS

lincs_order   = 4   ; also related to accuracy

; Neighbor searching and vdW

cutoff-scheme   = Verlet

ns_type   = grid   ; search neighboring grid cells

nstlist   = 20   ; largely irrelevant with Verlet

rlist   = 1.2

vdwtype   = cutoff

vdw-modifier   = force-switch

rvdw-switch   = 1.0

rvdw   = 1.2   ; short-range van der Waals cutoff (in nm)

; Electrostatics

coulombtype   = PME   ; Particle Mesh Ewald for long-range elec-
                                                   trostatics

rcoulomb   = 1.2

pme_order   = 4   ; cubic interpolation

fourierspacing   = 0.16   ; grid spacing for FFT

; Temperature coupling

tcoupl   = V-rescale   ; modified Berendsen thermostat

```
tc-grps              = Protein_jz4 Water_and_ions  ; two coupling groups - more ac-
                                                     curate
tau_t                = 0.1   0.1                    ; time constant, in ps
ref_t                = 300   300                    ; reference temperature, one for each
                                                     group, in K
; Pressure coupling
pcoupl               = Parrinello-Rahman     ; pressure coupling is on for NPT
pcoupltype           = isotropic             ; uniform scaling of box vectors
tau_p                = 2.0                    ; time constant, in ps
ref_p                = 1.0                    ; reference pressure, in bar
compressibility      = 4.5e-5                 ; isothermal compressibility of water, bar^-1
; Periodic boundary conditions
pbc                  = xyz        ; 3-D PBC
; Dispersion correction is not used for proteins with the C36 additive FF
DispCorr             = no
; Velocity generation
gen_vel              = no         ; continuing from NPT equilibration
```

附录二　常用有机溶（试）剂的纯化

1. 无水乙醚

物理性质：沸点为 34.5 ℃，折射率为 1.3526，相对密度为 0.7138。

普通乙醚常含有乙醇和水，久藏的乙醚常含有少量过氧化物。过氧化物的检验：取数毫升乙醚，加入等量的 2% 碘化钾溶液及几滴稀盐酸后振摇，加入几滴淀粉溶液，出现蓝色或紫色则表示有过氧化物存在。除去过氧化物可用新配制的亚铁盐溶液洗涤乙醚数次，再用饱和食盐水洗涤，用无水氯化钙干燥，蒸馏。

制备无水乙醚，可在 250 mL 圆底烧瓶中，放入 100 mL 乙醚，装上回流冷凝管，从冷凝管上口的分液漏斗中缓缓加 10 mL 浓硫酸。由于浓酸脱水作用放热导致乙醚沸腾回流。待乙醚停止沸腾后，将装置改为蒸馏装置，并加入几粒沸石，在乙醚的接收瓶支管上连一氯化钙干燥管，防止乙醚受潮。用水浴加热蒸馏，蒸馏速度宜慢，以保证乙醚蒸气的充分冷凝。收集的乙醚中压入钠丝，用带有氯化钙干燥管的软木塞塞住，放置至无气泡产生即可。

2. 绝对乙醇

物理性质：沸点为 78.5 ℃，折射率为 1.3611，相对密度为 0.7893。

乙醇中含水，若要制备 99.95% 的乙醇（绝对乙醇），可采用以下方法：

① 用金属镁制备。在 250 mL 圆底烧瓶中放置 0.6 g 干燥镁屑和 10 mL 99.5% 的乙醇，瓶口装回流冷凝管，并在冷凝管上端接一氯化钙干燥管。沸水浴中加热至微沸后移去热源，立刻加入数

粒碘（注意不要振荡），迅速在碘粒周围发生反应并渐至剧烈的程度。有时作用较慢，可适当加热或补加碘粒。待镁作用完全后，加入 100 mL 99.5％乙醇及几粒沸石，回流 1 h 后将乙醇蒸出即可。

② 用金属钠制备。装置和操作同①，在 250 mL 圆底烧瓶中放置 2 g 钠和 100 mL 99.5％的乙醇，加入几粒沸石。加热回流半小时后，加入 4 g 邻苯二甲酸二乙酯，再回流 10 min。改成蒸馏装置，收集在带有磨口塞或橡皮塞的容器中。

3. 无水甲醇

物理性质：沸点为 64.96 ℃，折射率为 1.3288，相对密度为 0.7914。

市售甲醇的主要杂质是水、丙酮、甲醛、乙醇等。将这种甲醇流经 4Å 分子筛，或用氯化钙、硫酸钙干燥，然后蒸馏，可以得到无水甲醇。另一常用方法是用镁去水（与制备绝对乙醇相同）。甲醇有毒，处理时应防止吸入其蒸气。

4. 丙酮

物理性质：沸点为 56.2 ℃，折射率为 1.3588，相对密度为 0.7899。

普通丙酮常含有少量的水及甲醇、乙醛等还原性杂质。其常用纯化方法是：在丙酮中加入少量高锰酸钾回流，其用量和回流时间以紫色不再消失为准。然后将丙酮蒸出，用无水碳酸钾或无水硫酸钙脱水后重蒸馏，收集 55～56.5 ℃的馏分。

5. 四氢呋喃

物理性质：沸点为 67 ℃，折射率为 1.4050，相对密度为 0.8892。

四氢呋喃（THF）常含有少量水分及过氧化物。过氧化物的检验见"无水乙醚"中的方法，如有过氧化物存在，可加入 0.3％碘化亚铜，回流 30 min 后蒸馏除去。要制得无水四氢呋喃，可用分子筛、氢氧化钠以及金属钠预干燥。进一步处理可将其与钠丝和二苯甲酮回流至深蓝色，然后在氮气保护下蒸馏，收集 66 ℃的馏分。

6. 吡啶

物理性质：沸点为 115.5 ℃，折射率为 1.5095，相对密度为 0.9819。

分析纯的吡啶含有少量水分。除去吡啶中的水可将其与粒状氢氧化钾或氢氧化钠一同回流，然后隔绝潮气蒸出。干燥的吡啶吸水性很强，保存时应将容器口用石蜡封好或用惰气保护。

7. 三乙胺

物理性质：沸点为 89.4 ℃，折射率为 1.4005，相对密度为 0.7280。

纯化三乙胺（TEA）可用硫酸钙、氢化铝锂、4Å 分子筛、氢化钙、氢氧化钾或碳酸钾干燥后蒸馏。也可以用氧化钡、钠丝作干燥剂。除去三乙胺中所含的伯、仲胺，可以与乙酐、苯甲酸酐、邻苯二甲酸酐或对甲苯磺酰氯一起回流，然后蒸馏出不参与反应的三乙胺。

8. 氯仿

物理性质：沸点为 61.7 ℃，折射率为 1.4459，相对密度为 1.4832。

普通氯仿多用 1％乙醇作稳定剂。除去乙醇可将氯仿用其二分之一体积的水充分洗涤，然后分出下层的氯仿，用碳酸钾或氯化钙干燥数小时后蒸馏。另一常用方法是将氯仿与几份少量的浓硫酸一起振荡，用水洗至中性，然后用氯化钙或碳酸钾干燥、过滤、蒸馏。除去乙醇后的无水氯仿应保存在棕色瓶中并避光存放，以免发生光化作用产生光气。

9. 二甲基亚砜

物理性质：沸点为 189 ℃，熔点为 18.5 ℃，折射率为 1.4783，相对密度为 1.1014。

试剂级二甲基亚砜（DMSO）含水量约为 0.5％，可用分子筛长期放置加以干燥，然后减压蒸馏，收集 76 ℃/1.6 kPa（12 mmHg）馏分。蒸馏时，温度不可高于 90 ℃，否则会发生歧化反应生成二甲砜和二甲硫醚。还可用氧化钙、氢化钙、氧化钡或无水硫酸钡来干燥，然后减压蒸馏。

二甲基亚砜与某些物质混合时可能发生爆炸，例如氢化钠、高碘酸或高氯酸镁等，应予以注意。

10. 石油醚

石油醚为轻质石油产品，是低分子量烷烃类的混合物。其中杂质大部分为芳香烃和不饱和烃。精制方法通常是将石油醚用其体积十分之一的浓硫酸洗涤 2～3 次，分去酸层，再用高锰酸钾溶于 10% 硫酸配成的饱和溶液洗涤，直至水层中的紫色不再消失为止。然后再用水洗，经无水氯化钙干燥后蒸馏。若需绝对干燥的石油醚，可加入钠丝（与纯化无水乙醚相同）。

11. 乙酸乙酯

物理性质：沸点为 77.06 ℃，折射率为 1.3723，相对密度为 0.9003。

乙酸乙酯一般含量为 95%～98%，含有少量水、乙醇和乙酸。可用以下方法纯化：于 100 mL 乙酸乙酯中加入 10 mL 乙酸酐、1 滴浓硫酸，加热回流 4 h，除去乙醇和水等杂质，然后进行分馏，馏液用 2～3 g 无水碳酸钾干燥，再蒸馏。产物沸点为 77 ℃，纯度可达 99% 以上。

12. N,N-二甲基甲酰胺

物理性质：沸点为 149～156 ℃，折射率为 1.4305，相对密度为 0.9487。

N,N-二甲基甲酰胺（DMF）在正常沸点时有轻微分解，产生二甲胺和一氧化碳。酸性或碱性物质的存在会使其分解加快。因此，不能用类似氢氧化钾、氢氧化钠或氢化钙的化合物作为脱水剂与 DMF 一起回流。常用方法是，用硫酸钙、硫酸镁、氧化钡、硅胶或 4Å 分子筛干燥，然后减压蒸馏，收集 76 ℃/4.8 kPa（36 mmHg）的馏分。其含水量较大时，可以与其十分之一体积的苯进行恒沸蒸馏，水和苯在常压及 80 ℃ 以下蒸出，然后再用无水硫酸镁或氧化钡干燥，最后进行减压蒸馏。纯化后的 N,N-二甲基甲酰胺要避光贮存。

附录三　常见实验参数表

表 1　常见的共沸混合物

组成（沸点/ ℃）		共沸混合物	
		沸点/ ℃	各组分含量/%
二元共沸混合物	水（100）	78.2	4.4
	乙醇（78.5）		95.6
	水（100）	69.4	8.9
	苯（80.1）		91.1
	乙醇（78.5）	67.8	32.4
	苯（80.1）		67.6
	水（100）	108.6	79.8
	氯化氢（−83.7）		20.2
	丙酮（56.2）	64.7	20.0
	氯仿（61.2）		80.0

组成（沸点/℃）		共沸混合物	
		沸点/℃	各组分含量/%
三元共沸混合物	水（100）	64.6	7.4
	乙醇（78.5）		18.5
	苯（80.1）		74.1
	水（100）	90.7	29.0
	丁醇（117.7）		8.0
	乙酸乙酯（126.5）		63.0

表 2　常用元素原子量表

元素名称	元素符号	原子量	元素名称	元素符号	原子量
银	Ag	107.87	锂	Li	6.941
铝	Al	26.98	镁	Mg	24.31
硼	B	10.81	钼	Mo	95.94
钡	Ba	137.34	氮	N	14.007
溴	Br	79.904	钠	Na	22.99
碳	C	12.00	镍	Ni	58.71
钙	Ca	40.08	氧	O	15.999
氯	Cl	35.45	磷	P	30.97
铬	Cr	51.996	铅	Pb	207.19
铜	Cu	63.54	钯	Pd	106.4
氟	F	18.998	铂	Pt	195.09
铁	Fe	55.847	硫	S	32.064
氢	H	1.008	硅	Si	28.086
汞	Hg	200.59	锡	Sn	118.69
碘	I	126.904	锌	Zn	65.37
钾	K	39.10	锰	Mn	54.938

表 3　常用有机溶剂沸点、密度、溶解性、毒性

名称	沸点/℃	密度 d_4^{20}	溶解性	毒性
水	100	0.9982		
甲醇	64.51	0.7913	能与水、乙醚、醇、酯、氯代烃、酮、苯等混溶	属中等毒类，主要作用于神经系统，具有麻醉作用，吸入甲醇蒸气会刺激眼、鼻和咽喉
乙醇	78.32	0.7893	能与水、乙醚、氯仿、酯、烃类衍生物等有机溶剂混溶	属微毒类，为麻醉剂，对眼黏膜有轻微刺激作用
乙醚	34.51	0.7143	微溶于水，能与醇、醚、石油醚、苯、氯仿等大多数有机溶剂混溶	乙醚对人有麻醉性
丙酮	56.12	0.79055	能与水、乙醇、多元醇、酯、醚、酮、烃、卤代烃等极性和非极性溶剂相混溶	属低毒类，近似于乙醇，主要对中枢神经系统有麻醉作用，吸入其蒸气能引起头痛、眼花、呕吐等症状
乙酸	117.9	1.0492	能与水及乙醇、乙醚、四氯化碳等有机溶剂混溶	属低毒类，其浓溶液毒性强，能引起严重炎症，有腐蚀性
乙酐	140.00	1.0820	能与乙醇、乙醚、丙酮、氯仿、乙酸乙酯、苯等混溶	属低毒类，对皮肤、眼睛、呼吸道黏膜都有伤害，有催泪作用
乙酸乙酯	77.114	0.90063	能与醇、醚、氯仿、丙酮、苯等大多数有机溶剂混溶	属于低毒类，有麻醉作用，其蒸气刺激眼、皮肤和黏膜
二氧六环	101.1	1.0337	与水及甲醇、乙醚、氯仿等多种有机溶剂混溶	微毒，强于乙醚2～3倍

名称	沸点/℃	密度 d_4^{20}	溶解性	毒性
苯	80.1	0.87865	难溶于水,除甘油、乙二醇、二甘醇、1,4-丁二醇等多元醇外,能与大多数有机溶剂相混溶	苯的蒸气对人有强烈的毒性,急性中毒时出现酒醉状态,慢性中毒时能使造血功能发生障碍
甲苯	110.6	0.8669	与苯相似。不溶于水,能于甲醇、乙醇、氯仿、乙醚、丙酮和冰乙酸、苯等多种有机溶剂混溶	属低毒类,具有麻醉作用,对皮肤的刺激作用比苯强,吸入甲苯蒸气时,对中枢神经的作用也比较强烈
二甲苯 (o-,m-,p-)	140		不溶于水,能与乙醇、乙醚、苯和烃类等多种有机溶剂混溶	属低毒类,对人体的毒性比苯、甲苯小,但对皮肤和黏膜的刺激比苯的蒸气强
氯仿	61.152	1.4890	能与乙醇、乙醚、石油醚、卤代烃、四氯化碳、二硫化碳等多种有机溶剂混溶	属中等毒类,有很强的麻醉作用,主要作用于中枢神经系统
四氯化碳	76.75	1.59472	能与醇、醚、石油醚、石脑油、冰乙酸、二硫化碳、氯代烃等大多数有机溶剂混溶	有轻度麻醉作用,对心脏、肝、肾有严重损害
二硫化碳	46.225	1.2632	微溶于水,但能与多种有机溶剂混溶	本品是一种气体麻醉剂,其蒸气对皮肤、眼睛有强烈的刺激作用,容易引起皮炎和烧伤
硝基苯	210.9	1.2037	几乎不溶于水,能与醇、醚、苯等有机溶剂相混溶,对有机物溶解能力强,并能溶解三氯化铝	剧毒物质,极易被皮肤吸收,能引起呕吐、眩晕、持续的头痛等,吸入其蒸气可引起急性中毒
正丁醇	117.25	0.8097	20℃时在水中溶解 7.8%,能与醇、醚、苯等有机溶剂混溶,能溶解生物碱、樟脑、染料等	低毒类,麻醉作用比丙醇强,与皮肤多次接触可导致出血和坏死,其蒸气刺激眼、喉、鼻等
粗汽油	90~150		不溶于水,溶于无水乙醇、乙醚、氯仿、苯等	其蒸气能引起头痛、眩晕、恶心、心动过速等现象,严重的会引起中枢神经障碍

表4 ^{1}H核磁共振谱数据

名称	质子类型	峰型	$CDCl_3$	$(CD_3)_2CO$	$(CD_3)_2SO$	C_6D_6	CD_3CN	CD_3OD	D_2O
氘代溶剂残留峰			7.26	2.05	2.50	7.16	1.94	3.31	4.79
水		s	1.56	2.84①	3.33①	0.40	2.13	4.87	
醋酸	CH_3	s	2.10	1.96	1.91	1.55	1.96	1.99	2.08
丙酮	CH_3	s	2.17	2.09	2.09	1.55	2.08	2.15	2.22
乙腈	CH_3	s	2.10	2.05	2.07	1.55	1.96	2.03	2.06
苯	CH	s	7.36	7.36	7.37	7.15	7.37	7.33	
叔丁醇	CH_3	s	1.28	1.18	1.11	1.05	1.16	1.40	1.24
	OH③	s			4.19	1.55	2.18		
叔丁基甲基醚	CCH_3	s	1.19	1.13	1.11	1.07	1.14	1.15	1.21
	OCH_3	s	3.22	3.13	3.08	3.04	3.13	3.20	3.22
6-叔丁基-2,4-二甲基苯酚②	ArH	s	6.98	6.96	6.87	7.05	6.97	6.92	
	OH③	s	5.01		6.65	4.79	5.20		
	$ArCH_3$	s	2.27	2.22	2.18	2.24	2.22	2.21	
	$ArC(CH_3)_3$	s	1.43	1.41	1.36	1.38	1.39	1.40	
氯仿	CH	s	7.26	8.02	8.32	6.15	7.58	7.90	
环己烷	CH_2	s	1.43	1.43	1.40	1.40	1.44	1.45	
1,2-二氯乙烷	CH_2	s	3.73	3.87	3.90	2.90	3.81	3.78	

名称	质子类型	峰型	CDCl$_3$	(CD$_3$)$_2$CO	(CD$_3$)$_2$SO	C$_6$D$_6$	CD$_3$CN	CD$_3$OD	D$_2$O
二氯甲烷	CH$_2$	s	5.30	5.63	5.76	4.27	5.44	5.49	
乙醚	CH$_3$	t, 7	1.21	1.11	1.09	1.11	1.12	1.18	1.17
	CH$_2$	q, 7	3.48	3.41	3.38	3.26	3.42	3.49	3.56
二乙二醇二甲醚	CH$_2$	m	3.65	3.56	3.51	3.46	3.53	3.61	3.67
	CH$_2$	m	3.57	3.47	3.38	3.34	3.45	3.58	3.61
	OCH$_3$	s	3.39	3.28	3.24	3.11	3.29	3.35	3.37
乙二醇二甲醚	CH$_3$	s	3.40	3.28	3.24	3.12	3.28	3.35	3.37
	CH$_2$	s	3.55	3.46	3.43	3.33	3.45	3.52	3.60
N,N-二甲基乙酰胺	CH$_3$CO	s	2.09	1.97	1.96	1.60	1.97	2.07	2.08
	NCH$_3$		3.02	3.00	2.94	2.57	2.96	3.31	3.06
	NCH$_3$		2.94	2.83	2.78	2.05	2.83	2.92	2.90
N,N-二甲基甲酰胺	CH	s	8.02	7.96	7.95	7.63	7.92	7.97	7.92
	NCH$_3$	s	2.96	2.94	2.89	2.36	2.89	2.99	3.01
	NCH$_3$	s	2.88	2.78	2.73	1.86	2.77	2.86	2.85
二氯亚砜	CH$_3$	s	2.62	2.52	2.54	1.68	2.50	2.65	2.71
乙醇	CH$_3$	t, 7	1.25	1.12	1.06	0.96	1.12	1.19	1.17
	CH$_2$	q, 7④	3.72	3.57	3.44	3.34	3.54	3.60	3.65
	OH	s③④	1.32	3.39	4.63		2.47		
乙酸乙酯	CH$_3$CO	s	2.05	1.97	1.99	1.65	1.97	2.01	2.07
	CH$_2$CH$_3$	q, 7	4.12	4.05	4.03	3.89	4.06	4.09	4.14
	CH$_2$CH$_3$	t, 7	1.26	1.20	1.17	0.92	1.20	1.24	1.24
丁酮	CH$_3$CO	s	2.14	2.07	2.07	1.58	2.06	2.12	2.19
	CH$_2$CH$_3$	q, 7	2.46	2.45	2.43	1.81	2.43	2.50	3.18
	CH$_2$CH$_3$	t, 7	1.06	0.96	0.91	0.85	0.96	1.01	1.26
乙二醇	CH	s⑤	3.76	3.28	3.34	3.41	3.51	3.59	3.65
"润滑脂"⑥	CH$_3$	m	0.86	0.87		0.92	0.86	0.88	
	CH$_2$	br s	1.26	1.29		1.36	1.27	1.29	
正己烷	CH$_3$	t	0.88	0.88	0.86	0.89	0.89	0.90	
	CH$_2$	m	1.26	1.28	1.25	1.24	1.28	1.29	
六甲基磷酰胺⑦	CH$_3$	d, 9.5	2.65	2.59	2.53	2.40	2.57	2.64	2.61
甲醇	CH$_3$	s⑧	3.49	3.31	3.16	3.07	3.28	3.34	3.34
	OH	s③⑧	1.09	3.12	4.01		2.16		
正己烷	CH$_3$	t	0.88	0.88	0.86	0.89	0.89	0.90	
硝基甲烷	CH$_3$	s	4.33	4.43	4.42	2.94	4.31	4.34	4.40
正戊烷	CH$_3$	t, 7	0.88	0.88	0.86	0.87	0.89	0.90	
	CH$_2$	m	1.27	1.27	1.27	1.23	1.29	1.29	
异丙醇	CH$_3$	d, 6	1.22	1.10	1.04	0.95	1.09	1.50	1.17
	CH	sep, 6	4.04	3.90	3.78	3.67	3.87	3.92	4.02
吡啶	CH(2)	m	8.62	8.58	8.58	8.53	8.57	8.53	8.52
	CH(3)	m	7.29	7.35	7.39	6.66	7.33	7.44	7.45
	CH(4)	m	7.68	7.76	7.79	6.98	7.73	7.85	7.87
硅脂⑨	CH$_3$	s	0.07	0.13		0.29	0.08	0.10	
四氢呋喃	CH$_2$	m	1.85	1.79	1.76	1.40	1.80	1.87	1.88
	CH$_2$O	m	3.76	3.63	3.60	3.57	3.64	3.71	3.74

名称	质子类型	峰型	CDCl$_3$	(CD$_3$)$_2$CO	(CD$_3$)$_2$SO	C$_6$D$_6$	CD$_3$CN	CD$_3$OD	D$_2$O
甲苯	CH$_3$	s	2.36	2.32	2.30	2.11	2.33	2.32	
	CH(o/p)	m	7.17	7.1~7.2	7.18	7.02	7.1~7.3	7.16	
	CH(m)	m	7.25	7.1~7.2	7.25	7.13	7.1~7.3	7.16	
三乙胺	CH$_3$	t,7	1.03	0.96	0.93	0.96	0.96	1.05	0.99
	CH$_2$	q,7	2.53	2.45	2.43	2.40	2.45	2.58	2.57

① 在这些溶剂中，分子间的交换速率足够慢，通常可以观察到由 HDO 引起的峰；这个峰出现在 δ2.81（丙酮）和 δ3.30（二甲基亚砜）。在丙酮中，这个峰呈现 一个 1∶1∶1 的三重峰，$J_{H,D}=1$ Hz。

② BHT。

③ 可交换质子发出的信号并不总能识别出来。

④ 在有些例子中（参见脚注①），能够观测到 CH$_2$ 与 OH 之间的耦合（$J=5$ Hz）。

⑤ 在氘代乙腈中，OH 呈现出一个在 2.69 ppm 的多重峰，且额外的耦合作用也出现在亚甲基峰上。

⑥ 长直链脂肪烃，这个化合物在二甲基亚砜中的溶解度太低，难以观察到峰。

⑦ HMPA。

⑧ 在一些例子中（参见脚注①，②），能够观测到 CH$_3$ 与 OH 之间的耦合（$J=5.5$ Hz）。

⑨ 聚二甲基硅氧烷，这个化合物在二甲基亚砜中的溶解度太低，难以观察到峰。

表5　^{13}C 核磁共振谱数据①

名称		CDCl$_3$	(CD$_3$)$_2$CO	(CD$_3$)$_2$SO	C$_6$D$_6$	CD$_3$CN	CD$_3$OD	D$_2$O
溶剂峰		77.16±0.06	29.84±0.01 206.26±0.13	39.52±0.06	128.06±0.02	1.32±0.02 118.26±0.02	49.00±0.01	
醋酸	CO	175.99	172.31	171.93	175.82	173.21	175.11	177.21
	CH$_3$	20.81	20.51	20.95	20.37	20.73	20.56	21.03
丙酮	CO	207.07	205.87	206.31	204.43	207.43	209.67	215.94
	CH$_3$	30.92	30.60	30.56	30.14	30.91	30.67	30.89
乙腈	CN	116.43	117.60	117.91	116.02	118.26	118.06	119.68
	CH$_3$	1.89	1.12	1.03	0.20	1.79	0.85	1.47
苯	CH	128.37	129.15	128.30	128.62	129.32	129.34	
叔丁醇	C	69.15	68.13	66.88	68.19	68.74	69.40	70.36
	CH$_3$	31.25	30.72	30.38	30.47	30.68	30.91	30.29
叔丁基甲基醚	OCH$_3$	49.45	49.35	48.70	49.19	49.52	49.66	49.37
	C	72.87	72.81	72.04	72.40	73.17	74.32	75.62
	CCH$_3$	26.99	27.24	26.79	27.09	27.28	27.22	26.60
6-叔丁基-2,4-二甲基苯酚	C(1)	151.55	152.51	151.47	152.05	152.42	152.85	
	C(2)	135.87	138.19	139.12	136.08	138.13	139.09	
	CH(3)	125.55	129.05	127.97	128.52	129.61	129.49	
	C(4)	128.27	126.03	124.85	125.83	126.38	126.11	
	CH$_3$Ar	21.20	21.31	20.97	21.40	21.23	21.38	
	CH$_3$C	30.33	31.61	31.25	31.34	31.50	31.15	
	C	34.25	35.00	34.33	34.35	35.05	35.36	
氯仿	CH	77.36	79.19	79.16	77.79	79.17	79.44	
环己烷	CH$_2$	26.94	27.51	26.33	27.23	27.63	27.96	
1,2-二氯乙烷	CH$_2$	43.50	45.25	45.02	43.59	45.54	45.11	
二氯甲烷	CH$_2$	53.52	54.95	54.84	53.46	55.32	54.78	
乙醚	CH$_3$	15.20	15.78	15.12	15.46	15.63	15.46	14.77
	CH$_2$	65.91	66.12	62.05	65.94	66.32	66.88	66.42
二乙二醇二甲醚	CH$_3$	59.01	58.77	57.98	58.66	58.90	59.06	58.67
	CH$_2$	70.51	71.03	69.54	70.87	70.99	71.33	70.05
	CH$_2$	71.90	72.63	71.25	72.35	72.63	72.92	71.63

名称		CDCl₃	(CD₃)₂CO	(CD₃)₂SO	C₆D₆	CD₃CN	CD₃OD	D₂O
乙二醇二甲醚	CH_3	59.08	58.45	58.01	58.68	58.89	59.06	58.67
	CH_2	71.84	72.47	17.07	72.21	72.47	72.72	71.49
N,N-二甲基乙酰胺	CH_3	21.53	21.51	21.29	21.16	21.76	21.32	21.09
	CO	171.07	170.61	169.54	169.95	171.31	173.32	174.57
	NCH_3	35.28	34.89	37.38	34.67	35.17	35.50	35.03
	NCH_3	38.13	37.92	34.42	37.03	38.26	38.43	38.76
N,N-二甲基甲酰胺	CH	162.62	162.79	162.29	162.13	163.31	164.73	165.53
	NCH_3	36.50	36.15	35.73	35.25	36.57	36.89	37.54
	NCH_3	31.45	31.03	30.73	30.72	31.32	31.61	32.03
二甲基亚砜	CH_3	40.76	41.23	40.45	40.03	41.31	40.45	39.39
1,4-二氧六环	CH_2	67.14	67.60	66.36	67.16	67.72	68.11	67.19
乙醇	CH_3	18.41	18.89	18.51	18.72	18.80	18.40	17.47
	CH_2	58.28	57.72	56.07	57.86	57.96	58.26	58.05
乙酸乙酯	CH_3CO	21.04	20.83	20.68	20.56	21.16	20.88	21.15
	CO	171.36	170.96	170.31	170.44	171.68	172.89	175.26
	CH_2	60.49	60.56	59.74	60.21	60.98	61.50	62.32
	CH_3	14.19	14.50	14.40	14.19	14.54	14.49	13.92
丁酮	CH_3CO	29.49	29.30	29.26	28.56	29.60	29.39	29.49
	CO	209.56	208.30	208.72	206.55	209.88	212.16	218.43
	CH_2CH_3	36.89	36.75	35.83	36.36	37.09	37.34	37.27
	CH_2CH_3	7.86	8.03	7.61	7.91	8.14	8.09	7.87
乙二醇	CH_2	63.79	64.26	62.76	64.34	64.22	64.30	63.17
"润滑脂"	CH_2	29.76	30.73	29.20	30.21	30.86	31.29	
正己烷	CH_3	14.14	14.34	13.88	14.32	14.43	14.45	
	$CH_2(2)$	22.70	23.28	22.05	23.04	23.40	23.68	
	$CH_2(3)$	31.64	32.30	30.95	31.96	32.36	32.73	
六甲基磷酰胺②	CH_3	36.87	37.04	36.42	36.88	37.10	37.00	36.46
甲醇	CH_3	50.41	49.77	48.59	49.97	49.90	49.86	49.50
硝基甲烷	CH_3	62.50	63.21	63.28	61.16	63.66	63.08	63.22
正戊烷	CH_3	14.08	14.29	13.28	14.25	14.37	14.39	
	$CH_2(2)$	22.38	22.98	21.70	22.72	23.08	23.38	
	$CH_2(3)$	34.16	34.83	33.48	34.45	34.89	35.30	
异丙醇	CH_3	25.14	25.67	25.43	25.18	25.55	25.27	24.38
	CH	64.50	63.85	64.92	64.23	64.30	64.71	64.88
吡啶	$CH(2)$	149.90	150.67	149.58	150.27	150.76	150.07	149.18
	$CH(3)$	123.75	124.57	123.84	123.58	127.76	125.53	
	$CH(4)$	135.96	136.56	136.05	135.28	136.89	138.35	
硅脂	CH_3	1.04	1.40		1.38		2.10	
四氢呋喃	CH_2	25.62	26.15	25.14	25.72	26.27	26.48	25.67
	CH_2O	67.97	68.07	67.03	67.80	68.33	68.83	68.68
甲苯	CH_3	21.46	21.46	20.99	21.10	21.50	21.50	
	C(i)	137.89	138.48	137.35	137.91	138.90	138.85	
	CH(o)	129.07	129.76	128.88	129.33	129.94	129.91	
	CH(m)	128.26	129.03	128.18	128.56	129.23	129.20	
	CH(p)	125.33	126.12	125.29	125.68	126.28	126.29	
三乙胺	CH_3	11.61	12.49	11.74	12.35	12.38	11.09	9.07
	CH_2	46.25	47.07	45.74	46.77	47.10	46.96	47.19

① 参见表4脚注。

② $J_{PC}=3$ Hz。

表 6 溶剂混溶性

	乙酸	丙酮	乙腈	苯	正丁醇	四氯化碳	氯仿	环己烷	环戊烷	二氯乙烷	二氯甲烷	二甲基甲酰胺	二甲基亚砜	二氧六环	乙酸乙酯	乙醇	乙醚	正庚烷	正己烷	甲醇	甲乙酮	异辛烷	戊烷	异丙醇	二丙醚	四氯乙烷	四氢呋喃	甲苯	三氯乙烷	水	二甲苯
乙酸																															
丙酮																															
乙腈																															
苯																															
正丁醇																															
四氯化碳																															
氯仿																															
环己烷			■																												
环戊烷			■																												
二氯乙烷																															
二氯甲烷																															
二甲基甲酰胺								■																							
二甲基亚砜								■	■																						
二氧六环																															
乙酸乙酯																															
乙醇																															
乙醚													■																		
正庚烷			■									■	■																		
正己烷			■									■	■																		
甲醇						■		■										■	■												
甲乙酮																															
异辛烷			■									■	■							■											
戊烷			■									■	■							■											
异丙醇																															
二丙醚													■																		
四氯乙烷																															
四氢呋喃																															
甲苯																															
三氯乙烷																															
水				■	■	■	■	■	■	■	■						■	■	■		■	■	■		■	■		■	■		
二甲苯												■	■																	■	

注：■表示不互溶，空白表示互溶。

附录四 常用的培养液成分及配制

1. 概述

虽然各种培养基的组成各有不同，但商品化的干粉型培养基的配制方法却大同小异。这种干粉型培养基性质稳定，便于贮存、运输，价格便宜，使用和配制方便。一般的特殊需求也多可在现有合成培养基基础上补加或调整某些成分予以满足。

2. 用品

① 滤器、滤膜、磁力搅拌器、CO_2、天平、烧杯、量筒、贮液瓶（罗口瓶）、注射器等。

② $NaHCO_3$、NaOH、HCl、胎牛（小牛）血清、三蒸水。

3. 步骤

① 配制培养基需新制备的三蒸水、一般在配制当天或前一天制备为最好，这样可以保证水的纯度和质量。调节培养液 pH 的 HCl 和 NaOH 溶液也需用这种水配制。

② 配制培养基的各种器皿都应灭菌烤干后使用。

③ 将干粉型培养基溶于总量 1/3 的水中，再用水洗包装袋内两次，倒入培养液中，以保证所有干粉都溶解成培养液。培养液中加入磁性搅棒，把盛培养液的器皿放在磁力搅拌器上搅拌，补加水至最终量。培养液配制过程中一般不需加热助溶。

④ 加抗生素，最终浓度为青霉素 100 U/mL、链霉素 100 U/mL。一般市售的青霉素为 80 万 U/瓶，将其溶解定容于 4 mL，每 1000 mL 培养液中加 0.5 mL，即成最终浓度为 100 U/mL。市售链霉素为 100 万 U/瓶，将其溶解定容于 5 mL，也是每 1000 mL 培养液加 0.5 mL，使其最终浓度也为 100 U/mL。

⑤ 上述溶液配制好后，用过滤法消毒除菌，采用 0.22 μm 和 0.45 μm 滤膜各 1 张。分装于玻璃瓶中，使用时再加血清。

4. 注意事项

培养液配好后，要先抽取少许放入培养瓶内，在 37 ℃保温箱内放置 24～48 h，以检测培养液是否有污染，然后方可用于实验。

表 7 常用的培养液成分及配方表　　　　　　　　　　单位：mg/L

成分名称	MEM	DMEM	HAM F-10	HAM F-12	McCoy's 5A	RPMI 1640	199	L-15	Fischer's	Waymouth MB752L
丙氨酸	8.90		9.00	9.00	13.36		50.00	225.00		
精氨酸	126.00	84.00	211.00	211.00	42.14	200.00	70.00		15.00	75.00
天冬氨酸	13.30		13.30	13.30	19.97	20.00	60.00			60.00
天冬酰胺	15.00		15.00	15.01	45.03	50.00		260.00		61.00
胱氨酸	31.30	62.60					26.00			15.00
半胱氨酸			35.00	35.00	24.24		0.11	120.00		61.00
谷氨酸	14.70		14.70	14.70	22.07	20.00	133.60			150.00
谷氨酰胺	292.00		146.00	146.00	219.15	300.00	200.00	300.00	200.00	350.00
甘氨酸	7.50	30.00	7.51	7.51	7.51	10.00	50.00	200.00		50.00

成分名称	MEM	DMEM	HAM F-10	HAM F-12	McCoy's 5A	RPMI 1640	199	L-15	Fischer's	Waymouth MB752L
组氨酸	42.00	42.00	21.00	20.96	20.96	15.00	21.88	250.00		128.00
强脯氨酸					19.67	20.00	10.00			
异亮氨酸	52.00	105.00	2.60	3.94	39.36	50.00	40.00	125.00	75.00	25.00
亮氨酸	52.00	105.00	13.10	13.10	39.36	50.00	120.00	125.00	30.00	50.00
赖氨酸	72.50	146.00	29.30	36.50	36.54	40.00	70.00	93.00	50.00	240.00
蛋氨酸	15.00	30.00	4.48	4.48	14.92	15.00	30.00	75.00	100.00	50.00
苯丙氨酸	32.00	66.00	4.96	4.96	16.52	15.00	50.00	125.00	67.00	50.00
脯氨酸	11.50		11.50	34.50	17.27	20.00	40.00			
丝氨酸	10.50	42.00	10.50	10.50	26.28	30.00	50.00	200.00	15.00	75.00
苏氨酸	48.00	95.00	3.57	11.90	17.87	20.00	60.00	300.00	40.00	40.00
色氨酸	10.00	10.00	0.60	2.04	3.06	5.00	20.00	20.00	10.00	10.00
酪氨酸二钠	51.90		2.61	7.78	26.10	28.83	57.65	373.00	74.60	
缬氨酸	46.00	91.00	3.50	11.70	17.57	20.00	50.00	100.00	70.00	65.00
氯化钙	185.00	265.00	44.10	44.10	132.43		265.00	185.00	91.00	120.00
硫酸镁	96.67	97.67	74.64		97.68	48.84	97.67	400.00	121.00	200.00
氯化钾	400.00	400.00	285.00	224.00	400.00	400.00	400.00	400.00	400.00	150.00
磷酸二氢钾	60.00		83.00					60.00		8.00
磷酸氢二钠	47.88			153.70	142.04		800.00			566.00
磷酸二氢钠		109.00			504.00		122.00		78.00	
氯化钠	8000.00	4400.00	6800.00	7100.00	6460.00	6000.00	6800.00	8000.00	8000.00	6000.00
生物素			0.024	0.0073	0.20	0.20	0.01		0.01	0.02
氯化胆碱	1.00		0.69	13.96	5.00	3.00	0.50	1.00	1.50	250.00
肌醇	2.00	7.20	0.54	18.00	36.00	35.00	0.05	2.00	1.50	1.00
尼克酰胺	1.00	4.00	0.62	0.04	0.50	1.00	0.03	1.00	0.50	1.00
D-泛酸(半钙)	1.00	4.00	0.72	0.48	0.20	0.25	0.01			
吡哆醛	1.00	4.00	0.21	0.08	0.50	1.00	0.03		0.50	
吡哆醇					0.50		0.03			1.00
硫胺素	1.00	4.00	1.00	0.34	0.20	1.00	0.01	1.00	1.00	10.00
核黄素	0.10	0.40	0.38	0.04	0.02	0.20	0.01			1.00
抗坏血酸					0.56		0.05			17.50
维生素 B_{12}			1.36	1.36	2.00	0.005				0.20
对氨基苯甲酸					1.00	1.00	0.05			
叶酸	1.00	4.00	1.32	1.32	10.00	1.00	0.01	1.00	100.00	0.40
偏多酸钙								1.00	0.50	1.00
D-葡萄糖	1000.00	1000.00	1100.00	1802.00	3000.00	2000.00	1000.00		1000.00	5000.00
酚红	11.00	9.30	1.30	1.30	11.00	5.30	21.30	10.00	5.00	10.00
丙酮酸钠		110.00	110.00	110.00				550.00		
次黄嘌呤			4.08	4.08				0.30		25.00
胸苷			0.73	0.73				0.03		
谷胱甘肽(还原型)					0.50	1.00	0.05			150.00
碳酸氢钠	350.00	3700.00	1200.00	1176.00	2200.00	2000.00	2200.00			
谷氨酰胺		72.00								

附录五　动物实验的相关知识与技能

(一) 常用实验动物介绍

药理学实验中，一般应针对实验目的，根据实验动物的生物学特性以及复制动物疾病模型的经验选择实验动物。目前，教学、科研最常用和用量最大的是哺乳纲啮齿目动物，如小鼠、大鼠、豚鼠等，其次是兔形目和食肉目的兔、狗、猫等。现简介如下：

1. 家兔

兔属兔形目 (Lagomorpha)，兔科 (Leparidae)。生物医学研究中常用的家兔 (*Oryctolagus cunieulus* Rabbits) 均为欧洲兔的后代，使用最多的有新西兰兔、大耳白兔、青紫兰兔、荷兰兔、弗莱密西兔。家兔为草食性动物，性情温顺，胆小易惊，善居安静、清洁、干燥、凉爽、空气新鲜的环境，耐冷不耐热，耐干不耐湿。

兔耳大，表面分布有清晰的血管。嘴小，喉部狭窄，气管插管困难，在进行吸入麻醉时易导致喉痉挛。心脏传导组织中几乎没有结缔组织，主动脉窦无化学感受器，仅有压力感受器，因而减压神经即主动脉神经与迷走神经、交感神经干完全分开。单胃，盲肠发达，约占腹腔 1/3，在回肠末端有一个淋巴组织样结构，开口于盲肠，是一个中空、壁厚的圆形球囊，灰白色，有发达的肌肉组织，囊壁内富含淋巴滤泡，该结构除具有消化吸收功能外，还有类似鸟类腔上囊的功能。单乳头肾，易于插导管。

体温的正常范围为 38.5～39.5 ℃；静态时以腹式呼吸为主，每分钟 20～120 次。腮腺及颌下腺的分泌速度比狗、猫、猪、绵羊低，胃常处于排空状态，不会呕吐。每天胆汁分泌量按体重计算是狗的十倍多，小肠的吸收功能与人、豚鼠一样，不能透过大分子物质，钙、镁的代谢主要是通过肾。

2. 小鼠

生命科学研究中常用的小鼠 (mouse, *MUs. musculus*) 是野生鼷鼠的变种，在生物分类学上属于哺乳纲 (Mammalia)，啮齿目 (Order Rodentia)，鼠科 (Family Murinae)，鼠属 (*Genus Mus*)。

小鼠是啮齿目中体型较小的动物。新生小鼠 1.5 g 左右，周身无毛，皮肤赤红，21 天断乳时体重为 12～15 g，1.5～2 月龄体重达 20 g 以上，可供实验使用。小鼠发育成熟时体长小于 15.5 cm，雌小鼠成年体重 18～35 g，雄鼠成年体重 20～40 g。小鼠成熟早，繁殖力强，寿命 1～3 年。

3. 大鼠

实验大鼠 (Rat, *Rattus norvegicus*) 属脊椎动物门，哺乳纲，啮齿目，鼠科，大鼠属 (*Genus Rattus*)。大鼠体型较小，遗传学和寿龄较为一致，对实验条件反应也较为近似，常被誉为精密的生物工具。新生大鼠重约 5～6 g，雄鼠成年体重 300～400 g，雌鼠成年体重 250～300 g。大鼠性情温顺，行动迟缓，易捕捉，不似小鼠好斗。但受惊吓或捕捉方法粗暴时，也很凶暴，常咬人。大鼠成熟快，繁殖力强，寿命依品系不同而异，平均为 2.5～3 年，40～60 天性成熟。

大鼠（包括小鼠）心电图中没有 S-T 段，甚至有的导联也测不到 T 波。

4. 豚鼠

豚鼠（Guinea Pig），属哺乳纲（Mammalia），啮齿目（Rodentia），豚鼠科（Cavidal），豚鼠属（*Cavia*）。豚鼠又被称作荷兰猪、天竺鼠、土拨鼠等。属草食动物，豚鼠性情温顺，胆小，耳蜗管发达，听觉灵敏，对外界刺激极为敏感。豚鼠的生理生化值常随年龄、品系、性别、环境和测定方法的不同而有很大差异：红细胞指数（红细胞、Hb 和 MCV）较其他啮齿类低，外周血细胞和骨髓细胞的形态与人相似；体温调节能力较差，对环境温度的变化较为敏感，饲养豚鼠的最适温度为 18～20 ℃；体内缺乏维生素 C 合成酶，自身不能合成维生素 C，需从外界完全补给。豚鼠对抗生素敏感，尤其是青霉素以及杆菌肽、红霉素、金霉素等，轻者发生肠炎，重者造成死亡。

（二）实验动物的品系介绍

动物的品系主要是指动物的遗传背景的特征。许多实验对动物的品系有较高的要求，希望实验结果不受到遗传差异的干扰，如肿瘤移植实验，希望被移植的肿瘤不受宿主的排斥，故常选用纯种动物，即近交系动物。常用实验动物品系简介如下：

1. 近交系（纯系动物）

近交系是指经 20 代以上同胞兄弟姐妹之间或亲代与子代之间的交配培育出来的动物品系，交配传代越多，则其异质基因（杂合度）越少，遗传基因纯化度越高。现在世界上至少已有纯系小鼠 500 多种、大鼠 200 多种、豚鼠 12 种、家兔 6 种，应用最广泛的是纯系小鼠。

(1) 使用纯系动物的优点

① 可增加实验结果的精确度。纯系动物的遗传特性是均一的，对致病因子和药物反应基本一致。而杂种动物个体差异较大，所得实验结果的精确度远比纯系动物差。因此，利用纯系动物可减少需要重复实验的次数，节省人力物力。

② 实验结果易为其他实验者重复，实验的重现性较大。

③ 每种纯系动物都有其系的特性，可根据实验目的的不同，而选用不同特性的纯系动物。例如，纯系小鼠为致癌系的有 A 系、C3HA 系；抗癌系的小鼠有 C57 系、C58 系；致白血病的小鼠有 AKR 系、OBA/2 系；等等。可以挑选致癌系的小鼠进行致癌，然后进行各种肿瘤理论和防治研究。

(2) 纯系动物的命名法

① 纯系动物：用大写英文字母表示，如 A、C3HA、DBA、C57 等。

② 亚系纯种动物：是由一种纯种动物分支出来的纯系动物。一般表示法是在纯系动物符号后面划一道斜线，在斜线下标记亚系符号。即：用大写英文字母（表示纯系动物）/亚系（多用保护人或研究单位名称的缩写）。例如，A/JSX（A 系，Jackson 实验室繁殖的亚系纯种动物）。

③ 兄妹交配的子代数表示方法：以 F（Filial 的缩写）符号表示子代，在 F 符号后面用阿拉伯数字表示子代数，例如 WKA/MK（F150）。

2. 封闭群

在同一杂交群体中，在不引入外来个体的条件下进行随机交配繁殖，封闭性繁殖达 4 代以上的群体称为一个封闭群。此类动物的特点是相对于近交系动物其杂合性高，但在群体内又具有相对较高的遗传基因稳定性，其特有的遗传特征不易丢失，繁殖力强，某些发生基因突变的动物机体可发生某些异常或疾病，这些动物便可作为医学研究的模型。

3. 杂交一代

杂交一代是指由两个不同的近交系动物杂交产生的第一代动物，常用 F1 来表示。其特点是既具有近交系动物的遗传特点，又获得了杂交优势，生命力强、繁殖率高、生长快、体质强健、抗病力强等。它与近交系动物有着相同的实验效果。

4. 突变品系

由于某些动物的基因位点的突变，或修饰，或某个基因的导入，或通过多次回交"留种"，而发生的一个同类突变品系。此类个体中具有同样的遗传缺陷或病症，如侏儒症、无毛、肥胖症、肿瘤鼠、白血病鼠、糖尿病鼠、高血压鼠和裸鼠（无胸腺和无毛鼠）等。这些品系的动物在医学研究中有着极大的应用价值。

（三）选择实验动物的基本原则

① 选用与人的机能、代谢、结构和疾病特点相似的动物。

非人灵长类动物：进化程度最高，是最接近人类的理想动物，如，猕猴。

其他动物：虽进化程度低些，但可以达到实验目的，如，犬、猫、猪、兔、鼠等。

② 选用解剖、生理特点符合实验目的要求的实验动物，充分利用不同品种、品系实验动物存在的某些特殊反应。

如：开胸和心脏实验，适宜选用兔；发热、解热和检查致热源实验，适宜选用兔；观察药物对排卵的影响，进行避孕药研究，适宜选用兔、猫；动脉粥样硬化实验，适宜选用兔、猪、猴；肝外科实验研究，适宜选用大鼠；胆囊功能研究，不能选用大鼠；呕吐实验，适宜选用猴、猫；变态反应、维生素 C 缺乏症研究，适宜选用豚鼠；对带有雌激素活性的药物进行避孕药效研究，不能选用小鼠、大鼠；同品种不同品系的动物存在有很多特殊的反应，应注意选择应用。

③ 根据课题研究目的内容选用。

相匹配的标准化动物：经遗传学、微生物学、环境及营养的控制而繁育的动物。经微生物学、环境及营养的控制才能排除动物因携带影响实验结果的微生物、寄生虫及潜在疾病而对结果准确性产生的影响。经遗传学的控制才能排除实验动物因杂交、遗传学污染而造成个体之间的差异，影响结果的可重复性。如：近交系，其动物遗传的均质性保证了实验反应的稳定性；封闭群，能较好地代表自然群体的遗传特性；F1 杂交群，在一定程度上兼有近交系和封闭群的特点；突变动物，往往具有鲜明的人类疾病模型特征。如果实验结论只针对某一品系则使用一个品系；如果实验结论针对整个物种在内的一般性研究则使用多个不同来源的品种、品系。一般对多物种进行实验时，应先选小型动物，再推广到大型物种；要求只能建立在对多个物种进行实验的基础上，才能推广到人类，也称动物实验外推。常用顺序是小鼠、大鼠、兔、犬、猴。

微生物级别选择：普通级，一般为教学示范用；清洁级，国内科研工作要求的标准动物，适合于大多数科研课题；SPF 级，国际标准实验动物；无菌动物仅在特殊课题需要时使用。

④ 选用与实验要求相适应的实验动物规格。

年龄：年龄不同，其生物学特性往往不同，一般选性成熟后的青壮年动物。太小的动物的生理功能未达到成年水平。太老的动物的各器官老化，代谢功能下降，只在老年医学研究中使用。

体重：在正常营养状态和饲养条件下，体重与年龄有一定的相关性。

性别：许多实验证明，同一品种（系）不同性别的动物对外界刺激的反应不一致。

⑤ 选用人兽共患疾病的实验动物和传统应用的实验动物。

有些病因造成人和动物共同患病，其临床过程、病理变化也相似，所以就应选用这样的动物来研究人类疾病。选择科研、检验和生产中传统使用的实验动物。通过实践积累，各个专业均会在某些方面的课题选定自己常用的动物品种（系）。

⑥ 实验动物的选择和应用需注意符合相应的国际规范。

国际上普遍要求动物实验达到实验室操作规范（GLP）和标准操作程序（SOP）。这些规范对实验动物的选择和应用、实验室条件、工作人员素质、技术水平、操作方法都要求标准化，是实验动物选择和应用的总要求。遵循国际上的 3R 规则——减少动物用量、实验要精细、尽量采用替代物。

(四) 常用实验动物年龄、性别、健康状况的判定方法

动物年龄、性别、健康状况及个体差异对实验结果往往有直接影响。因此，不同实验对这些条件有具体的要求，一般来说，最好以性别相同、年龄一致或接近、个体状态大致相同的健康活泼动物作为实验对象，随机分为实验组和对照组。

1. 哺乳类动物健康的一般判定法

① 一般状态：喜活动、喜吃食，眼睛有神，反应灵活，发育良好。

② 毛发：皮毛柔软而有光泽，无脱毛、蓬乱现象。

③ 腹部：不膨大、无腹泻（肛门周围无稀便或分泌物污染）。

④ 其他：瞳孔清晰、结膜不充血，鼻端湿而凉，皮肤无破伤、感染等。

2. 实验动物性别的识别

对某些实验，性别的影响不大，可以雌雄搭配，混合应用。对另一些实验，性别对于实验结果有影响，则需要选择。例如：骨折愈合受雌鼠动情期影响，因此疾病模型选用雄鼠。

(1) 小鼠、大鼠的性别识别

根据外生殖器（阴带或阴茎）与肛门之间的距离来判定这些动物新生仔的性别，一般间隔短的是雌性，外生殖器阴茎与阴蒂大，但是对此判别要有一定经验，成熟期雌性有阴道口，雄性有阴囊和阴茎。

(2) 豚鼠的性别识别

豚鼠的妊娠时间比较长，产下仔鼠有被毛，眼睛能睁开，有恒齿新生仔的性别也容易通过外生殖器的形态来判定。雌性外生殖器阴蒂突起比较小，用拇指按住这个突起，其余指拨开大阴唇的被覆，可看到阴道口，但是一定要注意，豚鼠的阴道口除发情期以外有团镀膜关闭着。雄性外生殖器处有包皮覆盖的阴茎的小隆起，用拇指轻轻按住包皮小突起的基部，龟头突出容易判别。

(3) 兔子的性别识别

新生仔兔的性别判定比大鼠等困难。雌雄是根据肛门和尿道开口部之间的距离以及尿道开口部的形态来判别，肛门和尿道开口部之间的距离，雄性的是雌性的 1.5～2 倍。手指按压靠近尿道开口处的下腹部，雌性肛门和尿道开口部之间的距离不明显伸长，尿道开口依然指向肛门方向，雄性则距离明显伸长，尿道开口与肛门方向相反。尿道开口部的形状，雌性

的是裂缝，细长形，雄性的则是圆筒形。成年兔根据雌性阴道口的存在及雄性阴囊部膨胀和阴茎的存在相区别。

3. 实验动物年龄的判断

不同的实验对动物年龄有不同的要求，一般情况下，常采用发育成熟的青壮年动物。实验动物只有记录出生日期，才能准确计算年龄；这在一般实验室往往做不到，因而必须根据动物的某些生理特征和体重判定它们的年龄。小白鼠年龄与体重的关系如表8所示。

表8　小白鼠年龄与体重的关系

年龄/d	体重/g	年龄/d	体重/g
10	4	70	25
20	8	80	27
30	14	90	28
40	18	100	30
50	22	120	30
60	24		

（五）常用实验动物的捉拿、固定方法

动物的捉拿和固定是进行动物实验的基本操作之一。正确地捉拿和固定动物是为了不损害动物健康，不影响观察指标，并防止被动物咬伤，保证实验顺利进行。下面介绍几种常用动物的捉拿和固定方法。

1. 小白鼠

小白鼠较大白鼠温和，可先用右手抓住鼠尾提起，置于鼠笼或实验台上，用左手的拇指和食指抓住小鼠两耳后颈背部皮肤，将鼠体置于左手心中，拉直后肢，以无名指及小指按住鼠尾部即可，见图1(A) 和1(B)。有经验者可直接用左手小指钩起鼠尾，迅速以拇指和食指、中指捏住其耳后颈背部皮肤亦可，见图1(C)。如操作时间较长，也可固定于小白鼠固定板上。

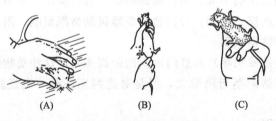

(A)　　　　　　(B)　　　　　　(C)

图1　小鼠的捉拿和固定

在一些特殊的实验中，如进行尾静脉注射时，可使用特殊的固定装置进行固定，如尾静脉注射架或粗的玻璃试管。如要进行手术或心脏采血应先进行麻醉再操作，如进行解剖实验则必须先进行无痛处死后再进行。

2. 大白鼠

大白鼠的门齿很长，在抓取方法不当而受到惊吓或激怒时易将操作者手指咬伤，所以，不要突然袭击式地去抓它，取用时应轻轻抓住其尾巴后提起，置于实验台上，用玻璃钟罩扣住或置于大鼠固定盒内，这样即可进行尾静脉取血或注射。如要做腹腔注射或灌胃等操作时，实验者应戴上棉纱手套（有经验者也可不戴），右手轻轻抓住大鼠的尾巴向后拉，但要避免抓其尖端，以防尾巴尖端皮肤脱落，左手抓紧鼠两耳和头颈部的皮肤，并将大鼠固定在

左手中，右手即可进行操作。

3. 豚鼠

豚鼠胆小易惊，抓取时必须稳、准、迅速。先用手掌扣住鼠背，抓住其肩胛上方，将手张开，用手指环握颈部，另一只手托住其臀部，即可轻轻提起、固定。

4. 家兔

家兔习性温顺，除脚爪锐利应避免被其抓伤外，较易捕捉。拿时切忌以手提抓兔耳、拖拉四肢或提拿腰背部。

正确的方法：用右手抓住其颈背部皮毛，轻提动物，再以左手托住其臀部，使兔的体重主要落在左手掌心，见图2(A)。或用手抓住背部皮肤提起来，放在实验台上，即可进行采血、注射等操作。在实验工作中常用兔耳作采血、静脉注射等用，所以家兔的两耳应尽量保持不受损伤。家兔的固定方法有盒式固定和台式固定。盒式固定用于耳血管注射、取血、或观察耳部血管的变化等，此时可将家兔置于木制或铁皮制的兔固定盒内。台式固定适用于测量血压、呼吸和进行手术操作等，应将家兔以仰卧位固定于兔手术台上。

固定方法：先以四条1 cm宽的布带做成活的圈套，分别套在家兔的四肢腕或踝关节上方，抽紧布带的长头，将兔仰卧位放在兔手术台上，再将头部用兔头固定器固定，然后将两前肢放平直，把两前肢的系带从背部交叉穿过，使对侧的布带压住本侧的前肢，将四肢分别系在兔手术台的木柱上，见图2(B)。

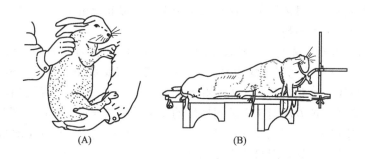

图 2　家兔的捉拿和固定

（六）常用实验动物被毛的去除方法

动物的被毛常会影响实验操作和结果的观察，因此实验中常需去除或剪短动物的被毛。除毛的方法有拔毛、剪毛、剃毛和脱毛等。

① 拔毛法：简单实用，在各种动物用作后肢皮下静脉注射或取血，特别是家兔耳缘静脉注射或采血时常用。将动物固定后，用拇指和食指将所需部位的被毛拔去即可。若涂上一层凡士林，可更清楚地显示血管。

② 剪毛法：是急性实验中最常用的方法。将动物固定后，先将剪毛部位用水湿润，将局部皮肤绷紧，用弯头手术剪紧贴动物皮肤依次将所需部位的被毛剪去。可先粗略剪去较长的被毛，然后再仔细剪去毛桩。给狗、羊等动物采血或新生乳牛放血制备血清时常用此法。

③ 剃毛法：大动物做慢性手术时常采用。先用刷子蘸温肥皂水将需剃毛部位的被毛充分浸润透，然后用剃毛刀顺被毛方向进行剃毛。若采用电动剃刀，则逆被毛方向剃毛。本法适用于暴露外科手术区。

④ 脱毛剂法：常用于大动物无菌手术、局部皮肤刺激性试验、观察动物局部血液循环

或其他各种病理变化。常用的脱毛化学药品有：硫化钠（Na_2S）、硫化钾、硫化钙（CaS）、硫化锶（SrS）、硫化钡（BaS）、三硫化二砷（As_2S_3）等。脱毛剂用法：将脱毛部位的被毛先用剪刀剪短，以节省脱毛剂用量。用棉球或纱布块蘸取脱毛剂在脱毛部位涂成薄层，经 $2\sim3\ min$ 后，用温水洗去该部位脱下的毛，再用干纱布将水擦干，涂上一层油脂。一般脱过被毛部位的皮肤很少发生皮肤充血、炎症等现象。脱毛部位被毛在脱毛前一定不要用水洗，以免因水洗后，脱毛剂会渗透入皮肤毛根里，刺激皮肤，造成皮肤炎症等变化。

（七）常用实验动物编号、分组方法

（1）编号方法

实验动物常需要标记以示区别。编号的方法很多，根据动物的种类、数量和观察时间长短等因素来选择合适的标记方法。

① 挂牌法：将号码烙压在圆形或方形金属牌上（最好用铝或不锈钢的，可长期使用不生锈），或将号码按实验分组编号烙在栓动物颈部的皮带上，将此颈圈固定在动物颈部。该法适用于狗等大型动物。

② 打号法：用刺数钳（又称耳号钳）将号码打在动物耳朵上。打号前用蘸有酒精的棉球擦净耳朵，用耳号钳刺上号码，然后在烙印部位用棉球蘸上溶在食醋里的黑墨水擦抹。该法适用于耳朵比较大的兔、狗等动物。

③ 针刺法：用七号或八号针头蘸取少量碳素墨水，在耳部、前后肢以及尾部等处刺入皮下，在受刺部位留有一黑色标记。该法适用于大、小鼠和豚鼠等。在实验动物数量少的情况下，也可用于兔、狗等动物。

④ 化学药品涂染动物被毛法：经常应用的涂染化学药品有涂染红色（0.5％中性红或品红溶液）、涂染黄色（3％～5％苦味酸溶液）、涂染黑色（煤焦油的酒精溶液）。根据实验分组编号的需要，可用一种化学药品涂染实验动物背部被毛就可以。如果实验动物数量较多，则可以选择两种染料。该方法对于实验周期短的实验动物较合适，时间长了染料易褪掉。

⑤ 剪毛法：适用于大、中型动物，如狗、兔等。方法是用剪毛刀在动物一侧或背部剪出号码，此法编号清楚可靠，但只适于短期观察。

⑥ 打孔或剪缺口法：可用打孔机在兔耳一定位置打一小孔来表示一定的号码。如用剪子剪缺口，应在剪后用滑石粉捻一下，以免愈合后看不出来。该法可以编 1～9999 号，此种方法常在饲养大量动物时作为终身号采用。

（2）分组的原则

进行动物实验时，经常需要将选择好的实验动物按研究的需要分成若干组。动物分组应按随机分配的原则，使每只动物都有同等机会被分配到各个实验组与对照组中去，以避免各组之间的差别影响实验结果。特别是进行准确的统计检验，必须在随机分组的基础上进行。每组动物数量应按实验周期长短、实验类型及统计学要求而定。如果是慢性实验或需要定期处死动物进行检验的实验，就要求选较多的动物，以补足动物自然死亡和人为处死所丧失的数量，确保实验结束时有合乎统计学要求的动物数量存在。分组时应建立对照组。包括：① 自身对照组，是指对于实验数据而言，实验动物本身在实验处理前、后两个阶段的各项相关数据就分别是对照组和实验组的实验结果，此法可排除生物间的个体差异；② 平行对照组，有正对照组和负对照组两种，给实验组动物某种处理，而给正对照组用同样方法进行处理，但并不采用实验所要求的药物或手段，负对照组则不给任何处理。具体分组时，应避免人为因素，随机把所有的动物进行编号，然后令其双数为实验组，单数为对照组即可（或反之）。如果要分若干个组，应该用随机数字表示进行完全随机分组。

（八）常用实验动物麻醉方法

麻醉（anesthesia）的基本任务是消除实验过程中所导致的疼痛和不适感，保障实验动物的安全，使动物在实验中服从操作，确保实验顺利进行。

1. 常用的麻醉药

（1）常用局部麻醉剂

① 普鲁卡因：毒性小，见效快，常用于局部浸润麻醉，用时配成 0.5%～1%。

② 利多卡因：见效快，组织穿透性好，常用 1%～2% 溶液作为大动物神经干阻滞麻醉，也可用 0.25%～0.5% 溶液作局部浸润麻醉。

（2）常用全身麻醉剂

① 乙醚：为无色透明液体，极易挥发，挥发的气体有特殊的刺激味，且易燃易爆。乙醚吸入法是最常用的麻醉方法，各种动物都可应用。乙醚麻醉量和致死量相差大，所以其安全度大。但由于乙醚局部刺激作用大，可刺激上呼吸道黏液分泌增加；通过神经反射还可扰乱呼吸、血压和心脏的活动，并且容易引起窒息，在麻醉过程中要注意。但总的来说乙醚麻醉的优点多，如麻醉深度易于掌握，比较安全，而且麻醉后恢复比较快。其缺点是需要专人负责管理麻醉，在麻醉初期出现强烈的兴奋现象，对呼吸道又有较强的刺激作用，因此，需在麻醉前给予一定量的吗啡和阿托品（基础麻醉），通常在麻醉前 20～30 min，皮下注射盐酸或硫酸吗啡（每公斤体重注射 5～10 mg）及阿托品（每公斤体重注射 0.1 mg）。盐酸吗啡可降低中枢神经系统兴奋性，提高痛阈，还可节省乙醚用量及避免乙醚麻醉过程中的兴奋期。阿托品可对抗乙醚刺激呼吸道分泌黏液的作用，可避免麻醉过程中发生呼吸道堵塞，或手术后发生吸入性肺炎。

② 苯巴比妥钠：作用持久，应用方便，在普通麻醉用量情况下对于动物呼吸、血压和其他功能无很大影响。通常在实验前 0.5 至 1 h 用药。使用剂量及方法为：狗腹腔注射 80～100 mg/kg（体重），静脉注射 70～120 mg/kg（一般每公斤体重注射 70～80 mg 即可麻醉，但有的动物要 100～120 mg 才能麻醉，具体用量可根据各个动物的敏感性而定）；兔腹腔注射 150～200 mg/kg（体重）。

③ 戊巴比妥钠：麻醉时间不长，一次给药的有效时间可延续 3～5 h，所以十分适合一般使用要求。给药后对动物循环和呼吸系统无显著抑制作用，药品价格也很便宜。用时配成 1%～3% 生理盐水溶液，必要时可加温溶解，配好的药液在常温下放置 1～2 月不失效。静脉或腹腔注射后很快就进入麻醉期，使用剂量及方法为：狗、猫、兔静脉注射 30～35 mg/kg（体重），腹腔注射 40～45 mg/kg（体重）。

④ 巴比妥钠：使用剂量及方法为狗静脉注射 225 mg/kg（体重），兔腹腔注射 200 mg/kg 体重，鼠皮下注射 200 mg/kg（体重）。

⑤ 氨基甲酸乙酯：是比较温和的麻醉药，安全度大。多数实验动物都可使用，更适合于小动物。一般用作基础麻醉，如使用全部过程都用此麻醉时，动物保温尤为重要。使用时常配成 20%～25% 水溶液，狗、兔的静脉和腹腔注射 0.75～1 g/kg（体重），但在做静脉注射时必须溶在生理盐水中，配成 5% 或 10% 的溶液，即每公斤体重注射 10～20 mL；鼠腹腔注射 1.5～2 g/kg（体重）。

以上麻醉药种类虽较多，但各种动物使用的种类多有所侧重。如做慢性实验的动物常用乙醚吸入麻醉（用吗啡和阿托品作基础麻醉）；急性动物实验对狗和大鼠常用戊巴比妥钠麻醉，对家兔常用氨基甲酸乙酯麻醉，对大鼠和小鼠常用硫喷妥钠或氨基甲酸乙酯麻醉。

2. 麻醉方法

(1) 局部麻醉

用局部麻醉药阻滞周围神经末梢或神经干、神经节、神经丛的冲动传导，产生局部性的麻醉区，称为局部麻醉。其特点是动物保持清醒，对重要器官功能干扰轻微，麻醉并发症少，是一种比较安全的麻醉方法。适用于大中型动物各种短时间内的实验。

局部麻醉操作方法很多，可分为表面麻醉、局部浸润麻醉、区域阻滞麻醉以及神经干（丛）阻滞麻醉。

① 表面麻醉：利用局部麻醉药的组织穿透作用，透过黏膜，阻滞表面的神经末梢。在口腔及鼻腔黏膜、眼结膜、尿道等部位手术时，常把麻醉药涂敷、滴入、喷于表面上，或尿道灌注给药，使之麻醉。

② 区域阻滞麻醉：在手术区四周和底部注射麻醉药阻断疼痛的向心传导。常用药为普鲁卡因。

③ 神经干（丛）阻滞麻醉：在神经干（丛）的周围注射麻醉药，阻滞其传导，使其所支配的区域无疼痛。常用药为利多卡因。

④ 局部浸润麻醉：沿手术切口逐层注射麻醉药，靠药液的张力弥散，浸入组织，麻醉感觉神经末梢。常用药为1%普鲁卡因。在施行局部浸润麻醉时，先固定好动物，用局部手术剪去毛，用左手拇指及中指将动物的局部皮肤提起使之成一折皱，并用食指按压折皱的一端，使之成三角体，增大皮下空隙，呈橘皮样隆起，称皮丘；然后右手持装有麻醉药品的注射器，从皮丘进针，向皮下分层注射（有突破感和无阻力感），在扩大浸润范围时，针尖应从已浸润过的部位刺入，直至要求麻醉区域的皮肤都浸润为止。拔出针头，用手轻轻揉捏注射部位皮肤，以使药液均匀弥散。每次注射时，必须先抽注射器，以免将麻醉药注入血管内引起中毒反应。注射完后1 min左右即可手术。

(2) 全身麻醉

麻醉药经呼吸道吸入或静脉、肌肉注射，产生中枢神经系统抑制，呈现神志消失、全身不感疼痛、肌肉松弛和反射抑制等现象，这种方法称全身麻醉。其特点为抑制深浅与药物在血液内的浓度有关，当麻醉药从体内排出或在体内代谢破坏后，动物逐渐清醒，不留后遗症。

① 吸入麻醉：以蒸气或气体状态经呼吸道吸入而产生麻醉，常用乙醚作麻醉药。吸入法对多数动物有良好的麻醉效果，其优点是易于调节麻醉的深度和较快终止麻醉，缺点是中、小型动物较适用，对大型动物如狗的吸入麻醉操作复杂，通常不用。

具体方法：使用乙醚麻醉兔及大、小鼠时，可将动物放入玻璃麻醉箱内，把装有浸润乙醚棉球的小烧杯放入麻醉箱，然后观察动物。开始动物自主活动，不久动物出现异常兴奋，不停地挣扎，随后排出大小便。渐渐地动物由兴奋转为抑制，倒下不动，呼吸变慢。如动物四肢紧张度明显减低、角膜反射迟钝、皮肤痛觉消失，则表示动物已进入麻醉，可进行手术和操作。在实验过程中应随时观察动物的变化，必要时把乙醚烧杯放在动物鼻部，以维持麻醉的时间与深度。

注意事项：给小动物麻醉时，可将蘸湿乙醚的棉花和小动物一起放入钟罩内，并密切观察动物的反应，如呼吸频率变化和活动情况，当动物发生瘫软时，说明麻醉已发生效应，可移开钟罩和棉花。不可吸入过量乙醚，否则会导致动物死亡。给大动物如家兔实施麻醉时，可将蘸湿乙醚的棉花放在一个大烧杯中，将家兔头部固定，把烧杯套在家兔口鼻部，使其吸入杯中乙醚气体，同时检查家兔角膜反射和四肢张力，一旦发生角膜反射消失、四肢张力减弱或消失，说明麻醉成功，可移开烧杯。同样注意不可麻醉过深。另外，乙醚麻醉时需注意，乙醚对呼吸道黏膜有刺激作用，可使其产生大量分泌物。

② 注射麻醉：常用的麻醉药有戊巴比妥钠、硫喷妥钠、氨基甲酸乙酯等。大、小鼠和豚鼠常采用腹腔注射法进行全身麻醉。狗、兔等动物既可腹腔注射给药，也可静脉注射给药。在麻醉兴奋期出现时，动物挣扎不安，为防止注射针滑脱，常用吸入麻醉法进行诱导，待动物安静后再进行腹腔或静脉穿刺给药麻醉。在注射麻醉药物时，先用麻醉药总量的三分之二，密切观察动物生命体征的变化，如已达到所需麻醉的程度，余下的麻醉药则不用，避免麻醉过深抑制延脑呼吸中枢导致动物死亡。具体药物给药途径和剂量见表9。

表9　常用非挥发性麻醉药的用法及剂量

药　物	动　物	给药途径	剂量/(mg/kg)	作用时间
戊巴比妥钠(Pentobarbital sodium)	家兔	静脉	30	2～4 h,中途加 1/5 量,可维持 1 h 以上,麻醉强,易抑制呼吸
		腹腔	40～50	
	大、小白鼠	腹腔	40～50	
硫喷妥钠(Pentothal sodium)	家兔	静脉	80～100	15～30 min,麻醉力强,易缓慢注射
	大白鼠	腹腔	40	
	小白鼠	腹腔	15～30	
氯醛糖(Chloralose)	家兔	静脉	80～100	3～4 h,诱导期不明显
	大白鼠	腹腔	50	
乌拉坦(Urethane)	家兔	静脉	750～1000	2～4 h,毒性小,主要适用于小动物的麻醉

给动物进行全身麻醉时，一定要注意方法的可靠性，根据不同的动物选择合适的方法，特别是较贵重的大型动物。麻醉剂的用量，除参照一般标准外，还应考虑个体对药物的耐受性，而且体重与所需剂量的关系也并不是绝对成正比的。一般说，衰弱和过胖的动物，其单位体重所需剂量较小，在使用麻醉剂过程中，随时检查动物的反应情况，尤其是采用静脉注射，绝不可将按体重计算出的用量匆忙进行注射。动物在麻醉期体温容易下降，要采取保温措施。静脉注射必须缓慢，同时观察肌肉紧张、角膜反射和对皮肤夹捏的反应，当这些活动明显减弱或消失时，应立即停止注射。配制的药液浓度要适中，不可过高，以免麻醉过急；但也不能过低，以减少注入溶液的体积。做慢性实验时，在寒冷冬季，麻醉剂在注射前应加热至动物体温水平。

(九) 常用实验动物的给药途径与方法

在动物实验中，为了观察药物对机体功能、代谢及形态引起的变化，常需要将药物注入动物体内。给药的途径和方法多种多样，可根据实验目的、实验动物种类和药物剂型、剂量等情况确定，从而提高实验结果的参考价值。选择给药途径的依据如下：

① 根据药物的性质选择给药途径。经口给药是最常见的给药途径。具有刺激性的药物不适于皮下、肌内和腹腔注射，只能经口给药或静脉注射，显然经口给药比静脉注射更为简便。粗制剂或水不能溶解的药物经口给药较适宜，遇有在消化道破坏或吸收不好的药则应注射给药。具有催吐作用的药不宜经口给猫、狗和猴，因为动物呕吐时将部分药物吐出，影响实验的精确性，这时可采用注射的途径；鼠和兔不会呕吐，所以可经口给药。

② 根据实验要求选择给药途径。要求药物作用出现快的时候可采用注射途径（腹腔、

静脉)。要使药物的作用相对延长时,可注射油溶液或混悬液。

③ 根据药物剂型选择给药途径。水溶液可采用任何给药途径,油溶液可经口给药,如需注射时,一般可用肌肉注射,小鼠可采用皮下注射,但要注意给药部位是否完全吸收。

常用的给药方法有经口给药(口服、灌胃)、皮下注射、腹腔注射和静脉注射。另外还有脑内给药、直肠内给药、经皮肤给药等给药方法。

1. 经口给药法

(1) 口服法

把药物放入饲料或溶于饮水中让动物自由摄取。此法优点在于简单方便,缺点是不能保证剂量准确。一般适用于对动物疾病的防治或某些药物的毒性试验,制造某些与食物有关的人类疾病动物模型。给豚鼠或兔固体药物时,可把豚鼠或兔放在金属网上,以左手掌从背部握住豚鼠或兔的头颈部而固定之,以拇指和食指压迫其口角都使目张开。用镊子夹住固体药物,放进豚鼠舌根部的凹处,使动物迅速开口而咽下。当证实咽下后即放开手。

(2) 灌胃法

灌胃法是用灌胃器将所应投给动物的药灌到其胃内,此法剂量准确。灌胃器由注射器和特殊的灌胃针构成。小鼠的灌胃针长约 4~5 cm,直径为 1 mm,大鼠的灌胃针长约 6~8 cm,直径约 1.2 mm。灌胃针的尖端焊有一小圆金属球,金属球为中空的。焊金属球的目的是防止针头刺入气管或损伤消化道。针头金属球端弯曲成 20°左右的角度,以适应口腔、食道的生理弯曲度走向。

鼠类的灌胃法:用左手固定鼠,右手持灌胃器,将灌胃针从鼠的口腔插入,压迫鼠的头部,使口腔与食道成一直线,将灌胃针沿咽后壁慢慢插入食道,可感到轻微的阻力,此时可略改变一下灌胃针方向,以刺激引起吞咽动作,顺势将药液注入。一般灌胃针插入小鼠深度为 3~4 cm,大鼠或豚鼠为 4~6 cm。常用灌胃量:小鼠 0.2~1 mL,大鼠 1~4 mL,豚鼠 1~5 mL。

小鼠灌胃时,用左手拇指和食指抓住小鼠的两耳和头部皮肤,以无名指或小指将尾巴紧压在掌上,使腹部朝上,头部向上有一个倾斜度,右手取注射器进行灌胃,如图 3(A)所示。先从小鼠口角插入口腔内,然后用灌胃管压其头部,使口腔与食道成一直线,再将灌胃管沿上腭壁轻轻进入食道,当灌胃管继续经口进入时,稍感有抵抗,此位置相当于食道通过膈肌的部位。把灌胃管伸到底,使其达胃,如此时动物安静,呼吸无异常,可将药物注入。如小鼠挣扎或遇有阻力应抽出灌胃管再试插之,若强行操作,会损伤食道或膈肌,造成小鼠死亡。在灌入药物之后,轻轻地将管子抽回。如插入气管注射则动物立即死亡。此种灌胃方法的要点是:动物要固定好,头部和颈部保持平行,进针方向正确,操作时不宜粗暴。

大鼠灌胃方法与小鼠相似,只是大鼠灌胃针头比小鼠的略粗一些。抓取大鼠时,除将左手拇指和食指抓住两耳和头部皮肤外,其他三指要抓住背部皮肤,将大鼠抓持在手掌内。在进行灌胃时,首先将灌胃管放在门齿与臼齿间的裂隙处,使灌胃管沿着口腔上部向后达到喉头。在将灌胃管送入食道之前,让大鼠吞咽,如果大鼠不吞咽,轻轻转动管子刺激吞咽动作。注意左手不要抓得太紧,以颈部皮肤向后拉,勒住食管,灌胃针不易插入并容易损伤食管。为防止插入气管,可将注射器的内栓轻轻回抽一下,证实没有空气逆流后注药。

豚鼠灌胃时,助手以左手从动物的背部把其后腿伸开,并把腰部和后腿一起固定,用右手的拇指和食指夹住两前腿固定之。术者右手所持的豚鼠用灌胃管沿动物上腭壁滑行插入食道,进而插入胃内灌药。也可用木制开口器,把导尿管通过开口器中央的孔插入胃内。上述两种方法皆需回抽证实注射器内无空气时才能慢慢注入药液。最后需注入生理盐水 2 mL,

将管内残留的药液冲出，以保证投药剂量的准确。

兔的液体药物灌胃法需二人协作进行。一人坐好，将兔的躯体夹于两腿之间，左手紧握双耳，固定其头部，右手抓住前肢。另一人将开口器横放于兔口中，将舌头压在开口器下面，把开口器固定。将合适的胃管或导尿管经开口器中央小孔慢慢沿上颚壁插入食道约15~18 cm。为避免误入气管，可将胃管的外口端放入清水杯中，若有气泡逸出，则证明在气管内，应拔出重新插入；若无气泡则用注射器将药物灌入，然后再注入少量清水，将胃管内药液冲入胃内。灌胃完毕后先拔出胃管，后拿出开口器，以免胃管被动物咬坏。兔一次灌胃能耐受的最大容积为80~100 mL。

现将各种动物一次灌胃能耐受的最大容积列于表10，以供参考。

表10　各种动物一次灌胃能耐受的最大容量

动物种类	体重/kg	最大容积/mL	动物种类	体重/kg	最大容积/mL
家兔	＞3.50	200	大鼠	＞0.30	8.0
	2.50~3.50	150		0.25~0.30	6.0
	2.00~2.40	100		0.20~0.25	4.0~5.0
小鼠	＞0.03	1.0		0.10~0.20	3.0
	0.25~0.03	0.8	豚鼠	＞0.30	6.0
	0.20~0.25	0.5		0.25~0.30	4.0~5.0

2. 注射给药法

（1）皮下注射

注射时用左手拇指及食指轻轻捏起皮肤，右手持注射器将针头刺入，固定后即可进行注射。拔针时，轻按针孔片刻，防药液逸出。

小鼠通常在背部皮下注射，将皮肤拉起，注射针刺入皮下，把针尖轻轻向左右摆动，容易摆动则表明已刺入皮下，然后注射药物。拔针时，以手指捏住针刺部位，可防止药液外漏。熟练者可把小鼠放在金属网上，一只手拉住鼠尾，小鼠以其习惯向前方爬动，在此状态下，易将注射针刺入背部皮下，注射药物。此法可用于大批注射。注射药量为0.1~0.3 mL/kg（体重）。

家兔皮下注射时，用左手拇指及中指将兔的背部皮肤提起使之成一折皱，并用食指按压折皱的一端，使成三角形增大皮下空隙，以利针刺。右手持注射器，自折皱下刺入。证实在皮下时，松开折皱，将药液注入。

豚鼠、大鼠、狗、猫等背部皮肤较厚，注射器针头不易进入，硬进容易折断针头，故给这些动物做皮下注射时不应选用背部皮肤。一般情况下，狗、猫多在大腿外侧，豚鼠在后大腿内侧，大鼠可在左侧下腹部注射。

（2）皮内注射

此法用于观察皮肤血管的通透性变化或观察皮内反应。如将一定量的放射性同位素溶液、颜料或致炎物质、药物等注入皮内，观察其消失速度和局部血液循环变化，作为皮肤血管通透性观察指标之一，或观察皮内反应。方法是：将动物注射部位的毛剪去，酒精消毒，用卡介苗注射器带4号细针头沿皮肤表浅层插入，然后使针头向上挑起并再稍刺入，慢慢注入一定量的药液。当溶液注入皮内时，可见到皮肤表面马上会鼓起橘皮样小泡，同时因注射部位局部缺血，皮肤上的毛孔极为明显。注射后可见皮肤表面鼓起一白色小皮丘。此小泡如不很快消失，则证明药液确实注射在皮内；如很快消失，就可能注在皮下，应重换部位注射。

(3) 肌肉注射

此法比皮下和腹腔注射用得少，当给动物注射不溶于水而混悬于油或其他溶剂中的药物时，常采用肌肉注射。肌肉注射一般选用肌肉发达、无大血管经过的部位。选择动物肌肉发达部位注射，如猴、狗、猫、兔可注入两侧臀部或股部肌肉。注射时固定动物勿使其活动，将臀部注射部位被毛剪去，右手持注射器，使注射器与肌肉成60°，一次刺入肌肉中，为防止药物进入血管，注药液之前要回抽针栓，如无回血现象则可注射，注射完毕后用手轻轻按摩注射部位，帮助药液吸收。大鼠、小鼠、豚鼠因其肌肉较小，不常做肌肉注射，如需肌肉注射，可注射入大腿外侧肌肉。用5～6号针头注射，小鼠每腿注射量不超过0.1 mL。

(4) 腹腔注射

小白鼠腹腔注射时，左手固定好动物，将腹部朝上，腹部用酒精棉球擦拭消毒，右手将注射器的针头在下腹部腹白线稍向左的位置，从下腹部朝头方向刺入皮肤，针头到达皮下后，再沿皮下向前推进约0.5 cm，再使针头与皮肤呈45°方向穿过腹肌刺入腹腔，此时有落空感，即针尖通过腹肌后抵抗消失。在此处保持针尖不动的状态下，回抽针栓，无血液、肠液、尿液后，缓缓推入药液。为避免刺破内脏，可将动物头部放低，使脏器移向横隔处，如图3(B)所示。小鼠的一次注射量为0.1～0.2 mL/kg（体重）。大鼠腹腔注射与小鼠相同，注射量为1～2 mL/kg（体重）。

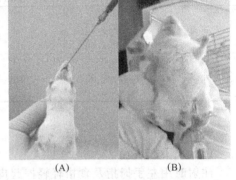

(A)   (B)

图3　小鼠灌胃和腹腔注射

狗、猫、兔等动物腹腔内注射，可由助手抓住动物，使其腹部向上，注射部位都大致相似。兔在下腹部近腹白线左右两侧约1 cm处，狗在脐后腹白线侧边1～2 cm处注射。

(5) 静脉注射

静脉注射是将药液直接注射于静脉管内，使药液随着血液分布全身，迅速奏效，但此法排泄较快，作用时间较短。根据不同动物的种类选择注射血管的部位。一般选择容易插入注射针的血管。因为是通过血管内给药，所以只限于液体药物，如果是混悬液，可能会因悬浮粒子较大而引起血管栓塞。

① 小鼠、大鼠常采用尾静脉注射。鼠尾静脉共有3根，左右两侧和背侧各1根，两侧尾静脉比较容易固定，故常被采用。操作时，先将动物固定在暴露尾部的固定器内（可用烧杯、铁丝罩或粗试管等物代替），用45～50 ℃温水浸泡1～2 min或用75％酒精棉球反复擦拭，使血管扩张，并可使表皮角质软化，以左手拇指和食指捏住鼠尾两侧，使静脉充盈，注射时针头尽量采取与尾部平行的角度进针。开始注射时宜少量缓注，如无阻力，表示针头已进入静脉，这时用左手指将针和尾一起固定起来，解除对尾根部的压迫后，便可进行注射。如有白色皮丘出现，说明未穿刺入血管，应重新向尾部方向移动针头再次穿刺。注射完毕后，随即用左手拇指按住注射部位，右手放下注射器，取一棉球裹住注射部位并轻轻揉压，使血液和药液不致流出。如需反复注射，尽量从尾的末端开始。一次的注射量为每10 g体重注射0.1～0.2 mL。

鼠尾静脉注射的要点是：注射前尾静脉尽量充血；要用较细的针头；针头刺入后，一定要使其与血管走向平行；当针头进入顺利无阻时，必须把针头和鼠尾一起固定好，不要晃动，以免出血造成血肿或溶液溢出；注射部位尽量选用尾静脉下1/3处，因此处皮薄，血管较易注入（图4）。

大鼠尚可切开皮肤注射于股静脉或颈外静脉，但需麻醉进行。

② 豚鼠一般采用前肢皮下头静脉注射。鼠的静脉管壁较脆，注射时应特别注意。

③ 兔一般采用外耳缘静脉注射，因其表浅易固定。将兔放入固定盒内固定好，先拔去注射部位的兔毛，用75％的酒棉球涂擦耳部边缘静脉，用手指弹动或轻轻擦兔耳，促进静脉充血。左手食指和中指夹住耳根部静脉的近心端，拇指和小指绷紧静脉的远心

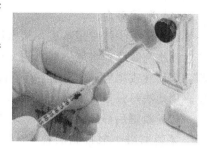

图4　小鼠的尾部静脉注射

端，左手无名指及小指垫在耳下，待静脉显著充盈后，右手持注射器，尽量从静脉的远端刺入血管，移动拇指于针头上以固定，沿血管平行方向深入1 cm，放松食、中指对耳根处血管的压迫。推动针栓，感觉有阻力或发现静脉处皮肤发白隆起，表示针在皮下，这时应将针头稍稍退回，再往前端刺入。如无阻力和发白隆起现象，表明针在血管中，用左手拇指和食指捏住针眼处皮肤和针，也可用大号动脉夹夹住针和皮肤加以固定，以防针滑脱，随后即可注药。注射完毕后，用棉球压住针眼，拔去针头，继续压迫数分钟，以防出血。

3. 其他途径给药方法

（1）呼吸道给药

呈粉尘、气体、蒸气或雾等状态的药物或毒气，均需要通过动物呼吸道给药。如实验时给动物作乙醚吸入麻醉、用锯末烟雾制作慢性气管炎动物模型等，特别是在毒理学实验中应用更为广泛。

（2）皮肤给药

为了鉴定药物或毒物经皮肤的吸收作用、局部作用、致敏作用和光感作用等，均需采用经皮肤给药的方法。如兔和豚鼠常采用背部一定面积的皮肤脱毛后，将一定的药液涂在皮肤上，药液经皮肤吸收。

（3）脊髓腔内给药

此法主要用于锥管麻醉或抽取脑脊液。

（4）脑内给药

此法常用于微生物学动物实验，将病原体等接种于被检动物脑内，然后观察接种后的各种变化。

（5）直肠内给药

此种方法常用于动物麻醉。兔直肠内给药时，常采用灌肠的胶皮管或用14号导尿管代替。

（6）关节腔内给药

此法常用于关节炎的动物模型复制。

（十）常用实验动物的采血方法

实验研究中，经常要采集实验动物的血液进行常规质量检测、细胞学实验或生物化学分析，故必须掌握正确的采集血液的技术。采血方法的选择，主要取决于实验的目的、所需血量以及动物种类。

1. 大鼠、小鼠的采血方法

（1）剪尾采血

需血量很少时常用本法，如做红或白细胞计数、做血红蛋白测定、制作血涂片等可用此法。动物麻醉后，将尾尖剪去约 5 mm，从尾部向尾尖部按摩，血即从断端流出。也可用刀割破尾动脉或尾静脉，让血液自行流出。如不麻醉，采血量较小。采血结束后，消毒、止血。用此法每只鼠可采血 10 余次。小鼠可每次采血约 0.1 mL，大鼠约 0.4 mL。

（2）眼眶后静脉丛采血

穿刺采用一根特制的长 7～10 cm 的硬玻璃取血管，其一端内径为 1～1.5 mm，另一端逐渐扩大，细端长约 1 cm 即可，将取血管浸入 1％肝素溶液，干燥后使用。采血时，左手拇指及食指抓住鼠两耳之间的皮肤使鼠固定，并轻轻压迫颈部两侧，阻碍静脉回流，使眼球充分外突，提示眼眶后静脉丛充血。右手持取血管，将其尖端插入内眼角与眼球之间，轻轻向眼底方向刺入，当感到有阻力时即停止刺入，旋转取血管以切开静脉丛，血液即流入取血管中。采血结束后，拔出取血管，放松左手，出血即停止。小鼠一次可采血 0.2～0.3 mL，大鼠一次可采血 0.5～1.0 mL。当需中等量的血液，而又需避免动物死亡时采用此法。且在短期内可重复采血。此法既能采取较大量的血液，又可避免断头取血法中因组织液的混入导致溶血现象，现常取代断头取血法。由于取血过程中动物未死，心脏在不断跳动，因此取血量比断头法多，一般可取鼠体 4％～5％的血液量，是一种较好的取血方法。

（3）颈（股）静脉或颈（股）动脉采血

将鼠麻醉，剪去一侧颈部外侧被毛，作颈静脉或颈动脉分离手术，使其暴露清楚后，用注射器沿大血管平行刺入（或直接用剪刀剪断大血管），抽取所需血量。切断动脉时，要防止血液喷溅。大鼠亦可采用股静脉或股动脉，方法是：大鼠经麻醉后，剪开腹股沟处皮肤，即可看到股静脉，把此静脉剪断或用注射器采血即可，股动脉较深，需剥离出再采血。

（4）摘眼球采血

此法常用于鼠类大量采血。采血时，用左手固定动物，压迫眼球，尽量使眼球突出，右手用镊子或止血钳迅速摘除眼球，眼眶内很快流出血液。

（5）断头采血

当需要较大量的血液，而又不需继续保存动物生命时采用此法。用剪子迅速剪掉动物头部，立即将动物颈朝下，提起动物，血液可流入已准备好的容器中。小鼠可采血 0.8～1.0 mL，大鼠可采用 5～8 mL。

2. 豚鼠采血方法

（1）耳缘切口采血

先将豚鼠耳消毒，用刀片沿血管方向割破耳缘，切口约长 0.5 cm，在切口边缘涂上 20％的柠檬酸钠溶液，防治血凝，则血可自切口处流出。此法每次可采血 0.5 mL。

（2）背中足静脉采血

助手固定动物，将其后肢膝关节伸直捉到实验者面前，实验者将动物脚背面用酒精消毒，找出背中足静脉后，以左手的拇指和食指拉住豚鼠的趾端，右手拿注射器针刺入静脉。拔针后立即出血，呈半球状的隆起。采血后，用纱布或脱脂棉压迫止血。反复取血时，两后肢交替使用。

（3）心脏采血

用手指触摸，选择心跳最明显的部位，把注射针刺入心脏，血液即流入针管。心脏采血时所用的针头应细长些，以免发生采血后穿刺孔出血。

3. 兔的采血方法

（1）耳缘静脉采血

将兔固定，拔去耳缘静脉局部的被毛，消毒，用手指轻弹兔耳，使静脉扩张，用针头刺耳缘静脉末端，或用刀片沿血管方向割破一小切口，血液即流出。本法为兔最常用的采血方法，可多次重复使用。兔耳部血管分布及静脉采血见图 5。

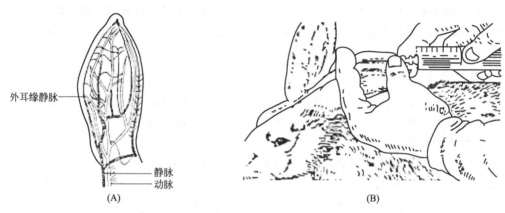

外耳缘静脉

静脉
动脉

(A)   (B)

图 5 （A）兔耳部血管分布；（B）兔耳静脉采血

（2）耳中央动脉采血

在兔耳中央有一条较粗的、颜色较鲜红的中央动脉。用左手固定兔耳，右手持注射器，在中央动脉的末端，沿着与动脉平行的向心方向刺入动脉，即可见血液进入针管。由于兔耳中央动脉容易痉挛，故抽血前必须让兔耳充分充血，采血时动作要迅速。采血所用针头不要太细，一般用 6 号针头，针刺部位从中央动脉末端开始，不要在近耳根部采血。

（3）颈静脉采血

方法同小鼠、大鼠的颈静脉采血。

（4）心脏采血

使家兔仰卧，固定，剪去心前区部位的被毛，用碘酒和酒精给皮肤消毒。在左侧第 3～4 肋间，用左手食指摸到心搏处，右手取连有 4～5 号针头的注射器，选择心搏最强处穿刺，当针刺入心脏时，血液由于心脏跳动的力量自动进入注射器。此法要点：要迅速而直接插入心脏，否则，心脏将从针尖处滑脱；针头刺入心脏后，持针手可感觉到兔心脏有节律的跳动；如第一次没刺准，将针头抽出重刺，或前后进退调节针头的位置，注意切不可使针头在胸腔内左右摆动，以防弄伤兔的心、肺；要缓慢而稳定地抽吸，否则，太多的真空反而使心脏塌陷。若不需保留动物生命，也可麻醉后切开动物胸部，将注射器直接刺入心脏抽吸血液。

4. 采血注意事项

（1）关于采血量

常见实验动物的最大安全采血量与最小致死采血量见表 11。一次采血过多或连续多次采血都可影响动物健康，造成贫血或导致死亡，应予以注意。

表 11　实验动物的采血量

动物种类	最大安全采血量/mL	最小致死采血量/mL
小鼠	0.1	0.3
大鼠	1.0	2.0
豚鼠	5.0	10.0
家兔	10.0	40.0

(2) 动物皮肤切开方法

动物麻醉固定后，在切口沿线的中点两侧，分别用血管钳向两侧夹起皮肤，用手术剪在两血管钳之间的皮肤上剪一小口，将剪刀伸进切口，贴紧并挑起皮肤撑开剪刀以钝性分离皮下组织，然后小心剪开皮肤。分离下面的组织避免使用剪刀，以免发生出血，尽可能作钝性分离。

5. 血清和血浆的制备方法

血清和血浆均是不含细胞（包括血小板）等有形成分的血液液体部分，其主要区别是血清不含凝血因子和血小板，血浆则含有凝血因子，它们的制备方法如下：

(1) 血清的制备

获得的血液不能抗凝，盛于离心管或可以离心的器皿中，静置或置 37 ℃环境中促其凝固，待血液凝固后，将其平衡后离心（一般为 3000 r/min，离心 5～10 min），得到的上清液即为血清，可小心将上清吸出（注意切勿吸出细胞成分），分装备用。

(2) 血浆制备

在盛血的容器中先加入一定比例的抗凝剂（抗凝剂：血液＝1：9），将血液加到一定量后颠倒混匀，离心（离心条件同上）后所得的上清液即为血浆。初用者最好将上清移至另一清洁容器，吸出血浆时用毛细吸管贴着液面逐渐往下吸，切忌不能吸起细胞成分。常用血液抗凝剂见表12。

表 12　常用血液抗凝剂

试剂名称	抗凝力	机理	主要应用
10%草酸钾	0.2 mL 抗凝 10 mL 的血	与 Ca^{2+} 结合成不溶性草酸钙而抗凝血	二氧化碳结合力
草酸钠	1～2 mg 抗凝 1 mL 的血	与 Ca^{2+} 结合成不溶性草酸钙而抗凝血	凝血酶原时间及复钙时间测定
3.8%枸橼酸钠	6 mg 抗凝 1 mL 的血	与血中 Ca^{2+} 生成不溶性离子化的枸橼酸钙，阻止血液凝固	输血，凝血象(1：9)，血沉(1：4)
双草酸盐(草酸钾、草酸铵)	0.5 mL 抗凝 5 mL 的血	保持红细胞形态不变	RBC 压积测定
草酸钾 3 g、氟化钠 1 g 混合剂	4 mg 抗凝 1 mL 的血	抑制葡萄糖分解而保持血糖浓度	血糖测定
肝素	0.1 mL 抗凝 5～10 mL 的血；15±2.5IU(干粉)抗凝 1 mL 血	抑制凝血酶原转为凝血酶	血氨、血气分析
EDTA-2K	1.5～2.2 mg（干粉）抗凝 1 mL 血	与 Ca^{2+} 结合成不易电离的可溶性配合物	血细胞计数

(3) 富含血小板血浆制备

将获得的血液经 800 r/min，离心 5 min，其上清即为富含血小板血浆。

（十一）常用实验动物的处死方法

1. 颈椎脱臼法

颈椎脱臼法是大、小鼠最常用的处死方法。用拇指和食指用力往下按住鼠头，另一只手抓住鼠尾，用力稍向后上方一拉，使之颈椎脱臼，造成脊髓与脑髓断离，动物立即死亡。

2. 空气栓塞法

空气栓塞法主要用于大动物的处死，用注射器将空气急速注入静脉，可使动物致死。当空气注入静脉后，可在右心随着心脏的跳动使空气与血液相混致血液呈泡沫状，随血液循环到全身。如进入肺动脉，可阻塞其分支，进入心脏冠状动脉，造成冠状动脉阻塞，发生严重的血液循环障碍，动物很快致死。兔需注入 $10\sim20$ mL 空气。

3. 急性大失血法

用粗针头一次采取豚鼠大量心脏血液，可使动物致死。鼠可采用眼眶动、静脉大量放血致死。具体方法参见大、小鼠眼眶动、静脉的取血方法。

4. 吸入麻醉致死法

应用乙醚吸入麻醉的方法处死。大、小鼠在 $20\sim30$ s 陷入麻醉状态，$3\sim5$ min 死亡。应用此法处死豚鼠时，其肺部和脑会产生小出血点，在病理解剖时应予以注意。

5. 注射麻醉法

应用戊巴比妥钠注射麻醉致死。豚鼠可用其麻醉剂 3 倍以上剂量腹腔注射。兔可用本药 $80\sim100$ mL/kg（体重）的剂量急速注入耳缘静脉内。

6. 二氧化碳吸入法

大、小鼠还可采用二氧化碳吸入法致死。吸入二氧化碳，此法安全、人道、迅速，被认为是处理啮齿类的理想方法，国外现多采用此法。可将多只动物同时置入一个大箱或塑料袋内，然后充入 CO_2，动物在充满 CO_2 的容器内 $1\sim3$ min 内死去。

（十二）药物浓度的常用表示法

药物浓度是指一定量液体或固体制剂中所含主药的分量。常用的表示法如下：

1. 百分浓度

百分浓度是按照每 100 份溶液或固体物质中所含药物的份数来表示浓度，简写成％。

① 质量/体积（W/V）法：每 100 mL 溶液中含有药物的质量，如 5％葡萄糖，是指 100 mL 溶液中含有 5 g 葡萄糖。

② 质量/质量（W/W）法：每 100 g 制剂中含药物的质量，适用于固体药物，如 10％氧化锌软膏，指 100 g 中含氧化锌 10 g。

③ 体积/体积（V/V）法：每 100 mL 溶液中含药物的体积，适用于液体药物，如 75％乙醇，指 100 mL 溶液中含无水乙醇 75 mL。

2. 比例浓度

比例浓度常用于表示稀溶液的浓度。如 $1:5000$ 高锰酸钾溶液，是指 5000 mL 溶液中含高锰酸钾 1 g；$1:1000$ 肾上腺素即 0.1％肾上腺素。

3. 物质的量浓度（mol/L）

物质的量浓度是指 1L 溶液中所含溶质的物质的量。如 0.1 mol/L 的 NaCl 溶液表示

1 mL 溶液中含 NaCl 0.1 mol。

（十三）药物剂量的计算及人-动物换算方法

1. 药物剂量的计算

① 动物实验所用药物的剂量，一般按 mg/kg（体重）或 g/kg（体重）计算，应用时需从已知药物浓度换算成相当于 1 kg 体重应该注射的药液量（mL）。

例：小白鼠体重 22 g，腹腔注射吗啡 10 mg/kg（体重），药物 0.1%，应注射多少？

计算方法：0.1% 的吗啡溶液每 10 mL 含药物 1 mg，10 mg/kg 相当于 10 mL/kg，动物 22 g 体重换算成 0.022 kg，10 mL/kg×0.022 kg＝0.22 mL。

② 在动物实验中有时须根据药物的剂量及某种动物给药途径的药液容量，然后配制相当的浓度以便给药。

例：给兔静脉注射戊巴比妥钠 30 mg/kg（体重），注射量为 1.2 mL/kg（体重），应配制戊巴比妥钠的浓度是多少？

计算方法：30 mg/kg 相当于 1.2 mL/kg，因此 1.2 mL 应含药物 30 mg，现换算成百分浓度 1.2∶30＝100∶X，X＝2500 mg＝2.5 g，即 100 mL 含 2.5 g，故应配成 2.5% 的戊巴比妥钠溶液。

2. 人-动物用药剂量的换算方法

（1）大体原则

观察一种药物对实验动物的作用时，一个重要的问题就是给动物用多大的剂量较合适。剂量太小，作用不明显；剂量太大，又可能导致动物中毒致死。可以按下述大体原则和方法确定剂量：

先用少量小鼠粗略地探索中毒剂量或致死剂量，然后用小于中毒量的剂量，或取致死量的若干分之一作为应用剂量，一般可取 1/10～1/5。植物药粗制剂的剂量多按生药折算。化学药品可参考化学结构相似的已知药物，特别是化学结构和作用都相似的剂量。确定剂量后，如第一次用药的作用不明显，动物也没有中毒的表现，可以加大剂量再次实验。如出现中毒现象，作用也明显，则应降低剂量再次实验。在一般情况下，在适宜的剂量范围内，药物的作用常随剂量的加大而增强。所以有条件时，最好同时用几个剂量做实验，以便迅速获得关于药物作用的较完整的资料。如实验结果出现剂量与作用强度之间毫无规律，则更应慎重分析。用大动物进行实验时，防止动物中毒死亡，开始的剂量可采用鼠类的 1/15～1/2，以后可根据动物的反应调整剂量。确定动物给药剂量时，要考虑给药动物的年龄大小和体质强弱。一般说确定的给药剂量是指成年动物的，如是幼龄动物，剂量应减小。确定动物给药剂量时，要考虑因给药途径不同，所用剂量也不同。以口服量为 100 时，皮下注射量为 30～50，肌肉注射量为 20～30，静脉注射量为 25。

（2）换算方法

① 粗算法：人与动物之间对同一药物的耐受性是相差很大的，一般说来，动物的耐受性要比人大，也就是单位体重的用药动物比人要大。必须将人的用药量换算成动物的用药量。一般可按下列比例换算：人用药量为 1，小白鼠、大白鼠为 25～50，兔、豚鼠为 15～20，狗为 5～10。

② 体表面积折算法：人和动物之间按体表面积折算的等效剂量比值表进行计算。具体

参见表13。

表 13　人和动物间按体表面积折算的等效剂量比值表

	小白鼠(20 g)	大白鼠(200 g)	豚鼠(400 g)	家兔(1.5 kg)	狗(12 kg)	人(70 kg)
小白鼠(20 g)	1.0	7.0	12.25	27.8	124.2	378.9
大白鼠(200 g)	0.14	1.0	1.74	3.9	17.8	56.0
豚鼠(400 g)	0.08	0.57	1.0	2.25	4.2	31.5
家兔(1.5 kg)	0.04	0.25	0.44	1.0	4.5	14.2
狗(12 kg)	0.008	0.06	0.10	0.22	1.0	8.1
人(70 kg)	0.0026	0.018	0.031	0.07	0.82	1.0

例：12 kg 狗的体表面积为 200 g 大白鼠的 17.8 倍。该药大白鼠的剂量为 250 mg/kg（体重），200 g 的大白鼠需给药 $250 \times 0.2 = 50$（mg）。于是狗的适当试用剂量为：

$$\frac{50 \times 17.8}{12} = 74(\text{mg/kg})$$

参 考 书 目

[1] 唐赟. 药物设计学. 北京：化学工业出版社，2020.

[2] 唐赟. 药学专业实验教程. 上海：华东理工大学出版社，2010.

[3] 刘忆智. Linux 从入门到精通. 2 版. 北京：清华大学出版社，2014.

[4] 陈正隆，徐为人，汤立达. 分子模拟的理论与实践. 北京：化学工业出版社，2007.

[5] 苑世领，张恒，张冬菊. 分子模拟理论与实验. 北京：化学工业出版社，2016.

[6] 封继康. 量子化学基本原理与应用. 北京：高等教育出版社，2017.

[7] 尤启冬. 药物化学实验与指导. 北京：中国医药科技出版社，2008.

[8] 许军，严琳. 药物化学实验. 北京：中国医药科技出版社，2014.

[9] 孙铁民. 药物化学实验. 北京：中国医药科技出版社，2014.

[10] 袁吕江. 药物化学实验教程. 北京：科学出版社，2015.

[11] 孔令义. 天然药物化学. 北京：化学工业出版社，2018.

[12] 柴慧芳. 中药化学与天然药物化学实验指导. 北京：中国中医药出版社，2019.

[13] 裴月湖. 天然药物化学实验指导. 4 版. 北京：人民卫生出版社，2016.

[14] 陈立娜. 生药学与天然药物化学实验. 北京：化学工业出版社，2019.

[15] 国家药典委员会. 中华人民共和国药典. 一部. 北京：中国医药科技出版社，2015.

[16] 国家药典委员会. 中华人民共和国药典. 四部. 北京：中国医药科技出版社，2015.

[17] 杭太俊. 药物分析. 8 版. 北京：人民卫生出版社，2016.

[18] 杭太俊. 药物分析. 北京：化学工业出版社，2019.

[19] 徐叔云. 药理实验方法学. 3 版. 北京：人民卫生出版社，2002.

[20] 孙敬方. 动物医学实验方法学. 北京：人民卫生出版社，2001.

[21] 洪缨，张恩户. 药理实验教程. 北京：中国中医药出版社，2005.

[22] 刘建文. 药理实验方法学：新技术与新方法. 北京：化学工业出版社，2003.

[23] 李仪奎. 中药药理实验方法学. 2 版. 上海：上海科学技术出版社，2006.

[24] 刘青云. 中药药理学. 北京：人民卫生出版社，2002.

[25] 周玖瑶，曾南. 药理学实验. 2 版. 北京：中国医药科技出版社，2017.

[26] 毕志明. 生药学实验与指导. 北京：中国医药科技出版社，2017.

[27] 毕志明. 中药显微鉴定实验与指导. 2 版. 北京：中国医药科技出版社，2015.

[28] 姬生国. 生药学实验. 北京：科学出版社，2016.

[29] 张贵君. 中药鉴定学. 3 版. 北京：科学出版社，2016.

[30] 赵中振. 中药显微鉴定图典. 福州：福建科学技术出版社，2016.

[31] 张贵君. 中药鉴定学实验. 2 版. 北京：科学出版社，2009.

[32] 国家药典委员会. 中华人民共和国药典. 一部. 北京：中国医药科技出版社，2015.

[33] 高峰，任福正. 药剂学实验. 上海：华东理工大学出版社，2015.

[34] 崔福德. 药剂学实验指导. 北京：人民卫生出版社，2011.